Introducción a la dermofarmacia y a la cosmetología

Introducción a la dermofarmacia y a la cosmetología

Marie-Claude Martini
professeur de dermopharmacie et cosmétologie
Institut des sciences pharmaceutiques et biologiques
Université Claude-Bernard Lyon 1

Traducción de:

Itziar de la Maza Uriarte
Licenciada en Farmacia
Especialista en Farmacia Hospitalaria

Editorial ACRIBIA, S.A.
ZARAGOZA (España)

Título original: Introduction à la dermopharmacie et à la cosmétologie
Autora: Marie-Claude Martini
Editorial: Technique et Documentation – Lavoisier

Reimpresión 2022

www.editorialacribia.com

I.S.B.N.: 978-84-200-1053-3

IMPRESO EN ESPAÑA PRINTED IN SPAIN

Depósito legal: Z-1249/2013 Editorial ACRIBIA S.A. - José Sancho Arroyo, 13 - 50002 Zaragoza (España)

Imprime: PODIPRINT 2022

Índice de contenido

Prefacio

La dermofarmacia es la cosmetología activa que ha experimentado en los últimos años un importante progreso en los principios activos, las formas y los métodos, sometida al mismo tiempo a una reglamentación rigurosa que garantiza la seguridad para el consumidor.

La dermofarmacia no limita su papel a mantener una protección activa. Permite una activación de los medios naturales que preservan el metabolismo cutáneo, sometido a diversas agresiones que impiden su correcto funcionamiento.

Esta concepción de la dermofarmacia es:

- **Científica** porque se basa en los hechos y en una metodología objetiva para poner de manifiesto la eficacia.
- **Razonable** y transparente: no de falsas promesas ni de mitos mistificantes.
- **Dinámica** porque procede de la investigación y de la innovación.

La dermofarmacia explica la **evolución sanitaria** de la cosmetología. Responde así a las necesidades de un público cada vez mejor informado y sensibilizado con los problemas de actividad y de daño, por lo que reclaman una cierta garantía.

Los productos dermofarmacéuticos son productos sanitarios y de calidad de vida para todas las edades, puesto que la salud no es simplemente la ausencia de enfermedad: es el estado de completo bienestar (definición de la OMS).

Podemos hablar, por lo tanto, de una verdadera actividad dermofarmacéutica que resulta de la presencia de compuestos activos que cumplen con especificaciones rigurosas. Sus propiedades dermofarmacéuticas se ponen de manifiesto mediante tests objetivos basados en metodología incontestable.

El libro de Marie-Claude Martini llega en su momento para informar objetivamente al farmacéutico, al estudiante y al consumidor. Representa una biblia de fácil lectura. Felicito vivamente a su autora por la calidad de su redacción.

Profesor Jean Cotte

Prólogo

Esta obra está destinada fundamentalmente a los estudiantes de farmacia deseosos de familiarizarse con la dermofarmacia y la cosmetología, siendo primordial el papel del consejo farmacéutico en estas dos materias. También puede ser útil a otros profesionales de la salud que se enfrentan a problemas cutáneos. En efecto, la utilización de productos cosméticos por razones estéticas está en constante progresión y paralelamente se desarrolla la sensibilidad de la piel a las influencias externas. De ahí la necesidad de recurrir a una opinión científica instruida para evitar los errores, y para utilizar de la mejor manera los productos más convenientes que aparecen en el mercado. Por ello resulta necesario conocer la estructura y la fisiología cutánea, así como la naturaleza y las funciones de las materias primas que componen estos productos. De igual modo, se reserva un lugar importante para las diversas manifestaciones de la intolerancia cutánea y para las sustancias conocidas por ser las responsables de la misma.

Por otra parte, es necesario conocer con exactitud el lugar de los productos cosméticos o de higiene con respecto a los medicamentos y saber aconsejar los productos de acompañamiento terapéutico parecidos a los medicamentos sin serlo, tanto como los productos con objetivos meramente estéticos.

Se han introducido algunas nociones de dermatología simple con el fin de informar al farmacéutico, para ayudarle a reconocer las patologías banales y permitir orientarle hacia el dermatólogo.

Las moléculas terapéuticas como los antibióticos, antifúngicos, antisépticos, bien conocidos por el farmacéutico, no se han detallado voluntariamente, considerando que esta materia está reservada a la química farmacéutica.

Por el contrario, las formas galénicas en general y las más novedosas en particular, son objeto de un capítulo aparte, teniendo los vehículos una importancia considerable, tanto desde el punto de vista terapéutico como cosmético.

Teniendo en cuenta el gusto por lo natural y el desarrollo de productos a base de plantas, la fitocosmética es objeto de una exposición detallada acompañada de un minidiccionario de las especies más comúnmente encontradas en los formularios.

Siglas y abreviaturas

ADN ácido desoxirribonucleico
AFSSAPS Agencia francesa de seguridad sanitaria de los productos de salud
AG ácido graso
AGPI ácido graso poliinsaturado
AHA α-hidroxiácido
AMM autorización de puesta en el mercado
BHA butilhidroxianisol
BHT dibutilhidroxitolueno
CAPB cocoamidopropilbetaína
CMC 1. carboximetilcelulosa – 2. concentración micelar crítica
DHA 1. dihidroxiacetona – 2. *docosahexaenoic acid,* ácido docosahexaenoico
DHAO dihidroxi-2-amino-4-octadecano (esfingosina)
DHT dihidrotestosterona
DME dosis mínima eritematógena
DPHP dipalmitoil hidroxiprolina
EGF *epidermal growth factor*
EPA *eicosapentenoic acid*, ácido eicosapentaenoico
ETD *easy to disperse*
FDA Food and Drug Administration
FGF *fibroblast growth factor*
FPS factor de protección solar
GAG glucosaminoglicano
GSA glándula sudorípara apocrina
GSE glándula sudorípara ecrina
HEC hidroxietilcelulosa
HET-CAM *hen's egg test – chorio-allantoidic membrane*
HIPRE *high internal phase ratio emulsion*
HLB *hydrophilic-lipophilic balance*, equilibrio hidrofilia-lipofilia

IP	índice de protección
IPD	*immediate pigment darkening*
LLNA	*local lymph node assay*
LUV	*large unilamellar vesicle*
MLV	*multilamellar vesicle*
MTT	sal de tetrazolium, bromuro de 3(4,5-dimetil tiazolil-2-2,5-difenil) tetrazolio
NMF	*natural moisturising factor*
OE	óxido de etileno
OHB	oxigenoterapia hiperbárica
PA	principio activo
PCA	ácido pirrolidoncarboxílico
PDGF	*platelet-derived growth factor*
PEG	polietilenglicol
PIA	pérdida insensible de agua
PIT	*phase inversion temperature,* temperatura de inversión de fase
PPD	*persistent pigment darkening*
PPDA	parafenilen diamina
PTDA	paratoluen diamina
PVP	polivinil pirrolidona
PVP-I	polivinil pirrolidona yodada
SAB	seroalbúmina bovina
SDS	dodecil sulfato sódico
SOD	superóxido dismutasa
SPF	*sun protection factor,* factor de protección solar (FPS)
SUV	*small unilamellar vesicle*
TA	tensioactivo
TEA	trietanolamina
TEWL	*transepidermal water loss*
TGF	*transforming growth factor*
UBS	*unit burn standard*

1

Legislación

1. Definición de producto cosmético y de producto higiénico

Esta definición es la que aparece en la 6ª directiva cosmética europea 93/35 (14 de junio de 1993) transcrita en Francia en el capítulo VIII del título III del libro V del Código de la sanidad pública:

«Se entiende por producto cosmético toda sustancia o preparado destinado a ser puesto en contacto con las diversas partes superficiales del cuerpo humano (epidermis, sistemas piloso y capilar, uñas, labios y órganos genitales externos) o con los dientes y las mucosas bucales, con el fin exclusivo o principal de limpiarlos, perfumarlos, modificar su aspecto y/o corregir los olores corporales, y/o de protegerlos o mantenerlos en buen estado».

Esta definición no es nueva, puesto que se estableció poco más o menos bajo estos términos en el momento de la redacción de la ley francesa de 1975, imponiendo una reglamentación de productos cosméticos que surgió como consecuencia de una intoxicación grave, y que posteriormente fue retomada bajo esta forma por la 1ª directiva cosmética europea de 1976. Esta ley da lugar a numerosas interpretaciones: la frase «destinada a ser puesta en contacto con las diversas partes superficiales del cuerpo humano» no distingue el producto cosmético de la definición de medicamento y durante mucho tiempo se ha considerado que el producto cosmético no penetraba. Actualmente el desarrollo de la cosmética como tratamiento (o como cuidado) implica la noción de penetración, al menos hasta la dermis. De cualquier forma, y aunque se considera que es posible una cierta absorción, no debe producirse ningún efecto sistémico, aspecto en el que la cosmética se diferencia del medicamento.

2. Legislación de los productos higiénicos y de los productos cosméticos

Es una legislación europea desde la aparición de la directiva cosmética 93/35. La trasposición nacional de la directiva se realizó el 14 de junio de 1995. Además, la ley del 1 de julio de 1998 relativa a la intensificación de la vigilancia sanitaria y del control de la seguridad sanitaria de los productos destinados al uso humano (libro VIII del Código de la sanidad pública, título II) supuso la creación de la Agencia francesa de seguridad sanitaria de los productos de salud (AFSSAPS), en cuyo seno se encuentra el departamento de cosmetología, que se encarga de vigilar la aplicación de la reglamentación.

Además de la definición de producto cosmético citada anteriormente, la directiva indica:

- la obligación de **declarar** a la AFSSAPS todo establecimiento que fabrique, acondicione o controle productos cosméticos, así como la cualificación de las personas responsables,
- la obligación por parte del fabricante de asegurar la **seguridad** del producto comercializado, precisando que **los productos cosméticos no deben perjudicar la salud humana cuando se aplican en condiciones normales o razonables de utilización**. Deben, en todo caso, realizarse conforme a las buenas prácticas de fabricación,
- la obligación de constituir un **dossier cosmético**. En su artículo 7 bis, la directiva europea define las exigencias profesionales y los requisitos que se deben cumplir a nivel oficial para poder fabricar y vender productos de higiene y productos cosméticos,
- este dossier:
  - es mucho más permisivo que el de autorización de comercialización exigido para los medicamentos,
  - no es determinante para la comercialización del producto, pero es exigible por los inspectores de farmacia o los inspectores de la DGCCRF (dirección general de la competencia, el consumo y la represión del fraude) a título de control o bajo queja de un consumidor,
  - ha constituido durante 20 años un elemento original de la legislación francesa. Actualmente todos los países de la Unión Europea se han sometido a ella.

2.1. Dossier cosmético

Este dossier comprende, entre otros:

- Los nombres de los responsables de la fabricación, el control y el acondicionamiento, que deben estar cualificados en la materia (licenciatura en alguna disciplina científica).
- El lugar donde se llevan a cabo las diferentes operaciones.
- La descripción de los métodos de control:
  - Controles fisicoquímicos de las materias primas y del producto acabado (los métodos descritos deben ser efectuados por parte de la propia empresa o por una empresa subcontratada debidamente designada).
  - Controles bacteriológicos del producto acabado.

- Métodos relativos a la tolerancia del producto acabado.
- Métodos relativos a la eficacia del producto acabado cuando se persigue una acción determinada (tests de hidratación, tests de elasticidad, índice de protección para los productos solares, etc.).

NOTA Los métodos oficiales de control de la tolerancia se basan en la experimentación animal. Bajo la presión de organismos de protección de los animales deben sustituirse (en una fecha que siempre se retrasa) por datos bibliográficos, por informes ya establecidos para la puesta a punto de formulaciones conocidas, por métodos «alternativos» (cultivo celular, entre otros). Cuando los métodos alternativos sean validados definitivamente, se podrá pasar directamente a la experimentación en voluntarios humanos, probablemente sin riesgos (ver Capítulo «Intolerancia a los cosméticos»). Actualmente, ya se realiza experimentación con voluntarios sanos.
La experimentación, animal o humana, está extremadamente controlada, bien por los servicios veterinarios en el primer caso, o por los comités de ética en el segundo.

♦ La fórmula completa del producto debe figurar en el dossier, así como los adyuvantes tecnológicos eventuales. Esta fórmula debe transmitirse a los centros de toxicología por correo certificado con acuse de recibo, que debe adjuntarse al dossier.

Este dossier lo conserva el fabricante y debe presentarse a quien lo requiera. Las personas que llevan a cabo estas inspecciones son:

– los farmacéuticos inspectores de sanidad;
– los médicos inspectores de sanidad;
– los inspectores de la AFSSAPS;
– los agentes del ministerio encargados del consumo, inspectores de la DGCCRF (dirección general de la competencia, el consumo y la represión del fraude).

2.2. Etiquetado

«Se entiende por «ingrediente cosmético» toda sustancia química o preparado de origen sintético o natural, con excepción de los compuestos perfumantes y aromáticos, que entren en la composición de los productos cosméticos».

2.2.1. Obligaciones

El etiquetado con la lista de todos los ingredientes es obligatorio desde el 1 de enero de 1997. Esta medida es aplicable a todos los fabricantes de productos cosméticos y de productos de higiene corporal, e incluye los laboratorios farmacéuticos, que en ningún caso pueden limitarse a citar las sustancias activas acompañadas de la mención «excipiente c.s. para 100 g».Todos los componentes de la fórmula se enumeran bajo la denominación INCI (International Nomenclature of Cosmetic Ingredients) que es en muchos casos, una contracción de la denominación IUPAC (International Union of Pure and Applied Chemistry), demasiado larga y demasiado compleja.

Como excepción, las sustancias perfumantes y aromáticas pueden mencionarse sólo con la palabra «Perfume» o «Aroma», sin más detalle.

Los ingredientes se enumeran por orden cuantitativo decreciente hasta una concentración del 1%. Por debajo de esta concentración, los ingredientes pueden citarse sin orden, de tal modo que generalmente estará en primer lugar el agua, seguido de las sustancias grasas, después los tensioactivos y las sustancias activas, y al final de la fórmula, los conservantes antimicrobianos, los antioxidantes, los colorantes y los perfumes.

No se admiten los nombres comerciales de fantasía.

Las mezclas –de cualquier tipo: mezclas de conservantes, de tensioactivos, de sustancias activas– se deben detallar igual que en el diccionario INCI o citar cada componente por orden decreciente de importancia.

Los colorantes utilizados se nombran por su número del *color index* (CI), que es el único medio de identificarlos realmente. Aparecerán bajo la denominación CI seguida de una cifra comprendida entre 10.000 y 80.000, de forma que cada decena de millar corresponde a una clase química diferente. Además, hay que recordar que todos los colorantes utilizados en cosmética se eligen de la lista positiva que constituye el anexo IV de la directiva, donde aparece su número CI.

Los colorantes capilares de estructura química compleja pueden designarse por una combinación de un color y de un número precedida de las letras HC (*hair color*).

Las combinaciones de nombres y números se utilizan en los casos siguientes:

- las benzofenonas (filtros solares) se denominan benzofenona 2, 3, 4 ó 5,
- las sales de amonio cuaternario complejas se nombran, por ejemplo: quaternium 15 (conservante) o polyquaternium 20 ó 32 (polímeros catiónicos),
- los propelentes de los aerosoles pueden citarse bajo las denominaciones: HFC 152 a (hidrofluorocarbono) o CFC 142 b (hidroclorofluorocarbono),
- las polisiliconas (polímeros de silicona complejos) se asocian a un número (ej., polisilicona 1),
- las sustancias etoxiladas o propoxiladas, generalmente designadas por un peso molecular aproximado, se convierten en el número medio de moléculas de óxido de etileno o de óxido de propileno, por ejemplo:

  PEG 1.000 = PEG 20
  PM = número medio de moles de óxido de etileno

- los alcoholes etoxilados (tensioactivos) se nombran completando el nombre del sustrato alcohólico convencional por el sufijo «eth» seguido del número medio de moléculas de óxido de etileno (OE), por ejemplo, ceteareth – 20 = cetilalcohol con 20 moléculas de OE.

El término **acrilato** designa los copolímeros lineales no reticulados de los ácidos acrílicos y metacrílicos. Corresponden a las resinas filmógenas.

El término **carbómero** designa los copolímeros reticulados de alto peso molecular del ácido acrílico. Son gelificantes o espesantes.

2.2.2. Abreviaturas

El inventario cosmético utiliza un cierto número de abreviaturas. Algunas son muy comunes:

- BHA = butilhidroxianisol (antioxidante)
- BHT = butilhidroxitolueno (antioxidante)

- EDTA = *ethylenediaminetetracetic acid* (complejante)
- PABA = *paraaminobenzoic acid* (filtro solar)
- PEG = polietilenglicol (excipiente)
- TEA = trietanolamina (agente neutralizante)
- DEA = dietanolamina (amino alcohol, componente de las dietanolamidas)

Otros son menos comunes:

- AMP = aminometilpropanol (agente neutralizante)
- AMPD = aminometilpropanediol (agente neutralizante)
- DMAPA = dimetilaminopropilamina (agente neutralizante)
- DMDM = dimetildimetilol (radical sustituyente de la hidantoína = conservante)
- DMHF = dimetilhidantoinformol (conservante)
- MIPA = mono-isopropanolamina (agente neutralizante)
- PPG = polipropilenglicol (disolvente, emoliente, solubilizante)
- MEK = metiletilcetona (disolvente)
- PTFE = politetrafluoroetileno (flexibilizante)

2.2.3. *Etiquetado complementario*

Un cierto número de sustancias requieren un etiquetado particular para llamar la atención del consumidor, con la mención: «**contiene**...». Esta precaución se toma generalmente cuando se trata de sustancias más o menos tóxicas o cáusticas, o con capacidad para provocar alergias.

Es obligatoria por la **legislación una fecha de «durabilidad mínima»** en algunos casos. Debe mencionarse como «utilizar preferentemente antes del fin de...». Esta mención sólo se exige para los productos con durabilidad mínima inferior a 30 meses. Se refiere al producto en su acondicionamiento intacto y no al producto durante su utilización.

El número de lote debe estar inscrito en el acondicionamiento de todos los productos cosméticos con el fin de poder mantener la trazabilidad y retirarlos del mercado si es necesario.

NOTA El etiquetado informativo con la descripción de los diferentes ingredientes en el envase externo e interno tiene como finalidad evitar los accidentes de origen alérgico debidos al desconocimiento de la composición de los productos. Es indispensable para los profesionales de la salud. Para el consumidor no iniciado puede ser de dudoso valor informativo, bien por la falta de uniformidad en las denominaciones químicas, bien por que éstas son demasiado complejas, aunque se trate de una denominación INCI.

2.3. Anexos a la directiva

Además de los diferentes artículos que regulan la fabricación, el etiquetado y la venta de productos cosméticos, la directiva cosmética se ocupa de la naturaleza de las materias primas y del producto acabado, principalmente en lo que concierne a la seguridad del consumidor. Se definen en los siguientes anexos:

- una lista de productos considerados como productos cosméticos o productos de higiene corporal (**anexo I**);
- una lista negativa que agrupa alrededor de 450 sustancias prohibidas que son, en su mayor parte, moléculas terapéuticas (sulfamidas, anestésicos locales, antibióticos, metales pesados, etc.) o tóxicos (**anexo II**);
- una lista restrictiva que agrupa las sustancias perjudiciales en mayor o menor medida como los fluoruros (dentífricos), los componentes de tintes capilares o los cáusticos. Esta lista fija los límites de concentración y de utilización (no utilizar en el contorno de los ojos, por ejemplo) (**anexo III**);
- una lista positiva de colorantes (**anexo IV**);
  - que pueden utilizarse en todos los productos cosméticos;
  - utilizables en todos los casos excepto alrededor de los ojos;
  - utilizables en todos los casos excepto en las mucosas;
  - utilizables sólo en los productos destinados a entrar en contacto breve con la piel;
- una lista que incluye los productos que se someten a la legislación nacional pero no europea (**anexo V**);
- una lista positiva de conservantes (**anexo VI**). Se trata de una lista de conservantes antibacterianos y antifúngicos. No se incluyen los antioxidantes;
- una lista positiva de filtros solares (**anexo VII**).

Las listas negativas prohíben la utilización de un cierto número de sustancias.

Las listas positivas limitan la elección de las sustancias activas en las materias concernientes.

Todas estas listas, incluyendo las listas restrictivas, están en constante adaptación en función de los conocimientos toxicológicos relativos a los diferentes ingredientes cosméticos y a la utilización a la que están destinados.

2.4. Inventario europeo

Si se admite la posibilidad de una absorción cutánea, aunque limitada, es indispensable disponer de informes toxicológicos serios para todos lo ingredientes que entran en la composición de los productos de higiene y de los productos cosméticos. Por ello se estableció el inventario europeo de los ingredientes cosméticos, que reúne todas las materias empleadas en la actualidad sobre las que se dispone de suficiente información fisicoquímica y toxicológica. Este inventario contiene cerca de 8.000 sustancias. Para todas las sustancias no incluidas en este catálogo (moléculas nuevas, materias primas mal definidas, olvidadas, etc.), las empresas deben elaborar un dossier toxicológico muy completo (generando un problema de coste) que constituya una garantía de calidad.

NOTA El inventario europeo de los ingredientes puede consultarse en Minitel 3617 FIPAR o en internet. Está editado por el Boletín Oficial de la Comunidad Europea.

3. Productos «frontera»

La frontera entre medicamento y producto cosmético o producto de higiene es en ocasiones difícil de definir.

La definición nacional de medicamento según el Código de la sanidad pública, artículo L. 511, es la siguiente:

«Se entiende por medicamento toda sustancia o composición con propiedades curativas o preventivas en relación a las enfermedades humanas o animales, así como todo producto que puede ser administrado al hombre o al animal con el objeto de establecer un diagnóstico médico o de restaurar, corregir o modificar sus funciones orgánicas».

Son considerados como medicamentos los productos cosméticos y de higiene corporal que contienen:

- una sustancia con actividad terapéutica en el sentido indicado anteriormente,
- sustancias venenosas a las dosis y concentraciones superiores a aquellas fijadas por la lista, que especifica para cada sustancia venenosa y para cada tipo de productos las dosis y las concentraciones que no se deben sobrepasar, o las sustancias que no figuran en la lista.

Se puede decir que el **medicamento** presenta una **eficacia terapéutica** con respecto a un individuo enfermo, y que el **producto cosmético** presenta una **eficacia «fisiológica»** limitada a la envoltura cutánea o mucosa de un individuo sano o presumiblemente sano y no constituye en ningún caso un tratamiento para un individuo enfermo.

La diferenciación será, sin embargo, delicada. Los criterios de definición de medicamento pueden apoyarse en la presentación, la función, la composición, el vocabulario empleado. Según la indicación, un producto puede por tanto ser cosmético o medicamento. Así, un producto anti-acné es un medicamento, siendo el acné una enfermedad, mientras que un producto regulador de la secreción sebácea es un producto cosmético.

Sin embargo, en Europa existe una definición, una lista indicativa de los que se considera producto cosmético (anexo I de la directiva cosmética) y una lista de sustancias prohibidas, cuya presencia hace que el producto se clasifique como medicamento. Sólo existen dos categorías de productos destinados a los cuidados de la piel y de las faneras: los medicamentos y los productos cosméticos.

En los Estados Unidos ***un producto cosmético está destinado a ser restregado, vertido, aerosolizado, vaporizado, introducido o aplicado de alguna manera sobre el cuerpo humano para limpiarlo, embellecerlo, aumentar el atractivo o modificar la apariencia sin afectar la estructura o las funciones***. Si se modifica de algún modo la fisiología del individuo, es *quasi-drug* o cosmético OTC (*over the counter*). La fabricación de estos productos está sometida a las *good manufacturing practices* (GMP) que se refieren a la inocuidad de los ingredientes, el etiquetado y el embalaje. La fabricación y el control son de tipo farmacéutico. Los ensayos toxicológicos se someten a las *good laboratory practices* (GLP).

En Japón no existe una definición específica de producto cosmético. ***La acción de un cosmético debe ser «moderada»***, si no es un *quasi-drug* similar al medicamento.

En estos dos países existen tres categorías de productos destinados a los cuidados de la piel y de las faneras: los medicamentos, los productos cosméticos y los *quasi-drugs*.

4. Visado PP o productos publicitarios

(artículo L. 551 del Código de la sanidad pública)

Algunos productos cosméticos, sin ser medicamentos, se comercializan acompañados de una autorización especial denominada visado PP, exclusivamente para aquellos cosméticos que presentan un **efecto beneficioso para la salud humana**. Este permiso se otorga tras la entrega de un dossier muy completo y particularmente centrado en la inocuidad de los ingredientes y su trazabilidad, las condiciones de fabricación y de control, las indicaciones declaradas y la tolerancia.

La presencia de un visado PP, otorgado en cada caso, asegura la seriedad del dossier científico y de las indicaciones probadas por un conjunto de tests de eficacia *in vitro* e *in vivo*. Sin embargo, no puede en ningún caso formar parte de la publicidad del producto.

El visado PP se otorga por los servicio especializados de la AFSSAPS con una duración limitada.

La semántica adoptada es muy importante. De una manera general, no puede indicarse ninguna eficacia máxima, ni ninguna promesa de resultado absoluto. Debe permanecer la idea de **favorecer o contribuir a prevenir, atenuar o hacer desaparecer**. Se trata, por tanto, de un cuidado y no de un tratamiento.

Se consideran excesivas, y por tanto reservadas a los productos farmacéuticos, las alegaciones indicando una acción terapéutica sobre la queratosis, las grietas, la inflamación de los labios, el herpes, el acné, los edemas, las piernas pesadas e hinchadas, las varices y las variosidades, los pruritos, el adelgazamiento, el eritema, la calvicie.

Los visados PP son con más frecuencia solicitados para:

- Los productos para el cuidado de la piel de tendencia acneica.
- Los antitranspirantes.
- Los productos para favorecer la prevención de arrugas.
- Los dentífricos no medicamentosos.

2

Anatomía y fisiología de la piel[1]

1. Estructura general (Figura 1)

La estructura cutánea es una estructura heterogénea compuesta de tres capas superpuestas: la epidermis, la dermis y la hipodermis. Se analizan además los folículos pilosos, que corresponden a invaginaciones de la epidermis que se prolongan hasta la dermis profunda. Se acompañan de las glándulas sebáceas, que excretan el sebo al exterior. Las glándulas sudoríparas constituyen igualmente invaginaciones en la epidermis y la dermis.

1.1. **Epidermis** (Figura 2)

La epidermis tiene un espesor medio de alrededor de 100 µm. Está formada principalmente por células vivas, los **queratinocitos**, que tiene la particularidad de transformarse progresivamente en el transcurso del proceso de queratinización para formar diferentes capas, cada una de las cuales tiene sus características específicas. Acaban por perder su núcleo para formar los corneocitos, células cuasi-muertas. Así, del interior al exterior (de abajo arriba del esquema), encontramos:

- la capa basal (o germinativa);
- el *stratum spinosum;*

---

1. El término «***tegumento***» se emplea en ocasiones haciendo referencia únicamente a la piel. Sin embargo, el tegumento se define como «aquello que recubre el cuerpo del hombre y de los animales (la piel, el pelo, las plumas, las escamas)», es decir, ***la piel y las faneras,*** que se definen como «los derivados protectores de la epidermis en el hombre y en los animales» (el pelo, las plumas, las uñas, las garras, las pezuñas).

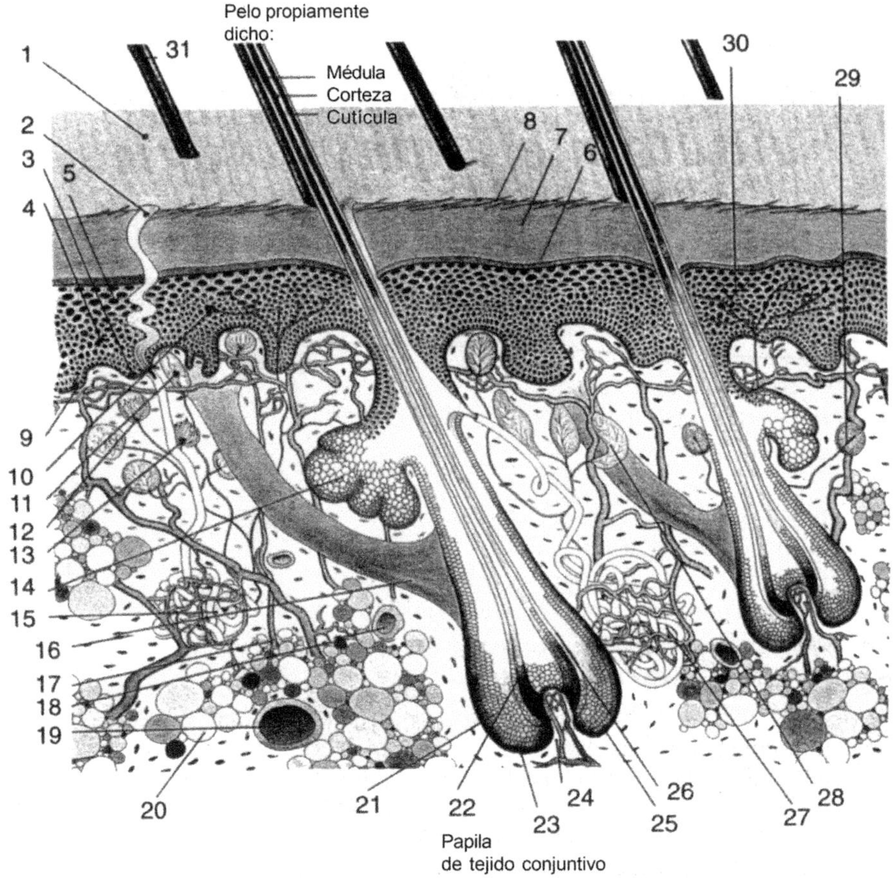

1. Superficie de la piel
2. Poro
3. Capa basal
4. Células de Langerhans y *stratum spinosum*
5. *Stratum granulosum*
6. *Stratum lucidum*
7. *Stratum compactum*
8. *Stratum disjunctum*
9. Melanocito
10. Célula de Merkel
11. Corpúsculos de Meissner
12. Corpúsculos de Golgi
13. Corpúsculos de Krause
14. Glándula sebácea
15. Glándula sudorípara ecrina
16. Músculo erector
17. Vénula
18. Vena
19. Arteria
20. Lóbulos grasos
21. Bulbo del pelo
22. Raíz del pelo
23. Células matriciales
24. Capilares
25. Vaina epitelial externa
26. Vaina epitelial interna
27. Glándula sudorípara apocrina
28. Corpúsculos de Ruffini
29. Corpúsculos de Pacini
30. Terminaciones de las fibras nerviosas intra-epidérmicas
31. Tallo del pelo

Figura 1 Estructura esquemática de la piel.

- el *stratum granulosum;*
- el *stratum corneum.*

1.1.1. *Capa basal (germinativa)*

Está constituida por una sola capa de células de las cuales cerca del 50% se encuentran en mitosis y producen las células de la capa inmediatamente superior, el *stratum spinosum*.

1.1.2. Stratum spinosum

El *stratum spinosum* (o cuerpo mucoso de Malpighi) está compuesto por células poliédricas solidamente unidas unas a otras por los desmosomas, de naturaleza proteica. Su citoplasma contiene tonofilamentos, también de naturaleza proteica, que se agrupan en paquetes, las tonofibrillas. En su avance ascendente se diferencian bioquímicamente y desarrollan una actividad de síntesis cada vez mayor.

1.1.3. Stratum granulosum *(capa granulosa)*

En este nivel se produce la elaboración de moléculas fundamentales responsables de las características fisicoquímicas de las capas superiores, con la formación de los gránulos de queratohialina y la aparición de los cuerpos de Odland.

- Los gránulos de queratohialina están formados por una proteína rica en cistina que contribuye a la formación del cemento interfibrilar, y de una fosfoproteína rica en histidina, la profilagrina. La profilagrina es la precursora de la filagrina (*filament aggregating proteine*), proteína que une las células entre sí en la capa córnea.
- Los cuerpos de Odland o queratinosomas o *membrane coating granules* (MCG) son orgánulos lipídicos que se forman en el exterior de la célula sobre la membrana celular. Liberan los lípidos que forman el cemento intercelular del *stratum corneum* en la fase terminal de la queratinización.

En el *stratum granulosum* encontramos todavía células vivas con núcleo. En el transcurso de la queratinización se aplanan y pierden el núcleo para transformarse en corneocitos, que forman el *stratum corneum*.

1.1.4. Stratum corneum *(capa córnea)*

Está formado por tres capas:

- *stratum lucidum* (presente solamente en las palmas de las manos y en las plantas de los pies);
- *stratum compactum*, que constituye la capa córnea propiamente dicha;
- *stratum disjonctum* (capa más externa, descamante).

El conjunto de estas tres capas tiene un espesor de unas 10 μm.

La capa córnea tiene unas propiedades y una composición bioquímica totalmente diferentes a las de las capas subyacentes de la epidermis. Las células que la componen (corneocitos) representan la última fase de la queratinización. Estas células, en ocasiones

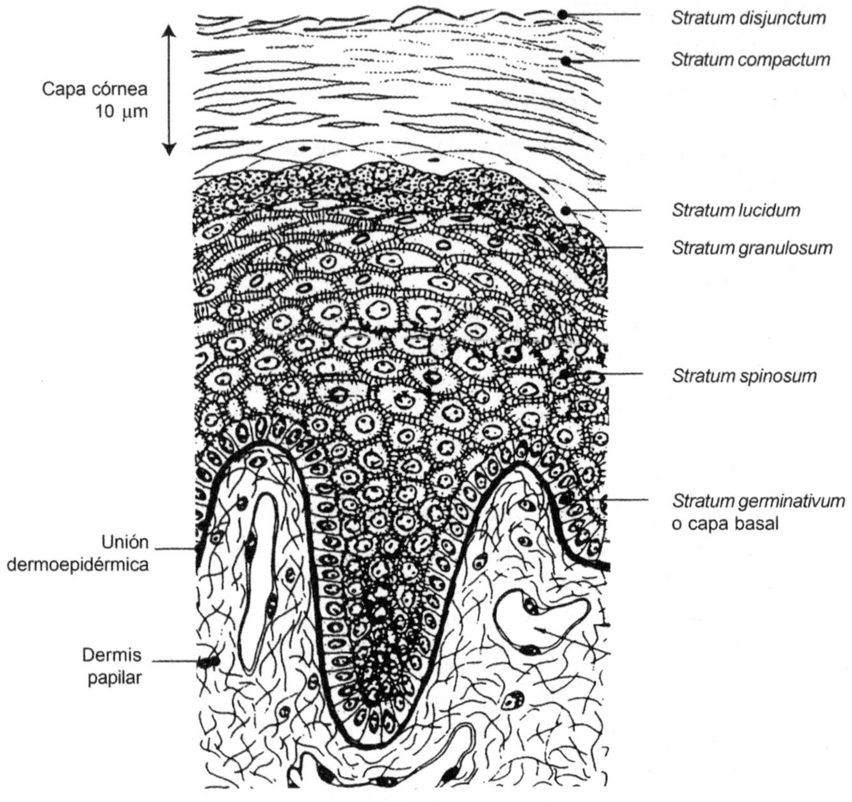

Figura 2 Estructura esquemática de la epidermis.

consideradas células muertas, estás desprovistas de núcleo y están formadas casi exclusivamente por queratina. Contienen, sin embargo, un cierto número de enzimas que participan en los fenómenos de metabolización. Además, son ricas en una mezcla de sustancias higroscópicas que aseguran la fijación del agua.

Los corneocitos se organizan de un modo muy esquemático, asemejando una pared de ladrillo. El cemento que los une es de tipo lipídico y está constituido por una mezcla de ácidos grasos poliinsaturados (AGPI), de colesterol y de ceramidas. A este nivel los desmosomas se transforman en corneosomas.

El fenómeno de la descamación se regula muy particularmente por la cohesión entre los corneocitos, que se asegura gracias al cemento lipídico y a la presencia de los corneodesmosomas. La unión entre los corneodesmosomas se mantiene gracias a las cadherinas y a una proteína específica, la corneodesmosina. La descamación de los corneocitos se relaciona con la degradación de la corneodesmosina, siendo ella misma regulada por los enzimas proteolíticos tripsina y quimotripsina, que inducen la descamación. Estos enzimas pueden ser inhibidos por el colesterol sulfato, mecanismo que resulta preponderante en el transcurso del envejecimiento, y que conduce a una acumulación de corneocitos.

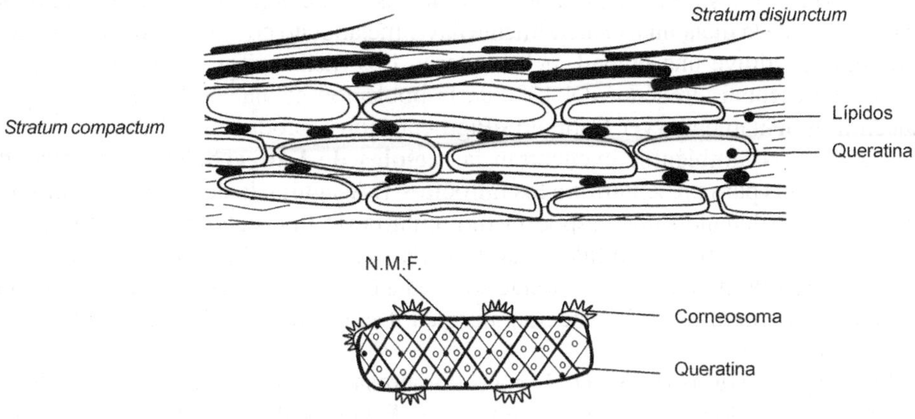

Figura 3. Estructura esquemática del *stratum corneum.*

1.1.5. Fenómeno de queratinización

El proceso de queratinización se inicia a nivel de la capa basal, lugar donde se multiplican las células. Migran rápidamente en un flujo continuo hacia la superficie de la piel, transformándose progresivamente hasta alcanzar la capa de células «muertas», sin núcleo, que se eliminan progresivamente. El proceso de queratinización comprende dos fenómenos simultáneos: una migración vertical y una diferenciación de las células. Dura alrededor de cuatro semanas, dos de las cuales son necesarias para la migración de las células de la capa basal a la capa córnea. Es el «*turn-over*» epidérmico.

Las queratina epidérmica formada a lo largo de este proceso es una queratina blanda, que se presenta en forma de haces de fibras. Los tonofilamentos que aparecen en el *stratum spinosum* tienen una estructura intermedia y se consideran precursores de la queratina. En el transcurso de la diferenciación se agrupan en haces (tonofibrillas), que formarán las fibras de queratina en el corneocito.

Las queratinas son proteínas fibrosas helicoidales formadas por cadenas de aminoácidos ricos en azufre (cistina y cisteína) pero de composición diferente en la epidermis, en el pelo y en las uñas, que les confiere características fisicoquímicas específicas, pero presentando una propiedad común: una gran resistencia a las distintas agresiones.

Recientemente los investigadores americanos han descubierto una proteína kDIF indispensable para la diferenciación de las células epidérmicas, así como un importante complejo de proteinkinasas de la que la subunidad α de la I-κ-B kinasa controla la proliferación y la especialización de las células basales de la epidermis. Esta subunidad α controla además la producción de la proteína kDIF. La deficiencia de esta subunidad conduce a una producción incontrolada de células basales y a la ausencia de queratinización.

1.1.6. Otras células de la epidermis

En la capa basal encontramos unas células dendríticas particulares: los **melanocitos**, responsables de la pigmentación de la piel. Los melanocitos extienden sus dendritas entre los queratinosomas y les transmiten unos orgánulos específicos (melanosomas), donde se efectúa la síntesis de la melanina. Generalmente hay 1 melanocito por cada 36 queratinocitos, y el conjunto constituye una unidad melanocitaria. Los melanocitos, relativamente poco numerosos, representan alrededor del 13% de la población celular de la epidermis, y se reproducen muy lentamente (ver Capítulo «Pigmentación y productos solares»).

En la epidermis también se encuentran las **células de Langerhans**, encargadas de captar los alergenos para presentarlos a los linfocitos T. Aseguran la defensa inmunológica de la piel, desencadenando una respuesta inmunitaria de tipo celular. Es la alergia de contacto de tipo IV o hipersensibilidad retardada (HSR). Estas células pueden abandonar la epidermis para migrar a la dermis, donde se lleva a cabo la respuesta inflamatoria y las características eritematosas de la reacción alérgica. Representan entre el 2 y el 4% de la población celular total.

Finalmente, las **células de Merkel**, poco numerosas, sólo representan el 1% de las células epidérmicas. Son los receptores sensitivos. Están localizados en la capa basal, y sus prolongaciones citoplasmáticas se infiltran entre los queratinocitos. Son células neuroendocrinas y epiteliales al mismo tiempo. Producen neuromediadores y hormonas expresando citoqueratinas o el antígeno de la membrana epitelial. Son más numerosas en los labios, las palmas y las extremidades de los dedos. Captan los estímulos vibratorios que transmiten a la terminación nerviosa con la que están relacionadas.

NOTA La epidermis carece de vascularización, pero en estudios recientes se ha demostrados que no carece de inervación, ya que existen terminaciones nerviosas procedentes de la dermis que alcanzan la epidermis.

La función principal de la epidermis es la de protección, pero tiene también una gran importancia desde el punto de vista estético.

1.2. Unión dermoepidérmica

La adherencia entre la dermis y la epidermis se consigue gracias a la unión dermoepidérmica. Esta capa fina situada bajo la capa basal está formada por la membrana basal y varias capas de sustancias tales como glicoproteínas, colágeno de tipo IV, fibronectina. El conjunto capa basal-unión dermoepidérmica tiene una estructura ondulada característica de las pieles jóvenes. Con el envejecimiento esta estructura se aplana y la piel se distiende.

1.3. Dermis

La dermis tiene un espesor variable de 500 µm a 1 mm.

Se distingue la dermis **papilar**, la más próxima a la unión dermoepidérmica, y la dermis **reticular**, más profunda, que representa cerca del 80% del espesor total de la dermis. Ambos son tejidos conjuntivos.

Están formados por:

- **proteínas** sintetizadas por los fibroblastos o fibrocitos. En particular el **colágeno**, macromolécula ensamblada en fibras que confiere a la piel su resistencia, y la **elastina**, macromolécula que se organiza en haces, localizados principalmente en

las capas superficiales de la dermis (capa papilar). La elastina es responsable de la elasticidad de la piel. Las **fibras oxitalánicas** son fibras de elastina particulares. Se sitúan transversalmente a las fibras de elastina propiamente dichas. Son muy frágiles y son las primeras en desaparecer a lo largo del envejecimiento. Se localizan principalmente en la dermis papilar, igual que las **fibras de reticulina**, que son fibras de colágeno muy finas.
La dermis reticular contiene principalmente las fibras de colágeno y proteoglicanos.

- **un gel de proteoglicanos** (o mucopolisacáridos) en el que están incluidas las proteínas citadas anteriormente. Los proteoglicanos están formados por una proteína portadora asociada a glucosaminoglicanos (entre ellos, el ácido hialurónico, poliósido aminado, capaz de fijar el agua) pero también moléculas sulfatadas como el condroitín sulfato y el dermatán sulfato. Captan las moléculas de agua y constituyen un gel, reserva de agua para la piel.
- **células** que son principalmente fibrocitos y fibroblastos, células fusiformes que sintetizan proteínas y proteoglicanos. Además de los fibroblastos se encuentran células migratorias, macrófagos, linfocitos, granulocitos eosinófilos.

Las funciones de la dermis son:

- asegurar el mantenimiento de las propiedades mecánicas de la piel;
- servir de reservorio de agua gracias al gel de proteoglicanos.

1.4. Hipodermis

1.4.1. Estructura

No existe solución de continuidad entre la dermis y la hipodermis. Únicamente se observa un cambio progresivo en la naturaleza del tejido conjuntivo. Es un tejido conjuntivo

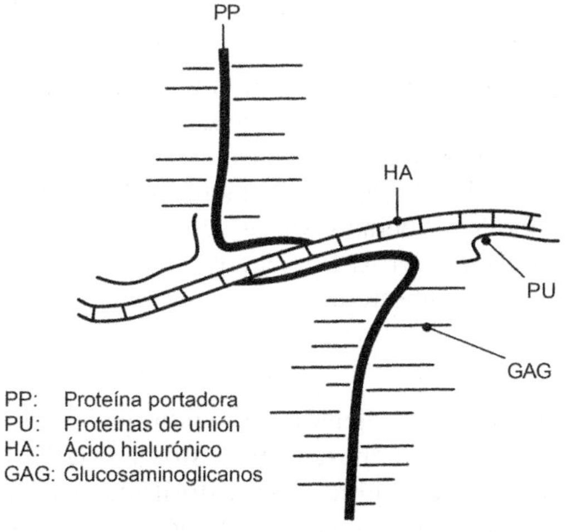

Figura 4 Estructura esquemática de una macromolécula de proteoglicano.

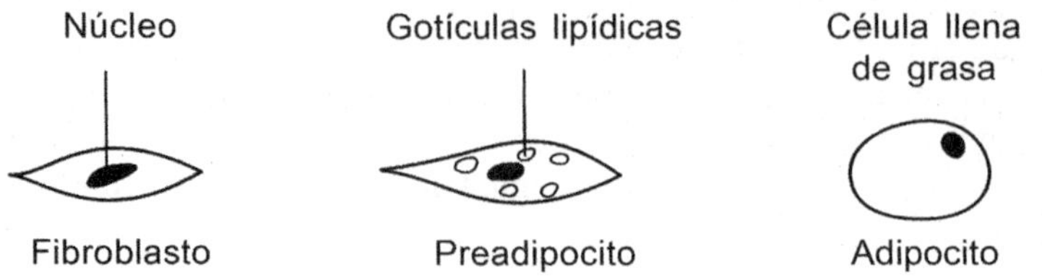

Figura 5 Formación del adipocito.

laxo, que posee la misma estructura que la dermis, pero en la que encontramos sobre todo colágeno y un gel de proteoglicanos. Además, está cargada de adipocitos (células grasas) en forma de aglomerado que almacenan triglicéridos.

Los adipocitos se forman a partir de los preadipocitos, células semejantes en su forma a los fibroblastos, pero programadas para cargarse de triglicéridos. Estos preadipocitos, al principio fusiformes, pierden poco a poco esta configuración para hacerse redondeados y transformarse en adipocitos (Figura 5). Las células adiposas confieren a la hipodermis su poder aislante y constituyen una reserva de energía.

1.4.2. Lipogénesis

La formación de triglicéridos (triacilgliceroles) se lleva a cabo a partir de glucosa y de ácidos grasos circulantes que se transforman en los adipocitos. Los ácidos grasos procedentes de triglicéridos alimentarios son transferidos directamente a través de la membrana plasmática de la célula adiposa gracias a las proteínas de transporte. Por el contrario, la penetración de la glucosa en los adipocitos está mediada por dos transportadores GLUT-1 y GLUT-4, este último activado por la insulina. A partir de la glucosa se lleva a cabo *in situ* la síntesis de los ácidos grasos y después de los triacilgliceroles, por combinación de los ácidos grasos totales (circulantes y de síntesis) y del glicerol-3-fosfato.

Varios factores favorecen la lipogénesis:

- la presencia de receptores α-adrenérgicos en la membrana de los adipocitos, que actúa inhibiendo la producción de AMP cíclico;
- la presencia de una fosfodiesterasa antagonista del AMP cíclico;
- la presencia del neuropéptido Y (NPY) liberado por las terminaciones nerviosas simpáticas, y del péptido YY, liberado por las células endocrinas del intestino que frenan también la producción del AMP cíclico;
- la insulina, que activa la fosfodiesterasa.

1.4.3. Lipólisis

Consiste en la hidrólisis de los triacilgliceroles en ácidos grasos libres (AGL) y glicerol gracias a una triglicérido lipasa hormonosensible fosforilada (HSL). Esta enzima está controlada por las catecolaminas y la insulina, y la fosforilación necesita la presencia de AMP (adenil monofosfato) cíclico, que a su vez es activado por la adenilciclasa. A medida que el nivel de AMPc aumenta, el metabolismo se orienta hacia la lipólisis con la liberación de AGL y de glicerol. Cuando la tasa de AMPc disminuye, el metabolismo se orienta hacia el almacenamiento.

Varios factores favorecen la lipólisis:

- la presencia de receptores β1, β2 y, en menor medida, β3-adrenérgicos en los adipocitos, estimulados por las catecolaminas;
- la presencia de AMP cíclico activado por la adenilciclasa, cuya producción está regulada por los receptores β-adrenérgicos. El aumento del AMP cíclico conlleva la activación de la lipasa hormonosensible estimulando, por tanto, la lipólisis.

1.5. Vascularización

La vascularización, linfática y arteriovenosa, recorre la hipodermis, la dermis y se detiene bajo al unión dermoepidérmica. La epidermis no está irrigada directamente pero recibe nutrientes por difusión a partir de la dermis.

El sistema vascular de la dermis está formado por:

- las arterias, ramas laterales de las arterias subcutáneas, que constituyen el plexo arterial dérmico profundo instalado a nivel de la unión dermoepidérmica. A partir de ahí se dispersan verticalmente en la dermis las arteriolas que irrigan los folículos pilosebáceos y las glándulas sudoríparas. Estas arteriolas se encuentran en la dermis papilar para formar el plexo arterial subpapilar, que da lugar a los capilares arteriales;
- las venas, localizadas paralelamente a las arterias y que forman los mismos plexos que las arterias, venas subcutáneas, plexo dérmico profundo, plexo venoso subpapilar;
- las vías linfáticas van paralelas a las vías venosas. El sistema linfático, muy frecuentemente ignorado, tiene un papel considerable en la evacuación de los deshechos macromoleculares que no pueden ser eliminados a través de la circulación sanguínea.

► PAPEL DE LA CIRCULACIÓN SANGUÍNEA

- Asegura la oxigenación y la nutrición de las diferentes capas celulares de la piel.
- Juega un papel esencial en la termorregulación.
- Mantiene el equilibrio de la presión arterial.

NOTA La vascularización de la dermis interviene en los fenómenos de absorción transcutánea. La resorción de una parte de las moléculas que atraviesan la capa córnea y difunden a las capas epidérmicas se efectúa a este nivel.

1.6. Inervación

Afecta tanto a la dermis como a la epidermis; esta última sólo recibe las terminaciones nerviosas sin formar una red de nervios como ocurre en la dermis.

En la dermis se distingue:

- una inervación de tipo vegetativo, constituida por **fibras neurovegetativas** procedentes de las cadenas simpáticas paravertebrales. Estas fibras no están mielinizadas. Inervan principalmente los anejos cutáneos y los vasos sanguíneos.

- una inervación cutánea sensorial, que se encuentra en la base del sentido del tacto. Los **axones sensitivos** proceden de los ganglios sensitivos raquídeos o craneales. Están mielinizados en la dermis y son amielínicos en la epidermis. Forman un plexo en la dermis profunda, de donde ascienden las fibras nerviosas hacia la superficie para formar un segundo plexo en la unión de la dermis reticular y papilar. Dan lugar a las **terminaciones libres, dilatadas o corpusculares**:
  - las terminaciones nerviosas **libres** se relacionan con los pelos y las glándulas sebáceas;
  - las terminaciones nerviosas **dilatadas** se relacionan principalmente con los pelos, pero también se encuentran en contacto con las células de Merkel en la unión dermoepidérmica;
  - las terminaciones **corpusculares** se sitúan en las zonas más sensibles (cara, manos, pies, órganos genitales). Son los corpúsculos de Ruffini (folículos pilosos y vasos sanguíneos), de Wegner-Meissner (papilas dérmicas), de Vater-Pacini (dermis profunda-hipodermis), cutáneo-mucosos (región anogenital), de Golgi-Mazzoni (mucosas).

La información nerviosa se transmite por corrientes eléctricas (impulso nervioso) y por pequeñas moléculas: los neuromediadores (sustancia P y CGRP). Se transmite mediante tres neuronas sucesivas: del estímulo cutáneo a los ganglios raquídeos y a la médula espinal, de la médula espinal al tálamo, del tálamo a la corteza cerebral, que procesa la información.

Una misma terminación nerviosa puede transmitir varios tipos de información. Los receptores sensitivos cutáneos se clasifican generalmente en receptores mecánicos, térmicos y nociceptivos. Las temperaturas inferiores a 12°C o superiores a 45°C se perciben como dolorosas.

2. *Función del* stratum corneum

El *stratum corneum* merece que se le preste mayor atención puesto que su papel es muy importante. Es responsable en particular de lo que se denomina «efecto barrera», representa un lugar de almacenamiento de sustancias lipídicas, participa de manera muy activa en el fenómeno de la hidratación de la piel y por lo tanto, tiene un papel estético preponderante.

2.1. Efecto barrera

La capa córnea es el elemento protector principal de la piel, aunque su espesor sea mínimo (entre 10 y 20 µm) en relación al espesor total de la piel. A pesar de su delgadez, constituye una barrera casi impermeable, gracias a su estructura química, siempre que su integridad esté conservada.

Los corneocitos son células aplanadas de unos 4 µm de diámetro y 0,1 µm de espesor. Estas células se disponen unas sobre otras como las tejas de un tejado. Están compuestas casi exclusivamente por queratina, una proteína extremadamente resistente y están casi totalmente deshidratadas: el *stratum corneum* contiene de media un 13% de agua, mientras que las células del organismo contienen entre un 80 y un 90%. Están unidas por un cemento intercelular lipídico formado por una mezcla de ácidos grasos poliinsaturados, colesterol y ceramidas. La cohesión se mantiene gracias a las uniones proteicas representadas por los corneosomas.

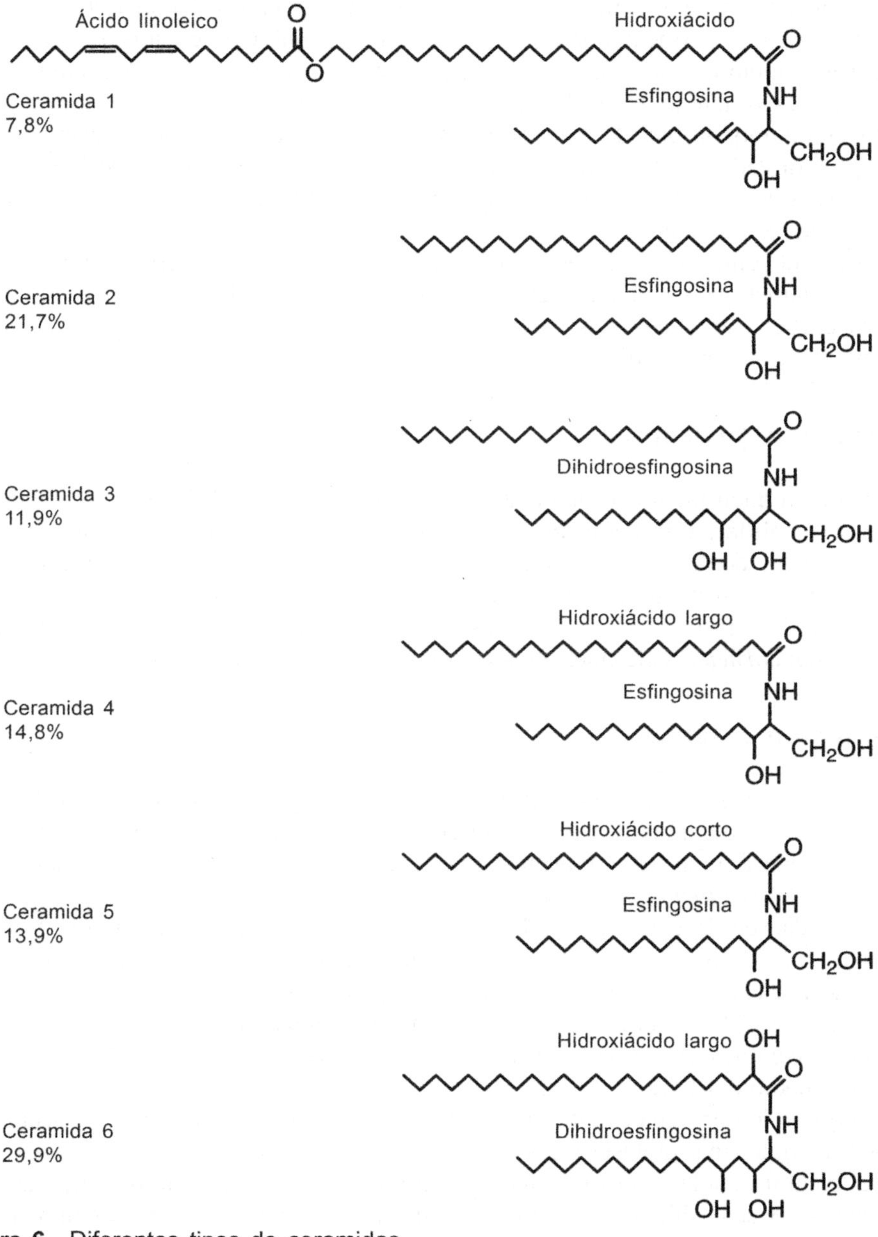

Figura 6 Diferentes tipos de ceramidas.

El conjunto de queratina + lípidos + estructura anatómica es responsable del efecto barrera. Este efecto se pone de manifiesto al impedir la penetración a través de la piel de sustancias exógenas, pero igualmente al ralentizar la difusión del agua procedente de las capas más profundas de la dermis. Participa por tanto de manera activa en la hidratación cutánea.

Este efecto barrera puede testimoniarse con diferentes ejemplos:

- Si con un adhesivo arrancamos sucesivamente las capas del *stratum corneum (stripping)*, la permeabilidad de la piel total aumenta. Con escaras, quemaduras, enrojecimientos, conseguimos el mismo resultado. El efecto barrera, para manifestarse, requiere la integridad del *stratum corneum.*
- Si hidratamos la piel de manera excesiva (parche oclusivo), las células córneas hiperhidratadas pierden su capacidad de barrera y se vuelven permeables en los dos sentidos. El efecto barrera se ve así considerablemente afectado por el grado de hidratación cutánea.
- Si, por el contrario, la piel está excesivamente deshidratada, pierde su flexibilidad y se cuartea, ya que el agua actúa como un plastificante de la queratina. El efecto barrera se ve entonces considerablemente disminuido, debido a que hay una lesión en el *stratum corneum.*

2.2. Función de reserva

Se puede producir un almacenamiento de sustancias liposolubles a nivel del cemento lipídico intercelular. Las ceramidas, componente principal de este cemento, son esfingolípidos (ácidos grasos + esfingosina), con mayor o menor polaridad, que se organizan en una estructura laminar capaz de integrar otras moléculas en el interior de la bicapa o entre las bicapas. Estas moléculas difunden lentamente hacia las capas inferiores del *stratum corneum* y después en la epidermis.

2.3. Función estética

El *stratum corneum* es la capa más externa de la piel, y por tanto, la más visible. Su papel en la estética del individuo es, en consecuencia, primordial. Está en relación con el estado de la superficie que depende en primer lugar del agua fijada y de la capacidad de descamación del *stratum disjunctum.*

La capacidad de **descamación** se ha citado en el estudio de la estructura de la capa córnea. Además de los factores intrínsecos que la condicionan, la descamación está influenciada por el envejecimiento y/o los estados patológicos de la piel.

El estado de **hidratación** es igualmente un factor muy importante. En efecto, las variaciones tolerables en la tasa hídrica son muy estrechas (más o menos 2%) alrededor de un valor medio del 13%.

Si la proporción de agua es inferior al 10%, la piel aparece seca, rugosa, descamada, cuarteada, blanquecina, molesta y poco estética.

Por el contrario, si la piel está demasiado hidratada, las células son turgentes, apagadas, escamosas y se deshidratan a una velocidad acelerada. La penetración de numerosas sustancias hidrófilas estará, en este caso, facilitada.

En conclusión, el nivel del porcentaje de agua debe mantenerse dentro de unos límites estrechos y constantes. En efecto, el agua es el principal plastificante de la queratina, cuyas propiedades mecánicas se modifican de manera muy importante en función del contenido de agua.

3. pH cutáneo

El pH de la dermis, cercano a 7, se transforma en un pH ácido, cercano a 5 en la superficie de la piel. Este aumento considerable de la actividad de los iones H^+ se debe a las hidrolasas de la epidermis que generan varios ácidos hidrosolubles, en particular, el ácido urocánico, el ácido pirrolidon carboxílico y el ácido láctico. Estos ácidos proceden en su mayor parte de la desintegración de la filagrina y se considera que los ácidos grasos no intervienen de manera sensible en el establecimiento del pH de la piel. El descenso del pH a lo largo del proceso de queratinización se manifiesta muy rápidamente y se puede poner de manifiesto con la técnica del stripping o arranque de capas sucesivas de células del *stratum corneum.*

La acidez cutánea es una característica importante de la piel, y se observa que prácticamente todas las dermatosis se acompañan de una alcalinización.

El pH cutáneo es variable según los individuos y las zonas corporales. Se sitúa generalmente entre 4 y 7. De media, es de 5,5.

Está influenciado por diversos factores: aumenta con la edad, es más alcalina en las mujeres, aumenta con diversos factores externos como el lavado con detergentes.

El pH cutáneo está regulado por la excreción del sudor. La secreción de la glándulas ecrinas se compone, entre otras cosas, de ácido láctico, ácido undecilénico y de ácido urocánico. Esta secreción ácida representa un medio de defensa de la piel frente a los microorganismos. En consecuencia, las preparaciones alcalinas no son recomendables aunque la piel posea una capacidad tampón eficaz. Este poder tampón restablece rápidamente el pH inicial, unas dos horas después de la limpieza. Pero las agresiones sucesivas por sustancias alcalinas pueden alterar la eficacia. Además, este poder tampón es menos eficaz en las personas mayores y en los niños.

4. Capa hidrolipídica

4.1. Localización

Se sitúa en la superficie del *stratum corneum* (es decir, en la superficie de la piel).

4.2. Composición

Es una emulsión H/L (hidrófila/lipófila) en la que el agua está representada por las secreciones sudorales y los lípidos están representados por:

– la secreción de las glándulas sebáceas,

– una fracción de lípidos epidérmicos liberados por los queratinocitos a lo largo del proceso de queratinización.

Debido a su naturaleza lipídica, esta capa es fácilmente eliminada por la acción de los detergentes y de los solventes orgánicos.

4.3. Evolución

Esta capa evoluciona con la edad:

– el lactante está recubierto de una cera, la *vernix caseosa,* que se elimina en el nacimiento. Seguidamente, las glándulas sebáceas no funcionan más hasta la pubertad;
– el niño tiene una piel relativamente seca, porque la película hidrolipídica es frágil debido a que está compuesta únicamente por los lípidos epidérmicos;
– en la prepubertad (8 a 10 años) las glándulas sebáceas vuelven a funcionar, con un aumento en el momento de la pubertad;
– en la adolescencia los lípidos son esencialmente de naturaleza sebácea;
– hacia los 50 años se produce una disminución progresiva de la secreción sebácea, lo que provoca la modificación de la composición de la capa, cambiando el pH cutáneo que se vuelve más ácido y disminuyendo la resistencia a las agresiones externas del entorno o de los microorganismos.

4.4. Función de la capa hidrolipídica

La capa hidrolipídica tiene como objetivo principal el **mantenimiento del pH ácido de la piel**.

Juega así un papel en el establecimiento de la **barrera cutánea**, aunque sea menos claro que el del *stratum corneum*. Interviene en **el aspecto estético** de la capa córnea. En efecto, un exceso de sustancias grasas en la superficie de la piel le confiere un aspecto brillante y oleoso desagradable.

En cambio, y contrariamente a lo que se cree, la capa hidrolipídica no tiene ningún papel en la protección de la piel frente a las radiaciones actínicas. De hecho, la escasa cantidad de ácido urocánico en el sudor es insuficiente e inadecuada para asegurar una absorción conveniente de las longitudes de onda más peligrosas.

5. Flora cutánea

La piel está colonizada desde el nacimiento por microorganismos, bacterias, levaduras, hongos cuya naturaleza y cantidad varían con la edad.

- La flora cutánea en la infancia se compone de *Staphylococcus albus* y *aureus*, de estreptococos, de corinebacterias y de *Escherichia coli*. Posteriormente se enriquece en la adolescencia de sarcinas.
- En el adulto la flora residente se compone principalmente de bacterias Gram +, esencialmente:

- el género *Staphylococcus* con tres especies dominantes: *S. epidermis, S. haemolyticus, S. hominis;*
- el género *Corynebacterium,* que está presente en la totalidad del territorio cutáneo;
- el género *Propionibacterium* con: *P. acnes, P. granulosum, P. avidum.*

La presencia de *Staphylococcus aureus* es poco constante, al igual que las sarcinas. Por el contrario, aparecen *Mima vaginicola* y *polymorpha.*

La flora cutánea fúngica es menor con respecto a la flora cutánea bacteriana. Solamente en ciertas circunstancias (modificación de la humedad, del pH), por falta de higiene o en un epitelio alterado puede aumentar la población, pudiendo entonces ser responsable de las micosis. Encontraremos sobre todo: *Pityrosporum ovale* (también llamada *Malassezia furfur*), *Trichophyton mentagrophites, Epidermophyton, Candida albicans.*

En la vejez se observa principalmente un aumento del número de *Candida albicans.*

Las zonas más ricas en microorganismos son, en orden decreciente: la mano ($10^8/cm^2$), el cuero cabelludo, las axilas, la frente, los miembros, la espalda ($10^2/cm^2$).

Esta flora saprofita, formada en parte por gérmenes patógenos, no debe, sin embargo, suprimirse. Participa en la defensa de la piel frente a invasiones masivas. Sólo una proliferación exagerada de estos gérmenes puede ser peligrosa. Por ello, las medidas de higiene son indispensables pero no deben ser capaces, por su frecuencia y/o por su intensidad, de romper el equilibrio del medio.

6. *Anejos cutáneos* (Figura 7)

Los anejos cutáneos son invaginaciones profundas en la dermis. Son las glándulas sudoríparas y los folículos pilosebáceos.

6.1. Glándulas sudoríparas

Son de dos tipos.

6.1.1. Glándulas sudoríparas ecrinas (GSE)

Desembocan en la superficie cutánea a través de un poro, punto final del canal sudoríparo, y se encuentran en toda la superficie corporal. Representan un punto de discontinuidad en la barrera cutánea.

Secretan de forma más o menos permanente una pequeña cantidad de sudor por unidad. Es lo que se conoce como perspiración insensible, que corresponde en parte a la secreción de las glándulas sudoríparas, siendo el resto la pérdida de agua transepidérmica o *transepidermal water loss* (TEWL) (ver Capítulo «Hidratación cutánea y productos hidratantes»).

En un número de 2 a 5 millones, su distribución es heterogénea con una débil densidad a nivel del tronco y de los miembros (150 ± 15 por cm^2), y una fuerte densidad a nivel palmoplantar (620 ± 120 por cm^2).

Cada GSE tiene una estructura tubular que va de la hipodermis a la epidermis. Se compone, del interior al exterior, de:

Tabla 1 Densidad de las glándulas ecrinas por cm^2.

Planta de los pies	620	± 120
Frente	360	± 50
Mejillas	320	± 60
Antebrazos	225	± 25
Abdomen y cráneo	190	± 5
Pecho	175	± 35
Espalda y nalgas	160	± 30
Brazos	150	± 10
Piernas	120	± 10

- El ovillo secretor, cuya función esencial consiste en fabricar el sudor primitivo a partir del plasma procedente de la red capilar.
- El canal excretor intradérmico, que participa en la formación del sudor definitivo por reabsorción de sodio y excreción de iones H^+ en la luz tubular.
- La unidad canalicular intradérmica o acrojeringa que desemboca en un poro ensanchado.

El sudor secretado es incoloro e inodoro. Está constituido en un 99% de agua y contiene la mayor parte de los constituyentes plasmáticos diluidos. De cualquier forma, la concentración de cloruro de sodio, de urea, de amoniaco, de ácido láctico y pirúvico, así como de otros aminoácidos es más importante en el sudor ecrino que en el plasma.

El pH del sudor ecrino varía de 4 a 6,8 y es tanto más elevado cuanto más escasa sea la producción de sudor.

El papel de las GSE es múltiple:

- Participa en la termólisis. La sudoración llamada «térmica» aparece a partir de una temperatura ambiente de 25°C en el sujeto en reposo y moderadamente vestido, y a partir de los 32°C en el sujeto desnudo. La sudoración es el único medio de regulación por encima de los 35°C
- La sudoración «psíquica» responde a estímulos. Ésta es inmediata y localizada generalmente en las palmas, la frente y las plantas de los pies. No se acompaña de una vasodilatación cutánea.
- El sudor ecrino es uno de los componentes de la capa hidrolipídica. Interviene directamente, por tanto, en el papel que tiene esta capa superficial: mantenimiento del pH, funciones inmunológicas por la presencia de interleukinas IL-1 α y β y de inmunoglobulinas, hidratación cutánea por la presencia de ácido láctico y de urea.

6.1.2. Glándulas sudoríparas apocrinas (GSA)

Desembocan en un folículo piloso y se localizan a nivel de las axilas y del pubis. Secretan de forma intermitente un sudor abundante bajo la influencia de una temperatura elevada o de una afluencia brutal de adrenalina. El sudor secretado es de color ligeramente amarillento y desprende un ligero olor. Es rico en lipoproteínas, en detritus celulares y

Tabla 2 Composición de la secreción de las glándulas ecrinas y apocrinas.

	Glándulas ecrinas	**Glándulas apocrinas**
Sales minerales	+	+
Urea	+	++
Amoniaco	+	++
Ácido láctico	+	0
Lipoproteínas	0	++
Lípidos sebáceos	0	+
Detritus celulares	0	+
Enzimas	+	+
Aminoácidos	+	0
Ácido urocánico	+	0
Colesterol	0	+
Androsterona sulfato	0	+
DHEA sulfato	0	+

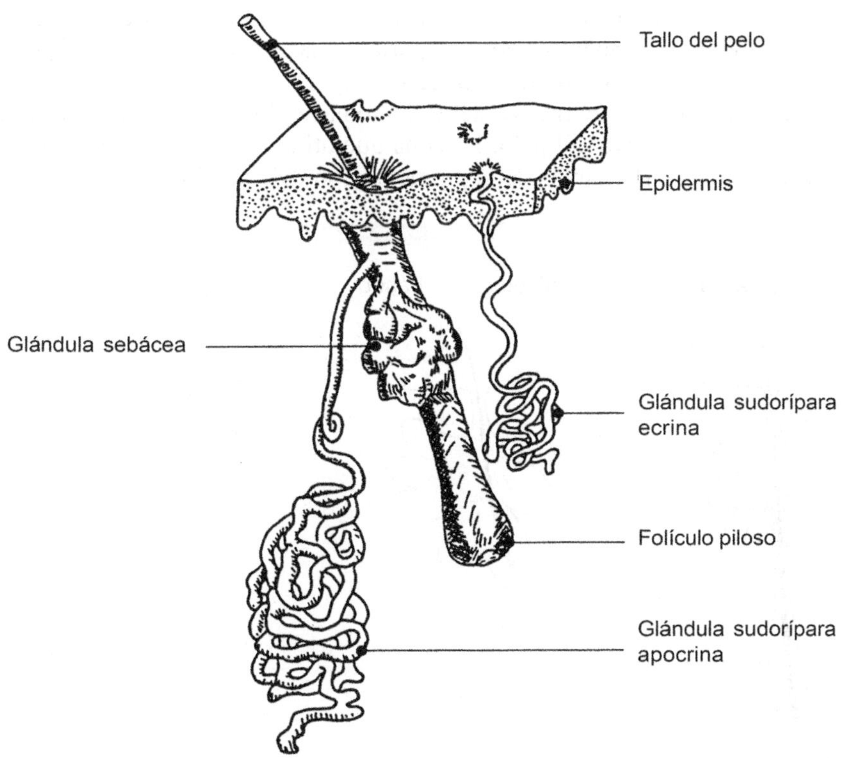

Figura 7 Anejos cutáneos.

se descompone fácilmente bajo la acción de los microorganismos presentes en la superficie de la piel, para dar lugar a efluvios nauseabundos, debido a la formación de ácidos grasos de cadena corta tales como los ácidos caprílico, cáprico, valeriánico, ácidos grasos saturados de cadena carbonada respectivamente en C8, C10, C5.

Su composición varía con el sexo, la pigmentación cutánea y el régimen alimentario.

6.2. Folículos pilosebáceos

6.2.1. Estructura

Existen diferentes tipos de asociaciones pilosebáceas (Figura 8):

- el pelo importante, con una velocidad de crecimiento elevada asociado a una glándula sebácea de importancia media;
- folículo pilosebáceo propiamente dicho, formado por un pelo fino asociado a una glándula muy importante. Es a nivel de este folículo donde se desarrolla el acné;
- vello representado por un pelo fino y corto asociado a una glándula sebácea reducida.

Los folículos pilosebáceos desembocan en la superficie cutánea a través del ostium folicular. El folículo piloso está constituido por una invaginación de la epidermis en la dermis. Su base abultada corresponde al bulbo piloso generador del pelo. Recibe las secreciones de las glándulas apocrinas por una parte, de las glándulas sebáceas por otra, que lubrifican al pelo gracias al sebo que secretan.

En el bulbo piloso, en la parte inferior del folículo nacen los queratinocitos que van a generar la queratina constitutiva del pelo. La zona queratinocitaria se encuentra sobre la zona de los melanocitos responsables de la pigmentación del cabello.

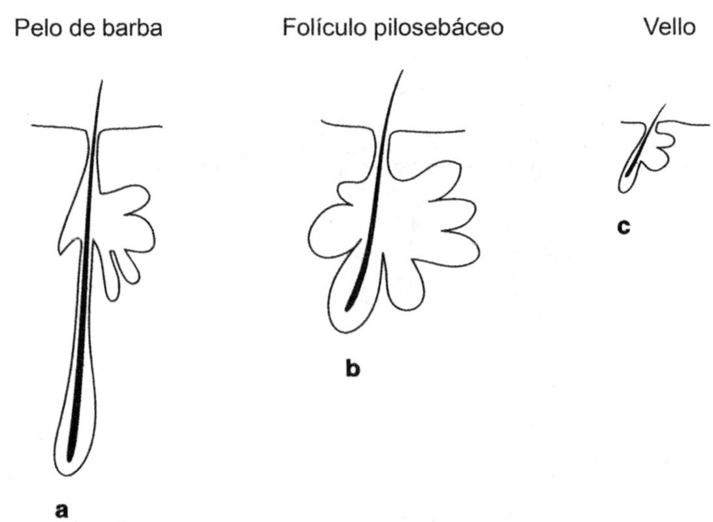

Figura 8 Diferentes tipos de asociación pilosebácea.

Más arriba desemboca la glándula sebácea, glándula holocrina multiacinosa. Secreta el sebo que fluye al exterior a través del canal piloso. La secreción sebácea comienza entre la 13ª y la 15ª semana de vida embrionaria. Es la primera secreción del cuerpo humano. El sebo es uno de los componentes de la *vernix caseosa* que recubre la piel del feto.

En la adolescencia, cuando la producción de sebo aumenta, se produce un aumento de la queratinización a nivel del infrainfundíbulo, donde se forman gruesas células queratinizadas, que atrapadas en el sebo espeso, forman un tapón en el canal.

6.2.2. Composición del sebo

La composición del sebo humano es bien conocido. Está formado por:

- Mono-, di- y triglicéridos, de tipo oleico (50%), que confiere al sebo su fluidez.
- Ácidos grasos libres (10 al 25%). Proceden de la descomposición de los triglicéridos.
- Ceras y ésteres superiores (20%).
- Escualeno (5 al 10%) (hidrocarburo en C30 con 6 dobles enlaces).
- Colesterol esterificado (3%).
- Colesterol libre (1,5%).

6.2.3. Variación de la secreción sebácea

Las variaciones en la secreción sebácea son tan conocidas como su composición. El nivel de secreción cambia:

- con la temperatura ambiente. Si la temperatura aumenta 1°C, la secreción sebácea aumenta un 10%;
- con el ciclo menstrual de la mujer. La secreción aumenta durante la 2ª parte del ciclo;
- según el sexo. La secreción en la mujer es inferior a la del hombre;
- según la edad (Figura 9);
- según la región del cuerpo. Las zonas más ricas en glándulas sebáceas son el tronco, el tórax, la cara (400 a 900 gl/cm²). Las zonas menos ricas son los antebrazos, los miembros inferiores (100 gl/cm²).

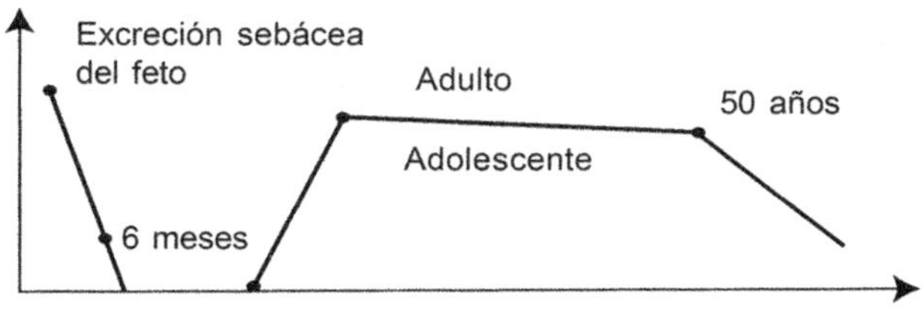

Figura 9 Evolución de la secreción sebácea en función de la edad.

6.2.4. Regulación de la secreción sebácea (Figura 10)

Es una regulación ante todo hormonal que se ejerce según el esquema de la Figura 10. La estimulación hipofisaria entra en acción en la pubertad y se puede conseguir una regulación artificial con los antagonistas de la DHT:

- estrógenos que disminuyen la secreción;
- progesterona cuya acción puede, en ciertos casos, ser análoga a la de los andrógenos. Así, la secreción sebácea aumenta durante el embarazo y la 2ª fase del ciclo. Tienen una acción equívoca que explica porqué los tratamientos de la seborrea con progesterona son con frecuencia un fracaso.

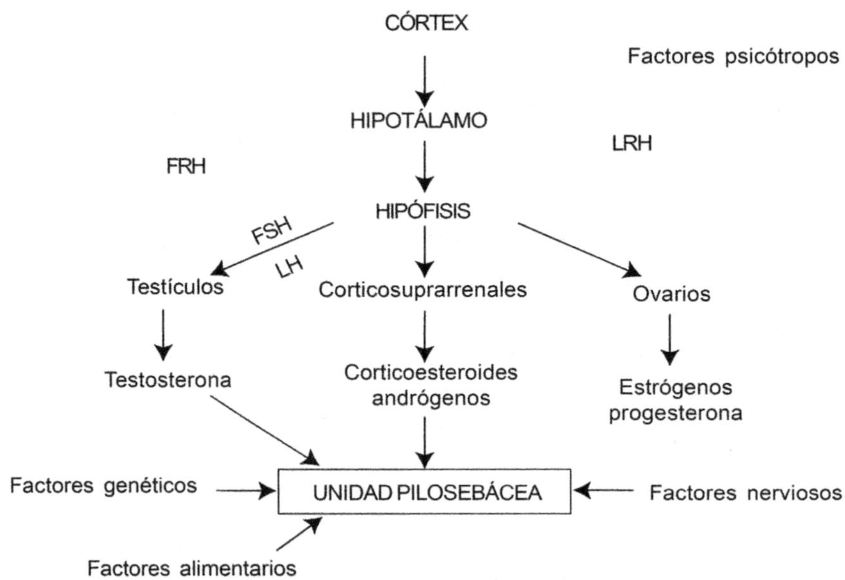

Figura 10 Regulación hormonal de la secreción sebácea.

3

Penetración cutánea

El término de penetración cutánea o «permeación» describe el paso de una molécula a través de las diferentes capas de la piel, desde su fijación en las primeras capas de células del *stratum corneum* hasta su absorción transcutánea. La absorción transcutánea sólo concierne a las moléculas terapéuticas, ya que los ingredientes cosméticos no deben atravesar el conjunto de las capas cutáneas. Sin embargo, algunas moléculas activas utilizadas en cosmética pueden sobrepasar este límite y aparecer en la circulación general, lo que explica la importancia de conocer la realidad y las proporciones de paso.

1. Absorción transcutánea

Para una acción terapéutica buscaremos aumentar la absorción transcutánea; para una acción cosmética buscaremos con frecuencia disminuirla o anularla.

Es necesario saber que la absorción transcutánea está condicionada por:

- el estado de la piel;
- la naturaleza fisicoquímica de la molécula aplicada;
- el vehículo.

1.1 Estado de la piel

Para **facilitar** la penetración hay que disminuir o anular la eficacia de la barrera cutánea:

- Eliminando la capa hidrolipídica por decapaje con ayuda de detergentes o de disolventes.
- Hidratando la piel con la ayuda de **parches oclusivos** (utilización de fragmentos de tejido adhesivo de forma generalmente circular que incluyen en su centro un fragmento de un material poroso, que puede estar embebido en una solución).

- Empleando promotores de la absorción, en particular los alcoholes o los gliceroles que aseguran una disociación de las células córneas y una cierta disolución del cemento lipídico intercelular. Los agentes de penetración se utilizan con frecuencia en terapéutica pero mucho menos en cosmética donde sólo se emplean el etanol, el isopropanol y el propilenglicol, que son los agentes tecnológicos de solubilización. El alcohol bencílico es también un promotor de la absorción utilizado indiferentemente en las especialidades dermatológicas y en los productos cosméticos. Su empleo está regulado en cosmética y limitado al 1% como conservante. Se le atribuye una cierta toxicidad.
  Finalmente, es necesario conocer que los aceites esenciales con frecuencia presentes en dermatología y cosmetología son igualmente excelentes promotores de la absorción.
- Aumentando la circulación cutánea mediante el empleo de vasodilatadores (nicotinato de metilo, por ejemplo). Esta práctica tiende a aumentar la resorción por el sistema capilar de la dermis y, en consecuencia, tiene el riesgo de provoca más fácilmente una acción sistémica.

Además, la penetración cutánea puede estar involuntariamente aumentada en el caso de estados patológicos que incrementan la permeabilidad cutánea. Son, en particular:

- los fenómenos inflamatorios;
- la psoriasis;
- las lesiones cutáneas por raspadura;
- las dermatosis en general.

Es necesario recordar que la piel del lactante, debido a su inmadurez, se ha considerado hasta el momento como una piel particularmente permeable. Diversos autores, sin embargo, coinciden actualmente en invalidar esta certeza insistiendo en el hecho de que la capa córnea alcanza muy rápidamente un estado definitivo y que la permeabilidad cutánea del lactante y del niño es muy parecida a la del adulto. Sólo los prematuros tendrían efectivamente durante algunas semanas o meses una permeabilidad cutánea muy aumentada.

1.2. Naturaleza fisicoquímica del principio activo

El tamaño de la molécula es uno de los principales factores que influyen en la penetración cutánea. En efecto, la penetración es tanto más fácil cuanto más elevado sea el peso molecular (500-1.000 Da).

La forma de la molécula también influye. Las moléculas largas lineales ramificadas en mayor o menor medida tiene menos facilidad para introducirse entre las células córneas que las moléculas de forma redondeada.

La naturaleza química de la molécula es muy importante. Las sustancias lipófilas se acumulan en le cemento intercelular y se separan con dificultad de un vehículo lipídico. Inversamente, las sustancias hidrófilas sólo pueden atravesar la piel cuando ésta está hidratada al máximo. Además, tienen tendencia a permanecer en los vehículos acuosos, salvo si estos últimos se evaporan.

Las moléculas más aptas para penetrar son, por tanto, las anfifílicas.

Por ello, los tensioactivos tendrán siempre una gran influencia en la penetración cutánea, no sólo porque desestructuran de alguna manera el cemento intercelular, sino también porque la absorción de las propias moléculas tensioactivas no es despreciable.

1.3. Vehículo

Los vehículos por sí mismos tienen pocas posibilidades de penetración, pero pueden facilitar o no la penetración de las sustancias activas. Por ello es difícil cuantificar de forma absoluta el porcentaje de absorción de una molécula, ya que dependerá inevitablemente de la naturaleza y de la forma del vehículo en el que está incluida. La absorción será por tanto, un caso particular.

1.3.1. Componentes del vehículo

Las materias primas que constituyen la fase grasa tienen el objetivo principal de modular la capacidad de penetración de los principios activos a través de la barrera cutánea. Algunos productos farmacéuticos de uso tópico para tratar las dermatosis o algunos productos cosméticos de protección no deben penetrar. Contienen imperativamente ingredientes que tienen una acción de superficie y que son generalmente de naturaleza hidrocarbonada como el aceite de vaselina (parafina líquida), la vaselina, las parafinas, las siliconas (éstas poseen propiedades hidrófobas). También se incluyen las ceras, los ácidos y alcoholes grasos (esteárico, cetílico) que tienen un efecto oclusivo y superficial.

Los excipientes pueden ser también de naturaleza hidrófila como en el caso de los geles, que tienen un efecto filmógeno en la piel tras la evaporación del agua. Estos geles se acompañan frecuentemente de polímeros de naturaleza catiónica. Se fijan sobre las cargas negativas de la queratina, constituyendo así una barrera suplementaria en la superficie de la capa córnea.

Para conseguir una penetración más importante, se emplean diferentes productos en la formulación de la fase grasa de las emulsiones, en particular:

- **Aceites vegetales**:
  - Linoleicos (sustancias grasas insaturadas que poseen dos dobles enlaces como los aceites de girasol, de semillas de uva, de sésamo, de macadamia).
  - Linolénicos (sustancias grasas insaturadas que poseen tres dobles enlaces, muy de moda actualmente, como los aceites de borraja, de onagra, de kukui o de semillas de grosella). Son los vehículos más activos. Se utilizan en cantidades muy pequeñas. Tienen la ventaja no sólo de favorecer en cierta medida la penetración cutánea, sino también de combinarse con los lípidos epidérmicos para mejorarla cuantitativa y cualitativamente. De hecho, los lípidos epidérmicos están formados por lípidos compuestos: ceramidas, lecitinas, esfingolípidos, en los que el ácido graso es insaturado.
- Los **tensioactivos**, omnipresentes en la formulación de emulsiones, tienen un importante papel a la vez como excipiente modulador de la penetración de moléculas activas y como molécula anfifílica con capacidad de penetración propia.

1.3.2. Forma del vehículo

La forma galénica del vehículo es casi tan importante como sus componentes. En efecto, la penetración cutánea de una molécula activa cambia en función de la forma galénica en la que se presenta. Es posible elegir de antemano, para una molécula dada, la forma galénica que asegura la mejor penetración, y viceversa. El sentido de la **emulsión** debe ser compatible con las características fisicoquímicas de la molécula que se va a vehiculizar.

Sabemos actualmente que las **microemulsiones** en general, ya sean de tipo L/H o H/L, son promotoras de la absorción. Son dispersiones en las que el tamaño de las partículas está comprendido entre 10 y 100 nm y que contienen una fuerte proporción de tensioactivos (del 10 al 30%).

La utilización de **emulsiones múltiples** puede permitir una liberación prolongada de la sustancia activa, pero sin que la capacidad de penetración de la barrera cutánea se modifique en relación a las emulsiones simples.

Los **geles hidrófilos** generalmente no facilitan la penetración debido a que se forma una película de polímero que se deposita sobra la piel. Es por ello que contienen con mucha frecuencia una fuerte proporción de etanol que permite un mejor paso a través de la barrera cutánea.

Los **liposomas** transportan los principios activos hidrófilos incluidos en el interior acuoso de la vesícula o principios activos lipófilos incluidos en las bicapas de fosfolípidos. Al penetrar entre los corneocitos por el cemento intercelular favorecen considerablemente la penetración a través de la barrera.

Los **vehículos anhidros** tales como la vaselina tienen un papel ambiguo. Muy lipófilos y oclusivos, tiene por naturaleza una acción superficial con el poder de retener en solución los principios activos lipófilos que, de hecho, abandonan con dificultad el vehículo. Al contrario, se comportan como un parche oclusivo que aumenta la hidratación cutánea, favoreciendo así el paso de moléculas hidrófilas.

2. Mecanismo de la absorción transcutánea

2.1. Vías de paso transcutáneo

Existen varias vías de paso para atravesar la barrera de la capa córnea:

- Una paso transcelular directo, emprendido sobre todo por las moléculas de pequeño tamaño. Se ha pensado durante mucho tiempo que esta vía era poco común reservada a las moléculas de tipo hidrófilo porque el *stratum corneum* estaba suficientemente hidratado, casi siempre de forma artificial (parches oclusivos, capas impermeables, vaselina). Los corneosomas también pueden intervenir en esta vía, ya que realizan puentes entre células y pueden, por su naturaleza proteica, volverse suficientemente anfifílicas, abriendo la posibilidad de que esta vía la sigan moléculas de tipo lipófilo en mayor o menor grado.
- Un paso intercelular que sigue la vía tortuosa del cemento lipídico intercelular. Esta vía será más utilizada por todas las moléculas anfifílicas o lipófilas.
- Un paso transfolicular en el que intervienen los folículos pilosebáceos, invaginaciones profundas de la epidermis en la dermis, que pueden conducir a las molécu-

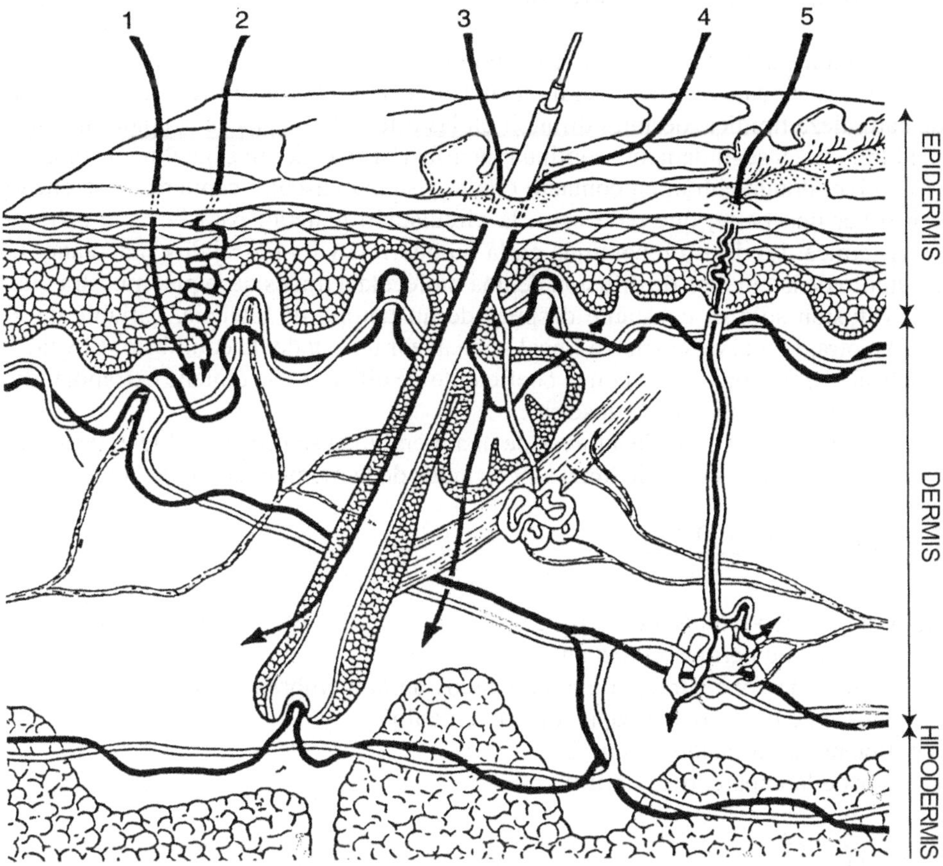

1. Vía transcelular
2. Vía intercelular
] Vías transepidérmicas
3. Vía folicular
4. Vía sebácea
5. Vía sudorípara
] Vías a través de los anejos cutáneos

Figura 11 Diferentes vías de paso transcutáneo.

las activas hasta la dermis reticular. Se ha demostrado recientemente que esta vía era mucho más frecuente de lo que se suponía con anterioridad. Choca, sin embargo, con diferentes dificultades, en concreto las glándulas sebáceas, que tienen tendencia a captar las sustancias lipófilas y el flujo de sebo que va del interior al exterior, lo que evita la introducción de sustancias exógenas.

– El paso a través del canal sudoríparo de las glándulas ecrinas es teóricamente posible, aunque raramente se pone de manifiesto.

2.2. Cinética del paso transcutáneo

La absorción transcutánea es un fenómeno de difusión pasiva que ocurre a nivel de cada una de las capas de la piel. Las moléculas deben atravesar primero la barrera cutánea de naturaleza lipídica, después difundir en las diferentes capas de la epidermis, totalmente hidratadas, y seguidamente continuar la difusión en la dermis, igualmente hidrófila. Es a este nivel donde entran en contacto con el sistema vascular capilar que se encarga de reabsorber una parte, que pasa así a la circulación general, para llevar a cabo una acción sistémica. La difusión continúa en la hipodermis y en los tejidos subcutáneos.

El estudio de la cinética de difusión de una molécula a través de la piel muestra que el flujo de difusión sólo es constante después de un tiempo de latencia, variable de una sustancia a otra. La curva se vuelve lineal al alcanzar un estado de equilibrio. El valor de latencia está en relación directa con el coeficiente de difusión. Se obtiene extrapolando la parte lineal de la curva al eje de abscisas.

La difusión de una sustancia a través de una membrana semi-permeable es proporcional a la diferencia de **concentración** a ambos lados de la membrana. Sigue la ley de Fick:

$$J = Kp \times \Delta c = \frac{Km \times D \times \Delta c}{e}$$

J = flujo percutáneo expresado en $\mu g/cm^2/h$
Kp = coeficiente de permeabilidad en cm/h
Δc = diferencia de concentración a ambos lados de la membrana (C1 – C2)
Km = coeficiente de partición capa córnea/vehículo
D = coeficiente de difusión en cm^2/s
e = espesor de la capa córnea en μm

$$D = \frac{e^2}{6T_L} \qquad T_L = \text{tiempo de latencia}$$

Se deduce que:

- Cuanto más concentrada esté la formulación que se aplica sobre la piel, mayor es la difusión de la molécula. Cuando se consigue la saturación del vehículo la actividad termodinámica es máxima.
- El coeficiente de permeabilidad Kp expresa la velocidad de difusión. No depende de la concentración, sino únicamente de las características del soluto y de la membrana. Es inversamente proporcional al espesor de la membrana. Cuanto más gruesa sea la membrana, menor es el valor de Kp.
- El coeficiente de partición Km corresponde al cociente de solubilidad de la sustancia en el *stratum corneum* y en el excipiente. Un valor elevado de Km indica una afinidad importante por la capa córnea. Puesto que no es posible determinar el valor real, se obtiene un valor aproximado utilizando el coeficiente de partición octanol/agua.
- El coeficiente de difusión D indica la movilidad de la sustancia que difunde a través del *stratum corneum*. Cuanto mayor es la complejidad de la sustancia (gran tamaño, peso molecular elevado), menor difusión. Se traduce también como el

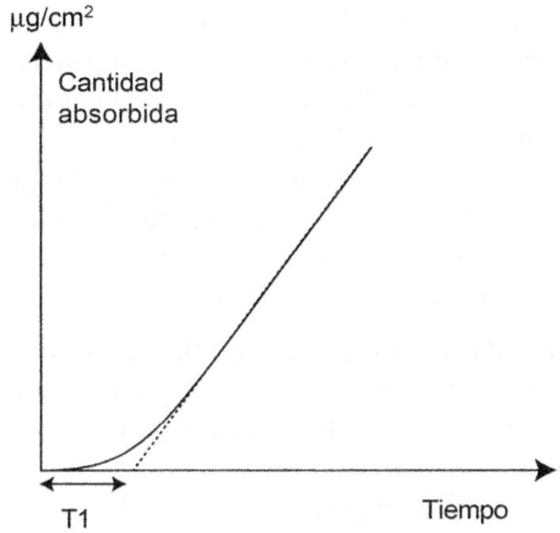

T1 = tiempo de latencia
e = espesor de la membrana
D = coeficiente de difusión

$$T1 = \frac{e2}{6D}$$

Pendiente de la recta = flujo = J

Figura 12 Cinética de difusión de una sustancia a través de la piel.

valor de la impermeabilidad de las diferentes capas de la piel. Su valor generalmente se encuentra cercano a 10^{-9} cm^2/s en el *stratum corneum* y a 10^{-6} cm^2/s en la epidermis y en la dermis, lo que indica que la capa córnea es 1.000 veces más impermeable que las capa subyacentes.

La velocidad de absorción transcutánea se relaciona con varios procesos que pueden ocurrir simultáneamente:

- difusión de la molécula activa en el vehículo;
- liberación de la molécula de su vehículo;
- cambio de la actividad termodinámica de la molécula en la superficie de la piel;
- cambio de la tasa de hidratación de la piel;
- difusión de la molécula en el *stratum corneum;*
- cifusión de la molécula en las otras capas de la piel.

Los principales parámetros que hay que tener en cuenta son:

- la dosis acumulada absorbida, que es igual al área bajo la curva en µg/cm^2;
- el tiempo requerido para alcanzar el flujo máximo en h;
- el valor del flujo máximo en µg/cm^2/h.

2.3. Métodos de evaluación de la penetración cutánea

La evaluación del grado de penetración cutánea de una molécula activa después de una aplicación tópica es de gran importancia:

- En **terapéutica**, a fin de conocer el lugar de acción de esta molécula: en la superficie de la piel, en la epidermis, la dermis, o transdérmica, así como el porcentaje de sustancia que es capaz de atravesar la piel en relación a la cantidad aplicada.
- En **cosmética**, para poder evaluar el límite de difusión de la molécula y su porcentaje de penetración en relación a la cantidad aplicada, siendo el objetivo evitar el paso sistémico y conocer la cantidad fijada en las distintas capas de la piel. Además, en cosmética, el conocimiento del grado de penetración cutánea permite autorizar o no la utilización de un ingrediente.

Existe un método *in vitro* cuasi-oficial de medida de la penetración cutánea. Se ha propuesto por el SCCNFP (Scientific Committee on Cosmetic and Non Food Products intended for consumers) a nivel europeo. Es válida, como indican las siglas, para todos los productos no alimentarios.

Es un método *in vitro* que utiliza fragmentos de piel humana procedentes de cirugía estética o de fragmentos de piel de cerdos jóvenes (máximo 30 kg). La integridad de la piel debe controlarse por examen microscópico o por medida de la PIA (pérdida insensible de agua) con ayuda de un evaporímetro en una célula de Franz.

Antes del montaje, la piel se rasura si es necesario, se lava con una solución de laurilsulfato de sodio al 1% y se seca. Una cantidad de la preparación que se estudia (la molécula activa en su vehículo), correspondiente a unos 400 µg de sustancia activa, se deposita de forma regular en la superficie de la piel. El compartimiento receptor de la célula se llena de líquido, elegido en función de las características fisicoquímicas de la molécula que se estudia: solución de NaCl al 0,9% para una molécula hidrófila, mezcla de agua y de seroalbúmina, o agua y un tensioactivo no iónico para una molécula lipófila.

La célula se coloca en un baño maría a 37°C, lo que permite obtener una temperatura de 32°C a nivel de la piel. Se extraen a los tiempos T_{1h}, T_{3h}, T_{6h}, T_{24h} una parte del líquido receptor en el que ha difundido la molécula en estudio, y se analiza generalmente por cromatografía líquida de alta resolución (HPLC) o por cualquier otro método suficientemente sensible para determinar cantidades ínfimas de la sustancia. El líquido extraído es sistemáticamente reemplazado por una cantidad equivalente.

El estudio se realiza en 6 células.

Cuando es necesario determinar el nivel de penetración en las diferentes capas cutáneas, a cada tiempo se extrae la piel, bien utilizando un dermatomo para extraer un corte de 300 µm que corresponde al *stratum corneum*, bien con la técnica del stripping mediante adhesivos especiales (Cuderm®). La epidermis se separa de la dermis por calentamiento a 60°C durante algunos segundos. La cuantificación de realiza triturando el material de las diferentes capas así separadas.

La absorción cutánea se expresa más frecuentemente en porcentaje de molécula activa recogida en relación a la cantidad aplicada.

NOTA Durante mucho tiempo, los ensayos de penetración cutánea se han efectuado sobre todo con un fin de investigación, con moléculas marcadas con ^{3}H o ^{14}C. Las cantidades en el líquido receptor son fáciles de medir con la utilización de un contador de centelleo que dan unos resultados extremadamente precisos, con la reserva de la ausencia de la contaminación con los elementos radiactivos en el transcurso de la manipulación. Esta técnica es particularmente adecuada cuando las determinaciones se realizan únicamente en el líquido receptor. Actualmente, parece que se está abandonando cada vez más esta técnica por razones de seguridad del personal y para evitar los contaminantes radiactivos. Además, si se encuentra una molécula radiactiva no se puede saber si forma parte de la molécula de origen, es uno de sus metabolitos, o una molécula de degradación.

Los ensayos *in vivo* pueden realizarse en un animal o en una persona, bajo vigilancia veterinaria o médica. Las determinaciones se efectúan en la sangre, orina, heces, riñón, hígado, y también en el músculo. Estos ensayos no son una práctica corriente y están reservados a los dispositivos terapéuticos.

Se ha desarrollado otro método *in vivo* para estudiar las moléculas de uso tópico. Se trata del método de stripping, que consiste en extraer, con ayuda de gomas o sustancias adhesivas, las diferentes capas celulares del *stratum corneum* de los sujetos sobre cuya piel se ha aplicado el producto que se quiere estudiar. La cantidad de sustancia presente en los strippings se determina por un método analítico clásico. Existe una buena correlación entre los resultados de los strippings y la absorción transcutánea, y se estima que la absorción total de una sustancia al final de 4 días corresponde a 1,8 veces la cantidad encontrada en las bandas adhesivas después de un tiempo de aplicación de 30 minutos. Este método ha permitido demostrar la influencia en la absorción transcutánea:

- de la concentración de la molécula activa en el vehículo;
- de la composición del vehículo;
- del lugar de aplicación.

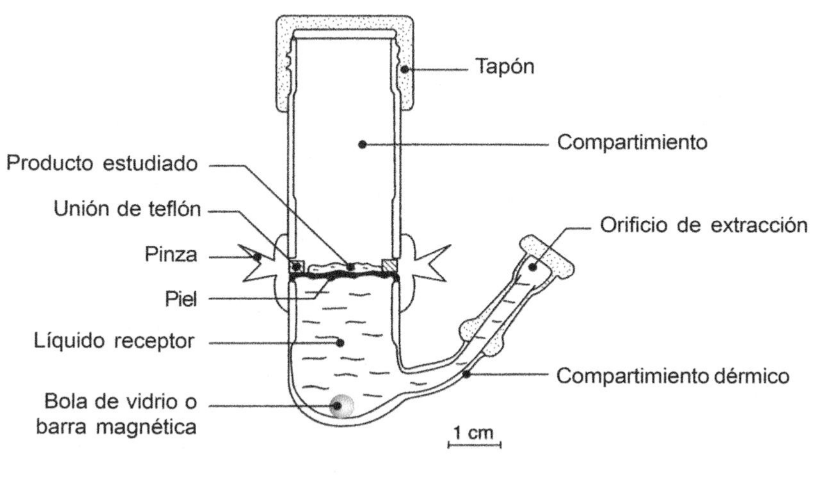

Figura 13 Esquema de la célula de Franz modificada por J. P. Marty.

4

Hidratación cutánea y productos hidratantes

La hidratación cutánea es un fenómeno complejo en el que intervienen varios mecanismos.

El agua se encuentra en la piel en distintos estados:

- Agua movilizable. Es el agua de imbibición de la superficie a nivel de la capa córnea, a la que hay que añadir el agua de imbibición de las capas profundas unida a los coloides hidrófilos por una unión electrostática débil. Es un agua capaz de circular entre las distintas capas epidérmicas.
- Agua no movilizable fuertemente unida a las moléculas biológicas.

La dermis está constituida por proteoglicanos, que fijan importantes cantidades de agua. La dermis es por tanto, el reservorio de agua de la piel.

El contenido en agua del total de la piel es del 80% en el lactante. Disminuye progresivamente con la edad, pero relativamente poco, hasta el 60% en la vejez.

Las arrugas se deben a una modificación en la estructura proteica de la dermis más que a una disminución en el contenido de agua.

1. Cinética transepidérmica del agua (Figura 14)

El agua se encuentra en reserva en la dermis y sigue una dirección del interior al exterior de la piel. Cuando llega a la superficie, el agua se evapora. Se establece así un flujo constante de agua. Este flujo representa de media 5 g de agua/m^2/hora. Es variable según los individuos:

- De 8 a 10 g/m^2/h, la piel está bien hidratada.

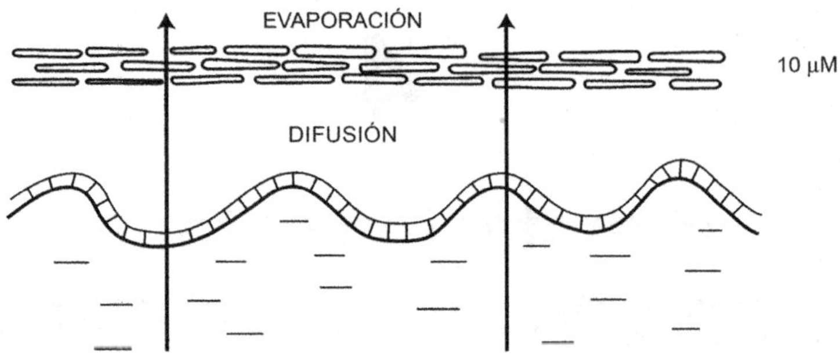

Figura 14 Representación esquemática de la migración del agua a través de la piel.

- Alrededor de 3 g/m^2/h, la piel está insuficientemente hidratada, con lo que aparece un *stratum corneum* seco.

2. Factores de hidratación

El estado de hidratación de la piel está condicionado por:

- el equilibrio entre difusión y evaporación;
- el valor del flujo;
- la capacidad de fijación del agua del *stratum corneum.*

Si hay un desequilibrio entre la evaporación y el flujo, puede haber una desecación de la piel. En consecuencia, un flujo elevado permite resistir a la desecación, y un flujo débil conlleva una tendencia a la desecación.

► NOCIÓN DE PÉRDIDA DE AGUA

Para un flujo de 5 g/m^2/h, la pérdida de agua es de 300 a 400 ml/24 h. Pero aunque hay una evaporación permanente, este agua se renueva constantemente por un mecanismo de difusión, y las pérdidas están constantemente compensadas por el aporte nutricional. Sería más correcto hablar, por tanto, de un flujo de agua y no de una pérdida de agua tal como se entiende generalmente. Es, en efecto, cuestión de PIA (pérdida insensible de agua) o de TEWL (*transepidermal water loss*).

En ciertas patologías, sin embargo, la compensación de las pérdidas resulta insuficiente. Se produce una afectación de la reserva de agua de la dermis con modificaciones profundas del aspecto de la piel (piel débil).

Ejemplo: diarreas profusas del lactante, tratamientos diuréticos mal equilibrados.

Los factores externos juegan un papel importante en la evaporación. Éstos son:

- el frío, que disminuye la secreción sebácea y conlleva generalmente grados higrométricos bajos;
- la ventilación, que aumenta de forma considerable la evaporación;

- la utilización de detergentes. Arrastran la capa hidrolipídica y una parte del cemento intercelular, por lo que se observa un aumento de la permeabilidad del *stratum corneum* y un aumento de la evaporación, mientras que el flujo permanece constante;
- las dermatosis, en particular la psoriasis. Se observa una modificación de la cohesión de los corneocitos, con lo que se produce un aumento del flujo muy importante (20 a 30 $g/m^2/h$).

3. *Fijación del agua por el* stratum corneum

La capacidad de fijación del agua por el *stratum corneum* es otro parámetro importante que regula la hidratación cutánea. Se establece, en efecto, un gradiente de contenido de agua en las distintas capas epidérmicas, ya que sabemos que la dermis contiene un 80% de agua y el *stratum corneum* sólo un 13%. Aunque la apariencia de la piel está asociada a la cantidad de agua en el *stratum corneum,* hay pocas posibilidades de variación alrededor de este nivel medio.

El corneocito es muy rico en queratina, que está unida a otras sustancias, fundamentalmente el NMF (*natural moisturising factor*). El NMF es intracelular. Es una mezcla de sustancias higroscópicas que permite fijar agua en los corneocitos.

► COMPOSICIÓN DE NMF

El NMF contiene:

- **Aminoácidos libres (40%),** en particular serina y citrulina.
- **Ácido pirrolidoncarboxílico** o ácido piroglutámico (PCA) **(12%).** Es una sustancia higroscópica que procede de la ciclación del ácido glutámico liberado por la descomposición de la filagrina.

$$\text{Profilagrina} \xrightarrow[\text{defosforilación}]{} \text{filagrina} \xrightarrow[\text{enzima}]{} \text{ácido glutámico}$$

NOTA En el feto la filagrina permanece como proteína. La descomposición en aminoácidos se produce en el medio aéreo con humedad relativa baja, después del nacimiento.

- **Urea (7%).** No es higroscópica por sí misma, pero modifica la estructura química de las proteínas, liberando así lugares de unión para el agua. Su acción es indirecta.
- **Lactatos (12%)** muy higroscópicos. Retienen el agua en los corneocitos.
- **Sales minerales** (Cl^+, Na^+, K^+, Ca^+, Mg, etc.) **(18%).**
- **Azúcares (3,5%)** fructosa, glucosa, manosa, galactosa. Se asocian a las proteínas y crean así lugares hidrófilos.

El NMF permite, por tanto, retener el agua que atraviesa las capas celulares durante la difusión.

En resumen, para aumentar la hidratación cutánea, se puede:

- disminuir la evaporación;
- aumentar la fijación del agua a su paso por el *stratum corneum*.

4. Materias primas «hidratantes»

Se distinguen cuatro categorías de sustancias:

- los filmógenos hidrófobos;
- los filmógenos hidrófilos;
- las sustancias higroscópicas;
- los correctores del cemento intercelular.

4.1. Filmógenos hidrófobos

Disminuyen la evaporación del agua, mediante un efecto oclusivo puro.

Estos productos son, por tanto, antideshidratantes. Están contenidos principalmente en emulsiones A/O o en productos anhidros. Son excipientes protectores. Aumentan la impermeabilidad de la capa córnea.

4.1.1. Hidrocarburos

Vaselina, aceite de vaselina, parafinas, ceresina, ozoquerita, cosbiol = perhidroescualeno = escualeno.

El escualeno es uno de los componentes del sebo. Es un hidrocarburo en C_{30} con 6 dobles enlaces. Es, por tanto, muy oxidable y se conserva muy mal. Se utiliza por necesidad en su forma hidrogenada (perhidroescualeno).

4.1.2. Ceras

Cera de abeja, ceras vegetales de carnauba, de candelilla, ésteres grasos superiores sustitutos sintéticos de las ceras.

Las ceras son muy oclusivas.

4.1.3. Alcoholes grasos

Alcoholes cetílico, esteárico, cetoesteárico.

Son muy oclusivos.

4.1.4. Ésteres grasos sintéticos líquidos

Miristato de isopropilo, palmitato de isopropilo, aceite de jojoba, etc.

Son poco oclusivos.

4.1.5. Siliconas

Son hidrófobas, utilizadas en los productos anhidros o en emulsiones diversas. Son más o menos oclusivas según el tipo.

4.2. Filmógenos hidrófilos

Tienen una gran capacidad de fijación de agua. Encontramos:

4.2.1. Macromoléculas biológicas

Después de la evaporación del agua, dejan sobre la piel una película porosa protectora. Son en concreto: el colágeno, el ácido hialurónico, los glicosaminoglicanos (GAG), el quitosán, etc.

4.2.2. Gelificantes hidrófilos

Enlentecen la evaporación del agua. Son el carbopol, la CMC (carboximetilcelulosa), la HEC (hidroxietilcelulosa), el gel de aloes, los geles de galactomananos.

Los geles pierden su eficacia cuando se evapora el agua.

4.3. Sustancias «hidratantes»

Poseen un efecto humectante o higroscópico. El agua procede del exterior y deberá fijarse en el *stratum corneum.*

4.3.1. Humectantes

Son, en principio, todos los polioles:

- El **glicerol** se utiliza desde hace mucho tiempo. Continúa siendo uno de los mejores hidratantes que existe. Se puede incorporar en proporción variable en las preparaciones (por ej.: Neutrogena manos® contiene un 36% de glicerol). Además de sus propiedades higroscópicas, el glicerol tiene la capacidad de modificar la estructura de los lípidos intercorneocitarios para favorecer la presencia de capas lamelares susceptibles de fijar el agua. No se recomienda, sin embargo, su uso en una atmósfera muy seca, puesto que se puede enmascarar su efecto higroscópico.
- El **sorbitol** se utiliza en forma de «jarabe» (solución acuosa al 70%) en las mismas condiciones que el glicerol. Se evapora más despacio que el glicerol y mantiene un efecto hidratante más prolongado. Además, es un poco menos pegajoso, por lo que se considera de mejor calidad cosmética. Es necesario diferenciar calidad cosmética y eficacia.

4.3.2. Componentes del NMF

Se utilizan solos o en mezcla:

- **El ácido pirrolidoncarboxílico** (PCA), en su forma de sal de sodio o sal de potasio, se utiliza a concentraciones que no deben exceder del 2 al 3%.
- **El lactato de sodio o de amonio (del 3 al 17%)**.
- **La urea**. No es higroscópica, pero afecta a las estructuras proteicas, poniendo al descubierto lugares capaces de fijar el agua.
- La mezcla de **ácido láctico-urea** (4%-7%). El ácido láctico es demasiado ácido para utilizarlo solo. En mezcla, estabiliza la urea y aporta su poder hidratante propio.

- Las mezclas de **aminoácidos**. A menudo asociados a azúcares, el papel de los aminoácidos es el de fijar el agua.
- Los **complejos hidratantes**. Constituyen mezclas que generalmente están formadas por aminoácidos y azúcares enriquecidos con PCA y en ocasiones con un humectante. Algunos son verdaderos NMF sintéticos.

4.3.3. Propilenglicol

Es un poliol que se ha considerado durante mucho tiempo como hidratante. Sin embargo, en solución presenta una gran volatilidad. Al evaporarse, arrastra una parte del agua de los corneocitos, y su efecto es más desecante que hidratante. Además, es capaz de disolver una parte del cemento lipídico intercelular y de disminuir así la cohesión de los corneocitos, aumentando la permeabilidad cutánea.

El propilenglicol se utiliza como agente de penetración, como disolvente de principios activos. Se tolera en una preparación hidratante a una concentración del 1 al 5%. Hay que rechazar las preparaciones hidratantes que contengan más del 5%.

4.4. Correctores del cemento lipídico intercelular

Se utilizan en mezclas emulsionadas. Se estudia la naturaleza de la fase grasa de la emulsión eligiendo los lípidos más parecidos a los componentes del cemento intercelular.

► CERAMIDAS

Son esfingolípidos formados por la asociación de un ácido graso insaturado y de esfingosina (alcohol aminado). Son lípidos polares que tienen la particularidad de organizarse en capas lamelares idénticas a la estructura de las membranas celulares. Es por ello que su naturaleza lipídica asociada a su estructura particular le permite incorporarse fácilmente al cemento intercelular. Las ceramidas utilizadas como sustancias activas no son de origen animal sino de origen vegetal o sintético (ver Figura 6).

► FOSFOLÍPIDOS

Se encuentran en estado natural en las capas más profundas (granulosa y capa de Malpighi). Se sustituyen por las lecitinas de origen vegetal, en concreto por la lecitina de soja. Actúan como emulgentes, gracias a sus características de lípidos complejos.

► LANOLINA

La lanolina o cera de la lana es el sebo de la oveja. Es relativamente parecida al sebo humano. Su uso se ha ido abandonando debido a su carácter pegajoso. Se ha sustituido por sus derivados.

► ÁCIDOS GRASOS POLIINSATURADOS

Los AGPI (ácido linoleico, ácido linolénico) son indispensables. Un déficit de AGPI provoca una piel seca y áspera por aumento de la permeabilidad cutánea. Algunas ictiosis congénitas por déficit de AGPI se tratan con la aplicación de aceite de girasol, por ejemplo.

► α-HIDROXIÁCIDOS

Están representados por los ácidos grasos hidroxilados de cadena corta como el ácido hidroxibutírico.

El trío estrella es actualmente la mezcla de ceramidas + AGPI + colesterol que reproduce de forma casi idéntica la mezcla de lípidos que constituyen el cemento intercelular

4.5. Excipientes

Poseen por sí mismos poder hidratante. Este es el caso de la mayoría de las emulsiones. Una emulsión cualquiera tiene siempre un cierto poder hidratante porque contiene:

- Lípidos que enlentecen la evaporación del agua.
- Un emulgente que permite una mejor fijación de las sustancias grasas en el cemento intercelular.
- Agua en cantidad relativamente importante, mantenida *in situ* por la presencia de sustancias grasas.

La diferencia de eficacia entre las emulsiones afecta a la duración del efecto hidratante. En efecto, la evaporación espontánea del agua sobre la piel se produce en 10 minutos. En presencia de una emulsión, la duración de la hidratación varía generalmente entre 30 minutos y dos horas, con un máximo de 6 a 8 horas.

NOTA El agua en forma de aerosol no es un producto hidratante. Es refrescante porque produce una evaporación suplementaria del agua de la capa córnea, con lo que tiene un ligero efecto desecante. De todas formas, puede ser interesante para conseguir un efecto hidratante si la pulverización está inmediatamente seguida de la aplicación de una sustancia grasa.

5

Acné, seborrea y productos terapéuticos

Definiciones y legislación

La seborrea se define como una hipersecreción sebácea. Se puede considerar que corresponde a una alteración de la regulación del funcionamiento de la glándula sebácea sin que esta disfunción sea realmente patológica. Los productos conocidos como «antiseborreicos» no son por tanto, medicamentos.

De cualquier forma, con el fin de aclarar toda ambigüedad, los fabricantes prefieren emplear un lenguaje más suave y hablar de «reguladores de la secreción sebácea» o de «productos para piel grasa».

El acné, por el contrario, se define como una enfermedad de la piel caracterizada por la presencia de comedones. Los productos que poseen una actividad antiacné son, por tanto, medicamentos. Para evitar esta clasificación es frecuente hablar de «productos para pieles de tendencia acneica», que engloban, de hecho, los antiseborreicos. En este ámbito encontramos verdaderos medicamentos con moléculas terapéuticas prohibidas en cosmética y productos de acompañamiento terapéutico que permanecen al marco de los productos de higiene.

1. Seborrea

1.1. Mecanismo y consecuencias

Puesto que se trata de una hipersecreción sebácea, **la seborrea** está relacionada con el funcionamiento de la glándula sebácea y con su regulación de tipo hormonal (ver Capítulo 1). Aparece en la edad prepuberal en ciertos individuos, pero lo más frecuente es que aparezca en el momento de la adolescencia. Se manifiesta principalmente a nivel del cuero cabelludo, la cara y la parte alta de la espalda. Puede perdurar hasta la edad adulta, provocando entonces la aparición de una dermatitis seborreica.

La dermatitis seborreica es una dermatosis localizada a nivel de las cejas y en la raíz del cabello. Se manifiesta por una descamación importante de la capa córnea, y por una inflamación, rubor y prurito. A pesar de su denominación, la influencia de la seborrea está actualmente en entredicho (ver Capítulo «Imperfecciones cutáneas y dermatosis banales»).

La alopecia androgenogenética, aunque no está directamente causada por la seborrea del cuero cabelludo, se ve agravada por la presencia constante de un exceso de sebo. En efecto, se manifiesta principalmente sobre la parte más alta del cráneo (vértice) mientras que las zonas laterales (corona) mantienen el cabello. Esto se debe a que las glándulas sebáceas del vértice tienen una sensibilidad particular a la dehidrotestosterona (DHT), que intensifica la secreción.

Las «costras de leche» que se observan en el cráneo de algunos lactantes a la edad de dos meses son una manifestación de una hipersecreción sebácea, muy momentánea, puesto que la secreción sebácea desaparece rápidamente en el lactante.

1.2 Consejos y cuidados

La seborrea de la cara requiere simplemente cuidados y un tratamiento para pieles grasas (ver Capítulo 7).

La seborrea del cuero cabelludo puede regularse con el empleo de champús o lociones para «cabello» graso (ver Capítulo «Champús y jabones líquidos»).

Las costras de leche del lactante necesitan únicamente cuidados de baño para eliminarlas. Se utiliza clásicamente el aceite de almendras, pero es poco recomendado por sus propiedades comedogénicas. Es preferible reemplazarlo por una limpieza con una leche de baño poco grasa que permita eliminar las costras con suavidad, sin engrasar el cuero cabelludo, ya que estos productos se enjuagan en el momento del baño.

La alopecia androgenogenética se mejora o incluso se detiene con algunos tratamientos, más frecuentemente medicamentosos (ver Capítulo «Alopecia, productos anticaída y depilatorios»).

2. Acné

El acné juvenil aparece en la pubertad. Se caracteriza por la aparición de comedones que se desarrollan exclusivamente a nivel de los folículos pilosebáceos (Figura 8). Aparece de forma brusca en la mayor parte de los adolescentes. Alrededor del 80% de los adolescentes está afectado. Sin embargo, sólo el 25% de los acnés patológicos justifican la consulta a un dermatólogo.

El acné puede aparecer en el adulto de más de 25 años. También puede rebrotar episódicamente en la mujer después de la menopausia.

2.1. Factores que influyen en la aparición del acné

Tres factores son preponderantes. Éstos son:

- la seborrea;
- la hiperqueratinización del infrainfundíbulo;
- la flora bacteriana.

2.1.1. Seborrea

La seborrea es un factor muy importante, pero no exclusivo. De hecho, la seborrea puede aparecer sin acné. Es el caso de las pieles muy grasas, pero también de algunas patologías en las que la hiperseborrea puede ser moderada: en la acromegalia, la enfermedad de Parkinson, los problemas de metabolismo glucídico.

Como se ha señalado anteriormente, la seborrea aparece preferentemente en el tronco, la cara (frente, contorno de la boca). En la cara, los procesos de maduración del comedón, de queratinización y de reacción de la glándula sebácea a los estímulos son más rápidos.

2.1.2. Hiperqueratinización

Se produce una intensificación anormal de la queratinización del infrainfundíbulo, en particular a nivel de la capa granulosa y de la capa córnea. En consecuencia se observa:

- una compresión del sebo;
- una dilatación del infrainfundíbulo;
- una hiperqueratosis que conlleva la obstrucción de la luz del canal excretor.

Esto conduce a la aparición del **comedón**.

2.1.3. Flora

La flora saprofita de la piel puede colonizar el canal folicular.

Los gérmenes principales son:

- *Propionibacterium acnes;*
- *Corynebacterium acnes;*
- *Brevibacterium acnes;*
- *Pityrosporum ovale* o *Malassezia furfur;*
- *Staphylococcus albus*, más raramente *S. aureus*.

El modo de acción de los gérmenes es conocido. Se desarrolla:

- Una acción lipolítica sobre los triglicéridos del sebo que conlleva la formación de ácidos grasos que se oxidan y se vuelven irritantes, lo que induce el fenómeno de la inflamación.

- La formación de porfirinas que son fluorescentes. Esta particularidad constituye el fundamento de los tests:
  - test de comedogenicidad de algunas sustancias;
  - test de eficacia de los productos antiacné. Se debe observar una disminución de la fluorescencia tras la aplicación del producto.
- *Propionibacterium acnes* posee una característica antigénica que produce reacciones alérgicas.

Así, en el folículo pilosebáceo se produce una serie de actividades enzimáticas muy importantes en las que intervienen:

- los enzimas de la glucólisis;
- los enzimas del ciclo de Krebs;
- los enzimas de los fenómenos inflamatorios: esterasas, enzimas lisosomales, amilasas.

2.2. Evolución del acné

A lo largo de la evolución del acné se observa el paso desde una fase de retención a un estado inflamatorio:

- en un primer tiempo se desarrolla un microcomedón por acumulación lenta del sebo a nivel del infrainfundíbulo. La evolución, en el mejor de los casos, conduce a un comedón abierto. Se produce entonces la expulsión al exterior del sebo y de eventuales productos de la descomposición del sebo o de las paredes de la glándula y del folículo;
- si el comedón permanece «cerrado» la evolución puede conllevar la aparición de una pápula o una pústula. Este es el peor de los casos.

► PÁPULA

Si no hay abertura hacia el exterior, la pápula es cerrada. Es una lesión profunda en la que se destruye el epitelio folicular. En algunas ocasiones se endurece para formar un microquiste, que queda encerrado sin posibilidad ni de resorción ni de evacuación. Se necesita, por tanto, un tratamiento de cirugía menor.

► PÚSTULA

Es una pápula que se licua progresivamente, en la que el epitelio folicular no está totalmente destruido. Tiene un carácter inflamatorio. Puede abrirse para liberar pus, queratina, sebo.

2.3. Tratamientos del acné

El diagnóstico debe distinguir primeramente entre acné inflamatorio y acné no inflamatorio.

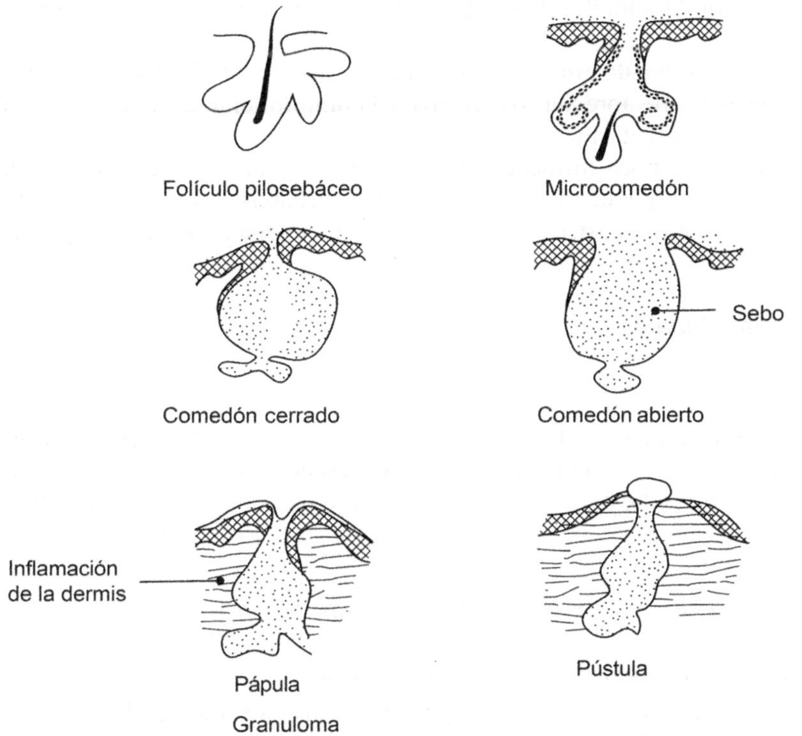

Figura 15 Evolución del acné.

2.3.1. Tratamientos internos per os

Cada médico tiene sus costumbres. No existe una prescripción estándar. Se trata en la mayor parte de los casos de especialidades incluidas en las listas I y II.

Los antibióticos (tetraciclinas a bajas dosis, eritromicina, clindamicina) constituyen tratamientos de larga duración. Si no se obtienen resultados satisfactorios, se puede recurrir en las mujeres al tratamiento hormonal.

El tratamiento hormonal utiliza antiandrógenos que inhiben la DHT:

- progesterona;
- acetato de ciproterona (Diane®);
- etinilestradiol.

Se utiliza con frecuencia una minipíldora tipo «Diane®» con buenos resultados, pero el acné reaparece al suspender el tratamiento.

Las vitaminas A, B_6, C tienen una eficacia dudosa.

El ácido todo-transretinoico y especialmente su isómero (13-cis) la isotretinoína (Roaccutane®) son dos moléculas muy eficaces. Estos medicamentos actúan sobre las pápulas y el acné enquistado. Presentan el inconveniente de ser teratógenos, por lo que deben ser prescritos con la garantía de que la paciente va a beneficiarse de una contracepción eficaz.

El tratamiento con sales de cinc (gluconato) daría buenos resultados a largo plazo. Hacen falta 6 meses antes de apreciar los efectos. El cumplimiento es, por tanto, difícil. Es un tratamiento complementario.

La alimentación tiene poca influencia en el acné. Sin embargo, se recomienda no abusar de determinados alimentos: chocolate, salsas, charcutería, etc. Hay que evitar el estreñimiento y los problemas gástricos para asegurar una buena eliminación de las toxinas del organismo.

2.3.2. Tratamientos locales

► ANTIANDRÓGENOS

Sólo existe una especialidad en el mercado que contenga progesterona (Progestosol®).

Es activa en un 50% y no obtiene resultados en presencia de pápulas o pústulas. La indicación es la siguiente: acné moderado con buena eliminación al exterior (sin quistes).

► QUERATOLÍTICOS: RETINOIDES

Son derivados de la vitamina A: ácido retinoico y sus isómeros.

- ***Modo de acción de la vitamina A en forma de ácido***

Modifica la cohesión de los corneocitos. Actúa también en profundidad, hasta el nivel de la capa germinativa. Produce una disminución de la hiperqueratosis y facilita la eliminación de los corneocitos en exceso con lo que el canal folicular puede volver a la normalidad. La excreción de sebo se ve facilitada y el número de microcomedones disminuye.

- ***Inconvenientes***

La vitamina A ácida es casi cáustica. La piel tratada se vuelve muy seca e inflamada. Esta irritación provoca una recrudescencia de la seborrea durante los primeros 15 días de tratamiento. El paciente debe estar informado.

La eficacia de la vitamina A ácida depende del excipiente. Los excipientes grasos no se aconsejan. Es preferible utilizar geles.

- ***Posología***

Es delicada. Debe fijarla el dermatólogo y adaptarla regularmente.

Los retinoides se asocian a menudo a un antibiótico que mejora la tolerancia del tratamiento y hace desaparecer las pústulas. El ácido retinoico es eficaz en el 80% de los casos.

- ***Especialidades***

Aberel® Antibio-Aberrel (eritromicina)
Effederm®

Locacid®
Trétinoïne®
Roaccutane® (isotretinoína) o Isotrex®, que tiene una buena acción sobre las formas papulopustulosas.

NOTA A partir de la vitamina A (retinol) se produce en el organismo, después de la metabolización, una pequeña cantidad de ácido retinoico, muy diferente a las cantidades utilizadas en terapéutica. No puede tener un efecto similar al de las especialidades que contienen ácido retinoico como principio activo. El retinol se utiliza en los productos de acompañamiento terapéutico o en los productos cosméticos anti-edad en lugar del ácido retinoico, reservado a los medicamentos.

► ANTIINFECCIOSOS

Están indicados en el acné inflamatorio e infectado. Están incluidos en las siguientes especialidades:

- Clindamicina (Dalacine T Topic®)
- Eritromicina (Éryfluid®, Érythrogel B®, Stimycine®)
- Ácido azelaico (Skinoren®). Se trata de un ácido graso en C9 que procede de la peroxidación del ácido oleico (C18:1). Se utiliza en el tratamiento del acné y se encuentra con frecuencia asociado a otros principios activos. Sus propiedades son:
  - una ligera actividad antimicrobiana y queratolítica,
  - disminuye la cantidad de ácidos grasos libres entre los lípidos de la superficie cutánea,
  - inhibe la proliferación de los queratinocitos en cultivo,
  - acelera la lisis de los comedones inducidos por el tetradecano en la oreja del conejo,
  - podría tener una acción en la diferenciación de los queratinocitos,
  - 3,6% son absorbidos por la piel.

  Se desconoce su tolerancia. Es activo en la hiperqueratosis folicular, y es también utilizado como despigmentante.
- Peróxido de benzoilo: es muy utilizado a una alta concentración (10%). Su modo de acción es particular y consiste en:
  - Una disminución de la cantidad de ácidos grasos libres por la acción sobre la flora microbiana.
  - El peróxido de benzoilo es un oxidante. Corta los puentes disulfuro de la queratina, por lo que tiene una ligera actividad exfoliante.
  - Asegura la regulación de la secreción sebácea (Éclaran®, Effacné®, Cutacnyl®, Pannogel®, Panoxyl®).

  Inconvenientes: es irritante y alergénico.
- Sulfamidas: sulfacetamidas (Antébor®).
- Hexamidina (Hexomédine transcutanée®) y otros antisépticos habituales para desinfectar el comedón después de la eliminación del contenido.

► AZUFRE Y ADSORBENTES

El azufre está incluido en algunas especialidades en forma de azufre orgánico o mineral. Dénisoline®, Pygmal®.

Está indicado en el acné inflamatorio. Actúa en el mismo lugar que el peróxido de benzoilo, pero su eficacia es menor. Sin embargo, se trata de una acción terapéutica interesante porque el retraso en la aparición de la acción es breve y no hay efecto rebote (ver Retinoides en el Capítulo Envejecimiento cutáneo). Es un buen tratamiento de apoyo entre dos tratamientos más agresivos.

En las preparaciones, el azufre se asocia a menudo a adsorbentes, con lo que se consigue un efecto desecante de la piel.

► ANTIINFLAMATORIOS

Son todos los corticoides y las sales de cinc:

- Corticoides: Néo Médrol®.
- Gluconato de cinc: Rubozinc®, Ruboderm® Gel, Sebium®, Exfoliac®.

2.3.3. *Cosmética del acné*

El acné está considerado una enfermedad. Por ello la mención «antiacneico» confiere al producto la consideración de medicamento. La mayor parte de los productos son pues acompañados de un AMM. Muchas moléculas activas están incluidas en las listas I y II de sustancias venenosas. Las especialidades que las contienen sólo se dispensan bajo prescripción facultativa.

En consecuencia, las formulaciones activas propuestas en cosmética son bastante ligeras.

Contienen los siguientes principios activos:

- Azufre mineral.
- Extractos vegetales (Régénex®, Zéniac®).
  - De crucíferas que contienen azufre orgánico.
  - De labiadas que contienen aceites esenciales antisépticos.
  - De bardana que es también un antiséptico excelente gracias a la actiopicrina (lactona sesquiterpénica).
- Sales de cobre y de cinc (Lysanel trizinc®...).
- α-hidroxiácidos como los ácidos glicólicos y lácticos que favorecen la desaparición de tapones de queratina, que además son mucho menos irritantes que el ácido retinoico (Hyfac®, Bactopur ®, Normaderm®...).

En el campo cosmético podemos aconsejar cremas hidratantes que minimicen el inconveniente de la sequedad y la irritación causadas por los tratamientos terapéuticos.

Los cosméticos son productos que tienen una débil acción. Son tratamientos de acompañamiento para ser utilizados entre dos tratamientos médicos o para mejorar el estado de la piel durante un tratamiento de ataque.

2.3.4. *Poder comedogénico*

Es la capacidad que tienen algunas materias primas para provocar el acné. Estas sustancias deben evitarse, por tanto, en las formulaciones de medicamentos, de productos de higiene o de productos cosméticos.

Son:

- Los derivados de la lanolina. La lanolina por sí misma no es comedogénica, ni la vaselina, contrariamente a lo que se ha supuesto durante mucho tiempo.
- El escualeno.
- Los ésteres grasos sintéticos tales como el isopropilpalmitato o el miristato. Son comedogénicos si la concentración en la preparación es superior al 10%. Se encuentran principalmente en los aceites solares.
- La manteca de cacao.
- El aceite de almendra, de coco.
- El ácido oleico.

El poder comedogénico de una sustancia varía según los ingredientes a los que se asocia en una preparación. En efecto, este poder puede estar aumentado o disminuido por los otros ingredientes. Es necesario evaluar, por tanto, el poder comedogénico sobre el producto final.

Esta evaluación se realiza utilizando orejas de conejo en las que se aplica el producto tópicamente de forma repetida. Se observa la aparición o no de los comedones después de varias semanas de aplicación. Se examinan las lesiones al microscopio después de realizar una biopsia. Actualmente es cada vez más difícil realizar este tipo de estudios (protección de animales) y la experimentación en humanos supone muchos problemas. Se investiga la posibilidad de poner de manifiesto la no comedogenicidad mediante tests de aplicación iterativa en el marco de ensayos antiseborreicos.

También pueden realizarse tests de medida de la fluorescencia.

2.3.5. Consejos

Además de la prescripción médica, estos son algunos buenos consejos:

- No infligir a los comedones agresiones manuales. Utilizar, en todo caso, un tiracomedones acompañado de medidas de higiene elementales. Desinfectar después de cada presión.
- No triturar los comedones «cerrados» que explotarán inevitablemente hacia el interior, provocando fenómenos inflamatorios a nivel de la dermis.
- Desinfectar el comedón vaciado (Hexomédine transcutanée®, alcohol yodado, etc.).
- Proponer una crema hidratante para pieles normales aunque la piel esté seca a causa del tratamiento. La cantidad de sustancias grasas aportadas será, en general, suficiente.
- Proponer lociones de limpieza con azufre o que contengan antiinfecciosos del tipo de las sales de cinc, hexamidina, sulfamidas. Algunas lociones con vitaminas dan buenos resultados.
- Prestar atención a la capacidad irritante de los jabones líquidos. Son preferibles las pastillas dermatológicas o los jabones especiales.

En todo caso, el acné es una cuestión de paciencia que reclama en los casos agudos una ayuda no solamente médica, sino también psicológica.

6

Envejecimiento cutáneo

Se manifiesta principalmente por un desecamiento cutáneo. Es la primera alteración tangible del revestimiento cutáneo asociado a una pérdida de elasticidad. Por el efecto de una tracción, la piel forma un pliegue duradero y muy lentamente vuelve a su posición inicial. Al principio, solo un examen riguroso revela las arrugas incipientes y una relajación apenas perceptible. Después, este desecamiento se acentúa, dando lugar a una piel rugosa, pálida y finamente escamosa. Las arrugas, cada vez más profundas, se consolidan.

Además aparecen pequeñas patologías cutáneas. Son los angiomas seniles o puntos rojos, las verrugas seborreicas (elevaciones queratósicas oscuras), las manchas pigmentarias (hiper e hipopigmentaciones) en la cara y en el dorso de la mano, la púrpura senil...

1. Mecanismo

1.1. A nivel de la epidermis

El envejecimiento cutáneo se manifiesta:

- Por una reducción del espesor de la parte «viva» de la epidermis debido a la disminución de la capacidad de proliferación de los queratinocitos. No hay una alteración del *stratum spinosum* ni del *stratum granulosum,* las funciones de queratinización y de transformación de lípidos epidérmicos permanecen normales, sin disminución del número de los cuerpos lamelares ni de los gránulos de queratohialina.

- Por un aumento del espesor de la capa córnea en ciertas zonas. El proceso de descamación del *stratum corneum* está alterado por una disfunción de las proteinasas que provoca la desaparición de los corneosomas, y quizá por la presencia de sulfato de colesterol en exceso.
- Se observa una disminución del número de melanocitos, lo que supone una mala protección frente a la radiación actínica. Su capacidad de proliferación, ya escasa, disminuye al igual que las interacciones con los queratinocitos. Además, se reagrupan para formar los lentigos seniles o desaparecen totalmente en ciertas zonas, dando lugar a las manchas acrómicas.
- Las células de Langerhans disminuyen en número hasta el 50%, modificando así la respuesta inmunitaria en el sujeto de edad.
- Finalmente, la disminución de la secreción sebácea interviene de forma importante en el aspecto seco de la piel. Contribuye a la modificación de la composición de la capa hidrolipídica, y en consecuencia, a la variación del pH, que se vuelve más ácido, y a una menor capacidad de resistencia frente a las agresiones del ambiente y de los microorganismos. Por el contrario, puesto que la secreción sebácea disminuye, el tamaño de las glándulas aumenta, provocando en ocasiones la aparición de adenomas sebáceos.

1.2. A nivel de la unión dermoepidérmica

La unión dermoepidérmica se aplana y se produce un desdoblamiento de la *lámina densa* y pérdida de las extensiones citoplasmáticas de los queratinocitos basales en la dermis. Se observa una menor cohesión a nivel de la unión epidermis-dermis.

1.3. A nivel de la dermis

- Las modificaciones histológicas y bioquímicas son las más intensas. Los fibroblastos disminuyen en tamaño y en número. Se observa una disminución del consumo de oxígeno y una reducción del ATP intracelular que produce una alteración de la capacidad de síntesis de proteínas y una disminución neta de la capacidad migratoria de esas proteínas al interior de la célula.
- La disminución del número de macrófagos conduce a un déficit de colagenasas y de proteinasas capaces de digerir los colágenos reticulados.
- El gel de proteoglicano se modifica cualitativamente (pierde ácido hialurónico y dermatán sulfato) y cuantitativamente, conduciendo a una menor capacidad de fijación de agua.
- Las fibras de elastina disminuyen o desaparecen en la dermis papilar, pero se hipertrofian en la dermis reticular, provocando la aparición de la elastosis senil.
- Las fibras de colágeno se fragmentan y tienden a orientarse paralelamente a la superficie de la dermis papilar. Con el envejecimiento del colágeno se produce la reticulación de las moléculas, que se vuelven insolubles, menos resistentes y menos elásticas.

El conjunto de estas modificaciones conduce a la aparición de la piel senil (ver Capítulo «Tipologías cutáneas»).

2. Principios activos útiles

Dada la diversidad de las modificaciones de la estructura cutánea a todos los niveles, los productos capaces de mejorar o de ralentizar el deterioro son de naturaleza muy variada. Éstos son:

- Agentes de descamación capaces de eliminar el exceso de corneocitos acumulados.
- Estimulantes celulares que actúan sobre los fibroblastos y sobre su capacidad de síntesis.
- Reafirmantes capaces de mejorar las propiedades mecánicas de la piel.
- Tensores que consiguen hacer desaparecer momentáneamente las arrugas superficiales.
- Productos anti-edad de tipo estrogénico que se fijan a los receptores epidérmicos.
- Antirradicales y antisolares protegen la piel frente a las radiaciones actínicas.

Se distinguen los «activos» terapéuticos de los «activos» cosméticos, siendo una frontera difícil de precisar.

2.1. Principios activos terapéuticos

Forman parte de medicamentos. Encontramos fundamentalmente:

- Las cremas con estrógenos tipo Fadiamone®. Se utilizan durante el período premenopáusico y también posteriormente. Su acción es local, por lo que no modifica la tasa de estrógenos sanguíneos.
- Los geles Estrogel®, Estrodose® o los sistemas transdérmicos Estraderm®... que se aplican localmente y tienen una acción sistémica. Se utilizan después de la menopausia como tratamiento sustitutivo bajo vigilancia médica estricta.

Los estrógenos son las únicas sustancias capaces de asegurar un mantenimiento correcto de la piel gracias a que la piel presenta receptores específicos para los estrógenos, capaces de retenerlos y de liberarlos progresivamente.

Retrasan también la aparición de la osteoporosis y mantienen la elasticidad de la arterias.

2.2. Principios activos cosméticos de naturaleza proteica

Se refieren principalmente a **productos llamados biológicos**, que antiguamente eran de origen bovino, y actualmente son de origen vegetal o marino. Se incluyen en la categoría de estimulantes celulares y de tensores. Se encuentran en forma de:

► AMINOÁCIDOS

Son los elementos nutritivos de la célula. Juegan un importante papel en la capacidad tampón y en el pH de la piel. Intervienen también en el equilibrio bioquímico y enzimático de la piel. Se encuentran fundamentalmente como hidrolizados de proteínas compuestos de aminoácidos y péptidos.

► PROTEÍNAS

Tienen un poder plastificante por adsorción a la superficie de la piel y un efecto filmógeno.

► ENZIMAS

Catalizan el metabolismo celular. Actúan a nivel de la respiración celular cutánea y atrapan los radicales libres.

► COMPLEJOS

Son mezclas más o menos definidas. Están formadas por hidrolizados de proteínas asociados a extractos biológicos y sustancias diversas como vitaminas, antiinflamatorios, cicatrizantes, etc.

Las principales materias primas actualmente en el mercado son las siguientes:

2.2.1. Colágeno (Figura 16)

► ESTRUCTURA

El colágeno es una macromolécula proteica formada por 3 cadenas de aminoácidos, dispuestas en una triple hélice. Los principales aminoácidos son la prolina, la arginina y la lisina, además de la presencia de una molécula de glicina cada tres aminoácidos. Las cadenas también contienen hidroxiprolina, que es el marcador específico del colágeno.

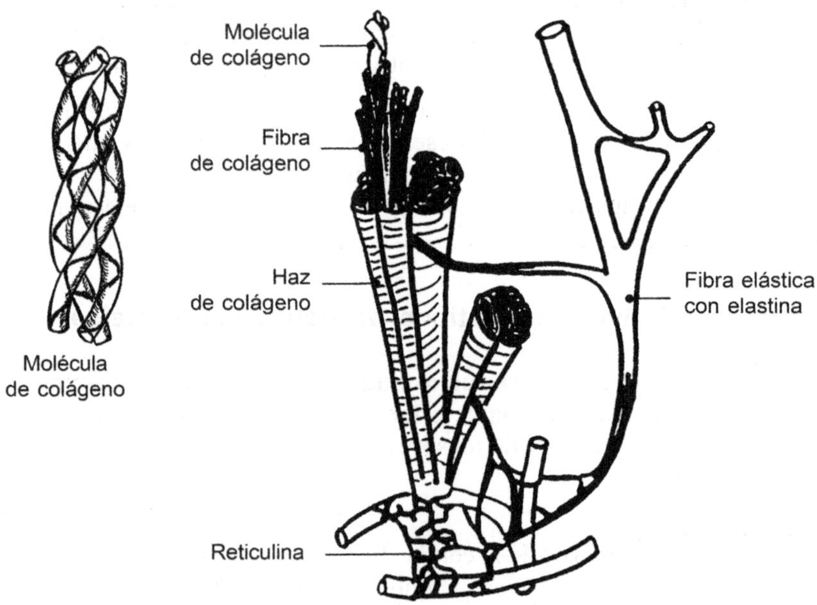

Figura 16 Organización de las fibras proteicas en la dermis.

Existen diferentes tipos de colágeno (actualmente 19 tipos).

El colágeno tipo III se encuentra en la piel fetal y en las pieles jóvenes. El colágeno tipo I es el más habitual. Se encuentra en la piel en forma más o menos reticulada. En cada tipo de tejido encontramos un tipo de colágeno diferente.

► SÍNTESIS

El colágeno se sintetiza en los fibroblastos en dos fases:

- Una **fase intrafibroblástica** en la que se forman las cadenas proteicas que se asocian entre sí. En esta fase también ocurre la hidroxilación de la lisina y de la prolina por vía enzimática, lo que da lugar a la formación del **procolágeno**. Los extremos NH_2 terminales son lineales. Una parte se cortará antes de la excreción al exterior del fibroblasto. Se obtiene entonces el **tropocolágeno de peso molecular 300.000 Da**.
- Una **fase extrafibroblástica**: las moléculas de tropocolágeno salen del fibroblasto. Se asocian entre sí para formar las fibras de colágeno.

Las moléculas de tropocolágeno tienen todavía dos partes lineales que se denominan telopéptidos. Gracias a ellos se mantiene la cohesión entre las cadenas helicoidales.

► VARIEDADES COMERCIALES DEL COLÁGENO

El colágeno que se utiliza actualmente en Europa se extrae de la piel del lenguado. El colágeno de origen americano es todavía de origen bovino.

En farmacia y en cosmética se pueden encontrar varias variedades de colágeno.

- ***Colágeno nativo o tropocolágeno integral***

Es un colágeno generalmente soluble en medio ácido que representa alrededor del 20% del colágeno soluble de la piel. El colágeno soluble en medio neutro sólo representa el 10%. Se presenta en solución en ácido acético, conservado gracias a la adición de ácido ascórbico. Es líquido, y se incorpora directamente en las emulsiones. Sólo se utiliza por vía externa (nunca en inyectables).

El marketing cosmético ha intentado durante mucho tiempo reemplazar el colágeno endógeno degradado por el colágeno integral exógeno. De ello deriva la publicidad sobre la importancia del colágeno «nativo». Además, teniendo en cuenta su elevado peso molecular, atraviesa con mucha dificultad la piel. Algunos investigadores han extendido la hipótesis de que podría penetrar gracias a la acción de colagenasas superficiales. En este caso, podría producir una cierta degradación que modificaría el colágeno nativo. Además, se conoce que cuando se inyecta se degrada sistemáticamente.

El colágeno nativo tiene fundamentalmente una acción superficial y actúa como filmógeno hidrófilo en la hidratación cutánea. Se emplea cada vez menos después de una destacable actuación de más de 20 años.

- ***Colágeno sin telopéptidos o atelocolágeno***

Se obtiene por ruptura de los telopéptidos, lo que le confiere una mayor solubilidad y un menor poder antigénico. Según su concentración, se utiliza en solución o en suspensión. Se emplea sobre todo en inyección (Zyderm®, de origen bovino).

Dada su vía de administración no se trata de un producto cosmético, sino de un medicamento utilizado por los dermatólogos para el tratamiento de las arrugas profundas del sillón nasogeniano en particular, de las arrugas de la frente o del labio superior. Tiene una función de relleno. Sin embargo, se degrada lentamente y su efecto sólo dura unos 6 meses, por lo que es necesario renovar las inyecciones. Se obtienen muy buenos resultados momentáneos.

Inconvenientes

Son las reacciones de intolerancia en ciertos sujetos, raras, pero importantes, y muy desagradables: hematomas, edema de los labios, granulomas eritemovioláceos y en ocasiones pseudoquistes. Además hay que señalar el traumatismo que provocan las micropunciones en las zonas sensibles.

Por el temor de algunas personas de contagiarse del prión de la encefalopatía espongiforme bovina, el colágeno se ha sustituido por inyecciones de sustancias no biodegradables como el dimetilsiloxano (Bioplastique®) o un gel de poliacrilamida (Formacryl®). También puede reemplazarse por productos biodegradables no proteicos como el ácido hialurónico o el ácido poliláctico (New-Fill®) sin que los efectos secundarios sean menos importantes.

- ***Colágeno insoluble***

Una parte del colágeno es insoluble incluso en las pieles jóvenes. Este colágeno se presenta en polvo. Forma parte de los hilos y de las compresas reabsorbibles utilizadas en cirugía.

- ***Hidrolizados de colágeno***

Son generalmente mezclas de composición mal definida. Según el grado de hidrólisis, se obtiene una solución de aminoácidos o una mezcla de aminoácidos y péptidos. Estos hidrolizados se han despreciado durante mucho tiempo por considerarlos colágeno degradado. Son muy empleados actualmente puesto que los aminoácidos atraviesan con bastante facilidad la barrera cutánea y pueden alcanzar la dermis donde sirven de nutriente celular. Tienen, además, un cierto poder hidratante por ser componentes del NMF y por su capacidad de atravesar la membrana de los queratinocitos.

Utilidades cosméticas del colágeno

- En forma de colágeno nativo o de hidrolizado en cremas tratantes: antiarrugas, hidratantes, filmógenos. La eficacia del colágeno está ligada a su concentración en la preparación.
- En forma de microbolas de colágeno, Collasphères®. Pueden rellenarse de principios activos frágiles a los que protegen.
- Como recubrimiento de ciertas materias primas, en particular, los pigmentos (colorantes insolubles) con lo que se modifica así el estado de superficie y su afinidad.

2.2.2. Gelatina

Procede de la desnaturalización al calor del colágeno en medio ácido o alcalino. Es un hidrolizado parcial. Este colágeno degradado guarda una cierta capacidad gelificante. La gelatina contiene los mismos aminoácidos que el colágeno.

Es un producto poco utilizado en cosmética debido a sus características organolépticas. Además, puesto que se extrae de huesos y de cartílagos de bovinos, está sometido a una reglamentación muy estricta en lo que se refiere a su modo de fabricación (hidrolizado alcalino exclusivamente). Actualmente encontramos en el mercado la gelatina farmacéutica y la gelatina alimentaria, cada una de las cuales está sometida a distintos controles con el fin de evitar la contaminación por priones.

La gelatina se ha empleado como aislante. En las emulsiones disminuye el poder irritante de ciertas sustancias activas gracias a su poder filmógeno. Es el componente fundamental de la envoltura de algunas cápsulas que se emplean como complemento alimentario.

Inconveniente: En medio acuoso, la conservación de las formulaciones que lo contienen es difícil, puesto que constituye un excelente medio de cultivo para los microorganismos.

2.2.3. Elastina

▶ NATURALEZA

Es una proteína helicoidal sintetizada por los fibroblastos al mismo tiempo que el colágeno y según el mismo proceso; formación en un primer tiempo de proelastina, que se transforma posteriormente en tropoelastina antes de su excreción.

La dermis solo contiene un 4% de elastina frente a un 70% de colágeno.

La elastina se combina con los glicopéptidos para formar la fibra de elastina.

▶ COMPOSICIÓN

Encontramos poca cantidad de hidroxiprolina y nada de hidroxilisina. Contiene aminoácidos trazadores de la elastina, como la desmosina y la isodesmosina, aminoácidos aromáticos que confieren a la elastina sus propiedades mecánicas.

▶ OBTENCIÓN

Se obtiene a partir de las aortas o de los ligamentos de bovinos después de la eliminación de la grasa. Parece que actualmente se puede obtener elastina de origen marino (Kyrn®).

Es insoluble en su estado integral (el colágeno es en parte soluble). Se solubiliza por hidrólisis.

Existen diferentes métodos de hidrólisis:

- El calor en medio alcalino o ácido conduce a una hidrólisis intensa.
- La hidrólisis enzimática (tripsina + colagenasa) provoca también una hidrólisis intensa.
- Los ciclos repetidos de autoclave en presencia de agua conducen a una hidrólisis parcial y a la obtención de la hemielastina, menos degradada.

La elastina es muy resistente a los enzimas. Se escinde por la acción de las elastasas de origen pancreático y fibroblástico. La elastasa fibroblástica se utiliza para destruir la elastina reticulada. Degrada, por tanto, la elastina anormal. Las elastasas fibroblásticas no son activas sobre la elastina joven.

▶ PROPIEDADES

En los productos cosméticos sólo se utiliza la elastina hidrolizada. Si está poco degradada, tiene propiedades filmógenas e hidratantes.
Si está muy degradada, sus aminoácidos tienen propiedades anti-arrugas.

2.2.4. Proteoglicanos

Están formados por una proteína portadora sobre la que se fijan los glicosaminoglicanos (GAG).
Los GAG son poliósidos aminados y sulfatados con la excepción del ácido hialurónico, que no está sulfatado.
Los principales GAG son:

- Ácido hialurónico
- Condroitín sulfato
- Dermatán sulfato
- Queratán sulfato
- Heparán sulfato

Los proteoglicanos son poco utilizados pero se extraen para la obtención de los GAG.

2.2.5. Lipoproteínas

▶ NATURALEZA

Son moléculas de síntesis estudiadas y puestas a punto por Jean Morelle en 1967, mediante la combinación de un ácido graso e hidrolizados de proteína.

$$CH_3—(CH_2)—CO—\uparrow—NH—\underset{\displaystyle COOH}{\underset{|}{CH}}—R$$

Ácido graso (lipófilo)

Aminoácido (hidrófilo)

Son, por tanto, **lipoaminoácidos**. Su estructura recuerda a la de las membranas celulares. La función carboxílica asegura:

- El mantenimiento de la acidez cutánea.
- Una protección frente a los microorganismos gracias a su acción bacteriostática y fungistática.

Podemos encontrar diferentes asociaciones:

- Lípidos-proteínas (+ de 20 aminoácidos).
- Lípidos-péptidos (de 2 a 10 aminoácidos).
- Lípidos-aminoácidos (1 aminoácido concreto).

por orden creciente de acidez del compuesto. Se considera la relación: función ácida/MM.

► PROPIEDADES BIOLÓGICAS

Dependen:

- Del aminoácido. Por ejemplo, hidroxiprolina, prolina, cistina
- Del ácido graso. Por ejemplo, ácido caprílico (bactericida), ácido undecilénico (fungicida).

► PROPIEDADES GENERALES

Los lipoaminoácidos:
- Participan en el mantenimiento de la acidez cutánea.
- Están dotados de una buena capacidad de penetración cutánea, puesto que son moléculas anfifílicas.
- Se les atribuye una cierta capacidad de asociación a las membranas celulares.
- Actúan sobre la biosíntesis de las proteínas.
- Inhiben la síntesis de las poliaminas.

► PROPIEDADES ESPECÍFICAS DE CIERTOS LIPOAMINOÁCIDOS

- Los derivados del ácido undecilénico presentan una actividad antimicrobiana, antiinflamatoria.
- Numerosos lipoaminoácidos actúan amplificando la respiración celular por aumento del metabolismo celular. Este es el caso de todos los lipoaminoácidos hidrosolubles, es decir, hasta C4 como máximo. Son las sustancias activas utilizadas en cosmética como estimulantes celulares pero presentan un inconveniente molesto: su mal olor.
- Los lipoaminoácidos hidrosolubles tienen una actividad antielastásica.
- La dipalmitoilhidroxiprolina (DPHP) actúa sobre la elasticidad cutánea.
- El compuesto en C8 se utiliza para las pieles de tendencia acneica.
- El ácido graso en C8 + colágeno + aluminio constituye un compuesto insoluble (C_8CoAl) utilizado como antitranspirante.

Los lipoaminoácidos son productos caros, puesto que se obtienen mediante una técnica delicada. Además, algunos tienen características organolépticas desagradables. Se utilizan por tanto, en pequeñas cantidades.

Se encuentran el los champús en forma de sales. En este caso, tienen propiedades anfifílicas y se comportan como detergentes blandos de tipo aniónico. Se utilizan como detergentes en los productos para los ojos y en los productos para bebés.

Su empleo se desarrolla lentamente.

2.2.6. Proteínas

Se ha utilizado durante mucho tiempo como producto **tensor** la seroalbúmina bovina (SAB) procedente del suero de vaca, del que se obtiene por secado una película elástica que borra momentáneamente las arrugas superficiales y consigue un alisamiento de la superficie cutánea. Los productos que contiene tienen una eficacia muy temporal. Además se han ido abandonando progresivamente todas las sustancias procedentes de bovinos y de ovinos, y se han ido sustituyendo por «sueros» tensores y reafirmantes a base de proteínas vegetales. Son con frecuencia proteínas de trigo o de cereales diversos, en ocasiones de leguminosas.

Los tensores no proteicos, como los astringentes tanínicos, no se recomiendan para pieles envejecidas y ya secas, debido a su capacidad de disminuir todavía más la producción de sebo por reducción de la luz de los folículos pilosebáceos.

2.2.7. *Enzimas*

Se utilizan principalmente para acelerar la descamación mediante un peeling suave. En este sentido, compiten con los AHA. Actúan directamente sobre los corneosomas haciendo más frágil su estructura proteica. Las porteasas se obtienen por biotecnología o bien son de origen vegetal, como la papaína o la bromelina. Los progresos conseguidos en este campo permiten separar los enzimas de la fase acuosa. Así pueden incluirse en sistemas particulares que los protegen hasta su utilización.

2.3. Principios activos cosméticos de naturaleza no proteica

2.3.1. *Ácido hialurónico*

Sustancia activa mucho más reciente que el colágeno y la elastina, es un biopolímero de peso molecular elevado y variable. Se utiliza generalmente en su forma de sal sódica.

► OBTENCIÓN

Se extrae de las crestas del gallo. Se necesitan cinco kilogramos de crestas de gallo para obtener de 5 a 8 g de ácido hialurónico, lo que explica su elevado coste.

Se puede obtener por biotecnología a partir de estreptococos.

► PROPIEDADES

- Filmógeno hidrófilo no oclusivo.
- Aislante térmico.
- Lubricante utilizado en inyectables en las tendinitis (terapéutica veterinaria).
- Modificador de la textura. Mejora el aspecto y la presentación del producto.
- También es un material utilizado para rellenar las arrugas por inyección, igual que las practicadas con el colágeno. Puede además asociarse a un hidrogel acrílico.
- Es un producto muy caro, utilizado en pequeñas cantidades. Una solución al 0,5% es suficientemente viscosa, lo que justifica sus destacables efectos tecnológicos.

2.3.2. *Quitosán*

► NATURALEZA

Es un derivado de la quitina, polisacárido parecido a la celulosa en el que ciertos grupos –OH se han sustituido por un grupo aminoacetilo $–NH–XO–CH_3$.

La quitina tiene una estructura cristalina en forma de red. Es un polímero muy resistente que forma parte del caparazón de los crustáceos o la envoltura de los insectos.

El quitosán se obtiene por desacetilación de la quitina. El quitosán es una quitina desacetilada al 65%. De hecho, es una mezcla de polímeros con diferentes grados de desacetilación, y los dos términos quitina y quitosán se confunden a menudo, puesto que la quitina es totalmente insoluble y no puede ser utilizada como tal en una formulación.

► OBTENCIÓN

El quitosán se obtiene según el esquema siguiente:

Caparazones de crustáceos

⇓ NaOH 100°C 1 hora

Desproteinización (proteínas hidrolizadas)

⇓ HCl N 25°C

Desmineralización (eliminación de $CaCo_3$)

⇓ NaOH 50% 150°C 15 minutos

Desacetilación

Lavado, secado ⇒ Polvo

► PROPIEDADES

- Soluble en medio ácido, confiere a las soluciones cierta viscosidad. Se asemeja por ello al ácido hialurónico.
- Presenta propiedades de inocuidad y de biodegradabilidad.
- Se utiliza como gelificante, como filmógeno hidratante.
- Es un cicatrizante por su acción en la superficie, y sustituto de la queratina por su carácter catiónico.

Después de la evaporación se obtiene una película muy elástica, muy extensible.

Se utiliza solo o asociado a otras moléculas biológicas de las que puede modificar sus propiedades mecánicas.

El quitosán es un producto muy atractivo. Es menos caro que el ácido hialurónico y se encuentra por el momento libre de contaminaciones virales. Sin embargo, plantea problemas tecnológicos de incompatibilidad debido a sus características catiónicas, que son responsables de un cierto número de reacciones alérgicas.

2.3.3. ADN

Se obtiene a partir de la lechecilla de pescado.

Sus propiedades no están bien definidas, poco destacables y muy en competencia con otros productos existentes.

No se conoce su metabolismo a nivel de la piel.

El ADN de origen vegetal se obtendría a partir de *Saccharomyces*.

2.3.4. Antirradicales y antisolares

Ver Capítulo 10, «Pigmentación y productos solares», Párrafo 6.3.

2.3.5. Fitoestrógenos

Son los fitoesteroles presentes en algunos vegetales.

Los más comunes son los fitoesteroles del lúpulo y del ginseng, pero posteriormente se ha desarrollado la utilización de isoflavonas de soja, en este caso, genisteína y daidzeína. También se han propuesto como complementos alimentarios en forma de cápsula, teniendo en esta forma mayor eficacia. En aplicación tópica tienen la pretensión de sustituir las cremas terapéuticas a base de estrógenos, cuyo empleo está prohibido en cosmética.

Existen estudios actualmente en curso para definir la proporción de sustancia susceptible de atravesar la barrera cutánea y de reabsorberse, alcanzando así la circulación general con el consiguiente riesgo de provocar un efecto sistémico. Si esta proporción es suficiente y se demuestra su eficacia, estas sustancias pasarían probablemente al ámbito de la terapéutica.

2.3.6. α-Hidroxiácidos

Son los agentes de descamación más frecuentemente propuestos. Aseguran una descamación suave y no son irritantes a concentraciones inferiores al 5%. El más activo sin lugar a dudas, es el ácido glicólico, pero los famosos ácidos de frutas (ácido málico, ácido cítrico, ácido tartárico) están también presentes en numerosas formulaciones cosméticas. Son capaces de disociar los corneocitos actuando en la estructura de los corneosomas y modificando la estructura de las capas lamelares de cemento lipídico intercelular.

El ácido salicílico es un queratolítico demasiado agresivo para las pieles envejecidas.

2.3.7. Retinoides

No forman parte del grupo de las sustancias activas en cosmética. Son moléculas terapéuticas principalmente destinadas al tratamiento del acné. Tienen la propiedad de disociar las células córneas, de introducirse bastante profundamente en el interior de la dermis y, debido a su agresividad, de estimular la síntesis fibroblástica de colágeno y elastina. El ácido retinoico es el más característico pero el más irritante. Se sustituye frecuentemente por retinol (vitamina A) o por retinal. Estas sustancias activas son de muy difícil conservación, se oxidan con mucha facilidad coloreando las emulsiones de marrón claro, por lo que en los productos que los contienen deberá aparecer imperativamente una fecha de caducidad.

2.3.8. Ácido ursólico

Se estabiliza en forma de liposomas (Ursolisome®), utilizado como antiarrugas. Su eficacia se ha probado después de la aplicación durante 56 días de una crema al 3%.

2.3.9. Sales del ácido agárico

Se considera que presentan una actividad antiglicación, es decir, impiden las uniones entre las extremidades aminadas de las proteínas y los grupos aldehídicos de azúcares en exceso presentes en los tejidos, según las reacciones de Maillard. Impiden así los fenómenos de reticulación de las proteínas.

7

Tipologías cutáneas

Tradicionalmente los tipos de piel se han clasificado en pieles grasas, pieles secas, pieles mixtas, pieles normales. Actualmente, aunque esta clasificación se mantiene en vigor, está siendo cuestionada, y se prefiere destacar otros factores, como el sexo, la edad, la reactividad, la pigmentación.

1. Piel seca

Se refiere no solamente a la cara sino también a los miembros e incluso al conjunto del cuerpo.

El vocabulario utilizado para designarla requiere algunas precisiones, puesto que puede llevar a confusión. El término **piel seca** es el que se utiliza en el lenguaje corriente, mientras que **xerosis** designa la piel seca en lenguaje médico.

El término **ictiosis** designa una piel muy seca, escamosa en grandes superficies, difícil de tratar, patológica y que corresponde a una dermatosis caracterizada por un déficit genético de síntesis de profilagrina.

La **psoriasis** se caracteriza por una sequedad cutánea acompañada de un engrosamiento de la capa córnea por acumulación de células anormales que han conservado el núcleo. El proceso de queratinización está alterado. La permeabilidad cutánea está considerablemente aumentada. Se trata evidentemente de una dermatosis diferente del estado de simple xerosis.

1.1. Características

La piel seca es con frecuencia fina, áspera, rugosa, descamada, marcada por las arrugas. Estos fenómenos se acentúan a la intemperie.

Se debe a una alteración de la cohesión entre los corneocitos que conduce a un aumento de la pérdida de agua. También se puede observar una alteración en los constituyentes de los lípidos epidérmicos y una deficiencia de los factores higroscópicos naturales.

La piel seca se generaliza con la edad. Todos los ancianos tienen la piel seca. Es una piel frágil, irritable pero no particularmente sensible a las reacciones alérgicas.

Es la causa de la aparición de molestias cutáneas bien conocidas y temidas: las grietas. Cuando la superficie de la piel se deseca, en un primer tiempo se descama y después se cuartea, dando lugar a la aparición de verdaderas heridas susceptibles de sangrar, que son particularmente dolorosas puesto que afectan prioritariamente a las extremidades más sensibles: dedos, orejas y labios.

1.2. Reconocimiento de la piel seca

Una piel seca se reconoce:

- por el aspecto, al tacto;
- con un papel fino apoyado en la frente o en las mejillas. Se observa si se empapa o no de sebo;
- por la utilización de un «*skin analyser*», aparato poco costoso que mide la hidratación de la piel evaluando la conductancia cutánea (que aumenta en presencia de agua) y la cantidad de sebo excretado por impregnación de una cinta de material plástico opaco, que se vuelve transparente en presencia de sustancias grasas. Permite cuantificar los lípidos excretados evaluando la cantidad de luz incidente transmitida a través de la cinta (sebómetro).

1.3. Causas de la piel seca

La sequedad de la piel puede ser debida:

- a una predisposición genética;
- a exposiciones solares demasiado frecuentes y demasiado prolongadas;
- a factores ambientales: frío, viento, calor extremo;
- al envejecimiento;
- a un antecedente de eczema atópico;
- a una verdadera dermatosis.

1.4. Consejos

- Evitar el agua calcárea.
- Evitar los jabones demasiado alcalinos y los baños espumosos demasiado detergentes.
- Evitar las lociones tónicas acuosas o hidroalcohólicas, preferir las leches emulsionadas.
- Elegir un jabón de leche de avena.
- Aconsejar aceites de baño. Pueden ser utilizados bien en el agua de baño, bien en fricción sobre un guante de baño, pudiendo eliminar el exceso con un poco de agua.

- Se puede añadir polvo de avena coloidal al agua del baño para ablandar la piel del lactante afectado de eczema atópico.
- Utilizar emulsiones hidratantes, a base de glicerol y de la tríada: ácidos grasos poliinsaturados + colesterol + ceramidas.
- Para las pieles secas en atmósferas muy desecantes (mar o alta montaña), aconsejar una emulsión A/O con protección y efecto antideshidratante.

1.5. Contenido de diferentes productos del mercado

– Argane®	Aceite de argán
– Atrix®	Crema hidratante con siliconas
– Effadiane®	Manteca de karité (insaponificables)
– Agua de avena® (Galenic)	Contiene urea, al igual que Lierac® y Kefrane®
– Hydrabio®	Emulsión muy rica en «activos» diversos
– Ictyane®	Vaselina y glicerina
– Xeroderme®	Manteca de karité, urea, glicerina

Alantoína, azuleno, bisabolol tienen un efecto antiinflamatorio.

La vitamina F (ácido linoleico) es antideshidratante.

Las vitaminas A y E son cicatrizantes y antirradicales. Son particularmente aconsejadas para el tratamiento de las grietas (Avibon®, Fletagex®, Mitosyl®, Dermophyl indien®...).

Para los labios se recomienda una aplicación regular de Céralip®, Photerpès®, Vitalèvres®...

Ejemplo de formulación

Aqua QS p	100 g
Cetearyl glucoside	5 g
Jojoba oil	5 g
Macadamia oil	5 g
Sweet almond oil	5 g
Squalane	5 g
Acetate D-alpha tocopherol	0,5 g
Metyl paraben	0,15 g
Sodium methyl paraben	0,15 g
Fragancia	0,3 g

2. *Piel grasa*

Afecta fundamentalmente a la cara y el cuero cabelludo, pero también a la parte alta de la espalda y el torso. Puede favorecer un cierto número de dermatosis, como el acné, la dermatitis seborreica, la calvicie, los estados peliculares. Hablamos entonces de piel seborreica.

2.1. Características

Se caracteriza principalmente por su aspecto brillante, de poros dilatados. Es gruesa y resistente, poco frágil y poco irritable.

No presenta arrugas finas, pero al perder su elasticidad a lo largo del envejecimiento, aparecen arrugas profundas. Presenta con frecuencia comedones, debidos al exceso de secreción de sebo.

La causa de la piel grasa es una hipersecreción sebácea. Se desarrolla principalmente en el momento de la pubertad pero puede permanecer durante la edad adulta. La secreción sebácea está sometida a una regulación hormonal pero puede estar acentuada por fenómenos irritativos.

2.2. Reconocimiento de la piel grasa

Al igual que para la piel seca, se puede utilizar un papel absorbente opaco que se vuelve transparente en presencia de sustancias grasas o «sebotapas», una clase de tiras absorbentes que fijan el sebo secretado que se cuantifican por análisis de imagen.

El «sebómetro» es un aparato compuesto de un cartucho provisto de una cinta de plástico opaco que se vuelve transparente en presencia de sustancias grasas. El cartucho se coloca en un lector óptico que mide la cantidad de luz transmitida.

2.3. Consejos

- Evitar los jabones demasiado alcalinos. Usar preferentemente las pastillas dermatológicas.
- Evitar el desengrasado agresivo con disolventes (alcohol, alcohol-éter).
- Utilizar eventualmente jabones líquidos, sin laurilsulfato de sodio que resulta muy decapante. Estos jabones líquidos deberían tener una fórmula idéntica a la de los jabones suaves.
- Utilizar emulsiones fluidas, eventualmente detergentes porque contienen un tensioactivo suave (lipoaminoácido, anfótero betaínico, anfótero imidazolínico).
- Aconsejar productos azufrados a base de azufre orgánico, más activo y menos irritante que el azufre mineral (S-carboximetilcisteína) o productos con extractos de crucíferas.
- También se pueden utilizar otros extractos vegetales:
  - Extracto de caléndula, antiirritante, que se puede asociar a la alantoína.
  - Tónicos y astringentes, hamamelis, taninos, escina, extracto de castaña de Indias, etc.
- Se pueden aconsejar productos ligeramente antisépticos puesto que las pieles grasas tienen tendencia a desarrollar una flora saprofita abundante.

3. *Piel mixta*

Las pieles llamadas **normales** son pieles mixtas, ligeramente más grasas en la zona media, ligeramente más secas en las zonas laterales. Sólo se puede hablar de verdadera piel mixta cuando las diferencias entre estas dos partes de la cara son muy marcadas.

4. Piel senil

4.1. Características

Se caracteriza por:

- Una atrofia de la epidermis viva que se traduce en un adelgazamiento de la piel.
- Por el contrario, un engrosamiento de la capa córnea en ciertas zonas por defecto en la descamación.
- Una apariencia áspera por disminución de la secreción sebácea y una modificación de la sustancia fundamental responsable de la hidratación cutánea.
- Una apariencia floja, distendida, sin elasticidad.

Esta piel es sensible al sol. Se pigmenta mal y de forma heterogénea.

Presenta una menor resistencia a las agresiones exteriores, es una piel muy sensible.

No es particularmente sensible a las alergias, puesto que se observa una disminución del número de células de Langerhans. Pero puede producirse una sumación de las agresiones recibidas a lo largo de la vida, por lo que las pieles envejecidas pueden desarrollar sensibilizaciones adquiridas que se manifiestan tardíamente.

Es la base de diversas imperfecciones cutáneas que pueden también manifestarse en los adultos más jóvenes pero que aumentan con la edad (queratosis, verrugas seborreicas, angiomas estelares, etc.) (ver Capítulo «Imperfecciones cutáneas y dermatosis banales»).

Además de una sequedad cutánea intensa aparecen, sobre todo en invierno, grietas particularmente dolorosas.

Las partes córneas tienen tendencia a engrosarse (talones, codos, rodillas) por lo que es frecuente tener que recurrir a diversos productos reblandecedores o a la abrasión mecánica y a las cremas podológicas.

4.2. Causas del envejecimiento cutáneo

Hay dos factores importantes que influyen en el envejecimiento cutáneo:

- **La herencia**.
- **La exposición al sol**, que acelera los procesos biológicos de degradación puesto que genera radicales libres que inducen esta degradación (ver Capítulo «Envejecimiento cutáneo»).

4.3. Consejos

Son sobre todo consejos de sentido común.

- Es necesario luchar contra la desecación de la piel. Los consejos que hay que dar son aquellos que se refieren a la piel seca o muy seca.

- También es necesario proteger la piel de la exposición solar. Proponer productos antisolares de índice de protección elevado. El sol acentúa la aparición de manchas pigmentarias.
- Aconsejar productos reblandecedores para eliminar los defectos en la descamación, principalmente en las partes córneas.
- Las cremas que contienen vitamina A (retinol) y E serán tan beneficiosas como las que contienen retinal.
- Los defectos en la pigmentación se atenúan con cremas que contienen ácido kójico o productos enmascarantes en las zonas hiperpigmentadas.
- Desconfiar de las cremas con ácido retinoico, que pueden ser muy irritantes para esta piel muy sensible. Las cremas con α-hidroxiácidos tienen el riesgo de poder ser mal toleradas. Sólo se aconsejan a concentraciones inferiores al 5%.
- Se puede llegar a alisar las arrugas superficiales utilizando algunos productos que tienen efecto tensor, filmógeno y astringente. No se deben utilizar de forma muy continuada por su efecto desecante.

Existen aparatos que estimulan eléctricamente la dermis. Se presentan en forma de bolígrafo que se desplaza a lo largo de las arrugas profundas. Los impulsos eléctricos estimulan los fibroblastos que responden con una síntesis mejorada de proteínas de sostén (ridopuntura).

La lucha contra el envejecimiento cutáneo debe comenzar tempranamente con medidas de prevención. Una arruga constituida es difícil de recuperar. A partir de un cierto grado, ningún producto es eficaz. Sólo la cirugía estética puede aportar una mejoría.

Atención, existe en el ámbito del tratamiento de las arrugas mucho charlatanismo...

5. *Piel reactiva o sensible*

Se ha calificado de «dermatosis invisible». Es la causa de numerosas quejas por parte de mujeres de las que el 50 al 60% consideran que tienen una piel sensible o reactiva a los productos cosméticos.

5.1. Características

Es una piel fina, más bien seca, extremadamente reactiva (incluso el agua se tolera mal), irritable.

Es a menudo sensible a las alergias y se caracteriza por sensaciones de tirantez, de picor con aparición de enrojecimiento frecuente. En resumen: «no soporta nada».

5.2. Causas

Se parece a un problema de la permeabilidad cutánea asociado a alteraciones circulatorias. La función barrera de la piel estará alterada, siendo más sensible a los estímulos externos. Las neuronas sensoriales estarán activas y se observa una liberación de mediadores inflamatorios.

Pueden existir antecedentes de dermatosis identificada o ignorada, aunque en la mayoría de los casos no existen antecedentes.

Los factores que favorecen su aparición son numerosos:

- El medio ambiente, es decir: el frío, el calor, la contaminación, las variaciones de temperatura.
- El estilo de vida, las emociones, el estrés, el consumo de alcohol y de comidas especiadas.
- La utilización de diversos productos de limpieza.
- La profesión, que puede exponer a detergentes, disolventes, a objetos rugosos.
- La edad. Los niños son más sensibles que los adultos.
- El sexo. Las mujeres tienen generalmente la piel más sensible que los hombres.
- Los factores hormonales. La intensidad de expresión de la piel sensible varía en función del ciclo menstrual.

Por el contrario, los tipos de piel y la carnación no intervienen de forma preponderante.

5.3. Consejos

Incluyen, en parte, los consejos que se refieren a la piel seca.

- Evitar los jabones alcalinos y el agua calcárea.
- Evitar lociones y geles hidroalcohólicos.
- Evitar los detergentes y los tensioactivos en general.
- No utilizar aceites esenciales.
- Desconfiar de los extractos vegetales y biológicos.
- Evitar en la medida de lo posible todos los productos complejos.

Utilizar:

- Emulsiones de formulación simple, A/O ligeras o O/A fluidas con pH 6-6,5.
- Emolientes.
- Aguas desmineralizadas o algunas aguas termales.

El etiquetado completo con todos los ingredientes cosméticos contenidos en una formulación permite identificar más fácilmente los elementos mal tolerados.

6. Pieles negras

Las pieles negras no son sensiblemente diferentes de las pieles blancas, a excepción de la pigmentación. Sin embargo, hay algunos elementos específicos que las diferencian, gracias a los cuales están perfectamente adaptadas a los climas cálidos y húmedos, y se vuelven inconvenientes en climas más fríos y secos.

6.1. Características

- El espesor de la epidermis es idéntica a la de la piel blanca, pero la capa córnea presenta 20 capas celulares en lugar de 16. Por tanto es más compacta y más sólida, lo que se ha podido confundir con una capa córnea más gruesa.

- Paradójicamente, la descamación es 2,5 veces más importante. Se produce en forma de pequeñas láminas grises. Esta descamación particular confiere un aspecto polvoriento a la piel, que no se compensa por la sudoración naturalmente abundante en los climas cálidos.
- La epidermis estará relativamente menos hidratada.
- El contenido lipídico intercelular es superior en un 15% al de la piel blanca
- Las glándulas sebáceas no son más numerosas ni más voluminosas que la de las pieles blancas. No se encuentra ninguna diferencia significativa en la producción sebácea entre blancos y negros.
- Las glándulas sudoríparas no son más numerosas en los negros que en los blancos. Si secretan más cantidad es por una adaptación al clima y no por una característica genética.
- El pH cutáneo es un poco más ácido (4,8 a 5,2) que en las pieles blancas.
- La única diferencia importante reside en la pigmentación. Cada tipo de piel tiene el mismo número de melanocitos, pero los melanosomas no son iguales. En los blancos los melanocitos son pequeños (400 nm), reunidos en grupos en el interior de los queratinocitos y se degradan en las capas superiores de la epidermis. En los negros, los melanosomas son dos veces más gruesos (800 nm) y están dispersos en el citoplasma de los queratinocitos. No se degradan y llegan intactos a la capa córnea.

6.2. Desarreglos estéticos y patológicos

Las pieles negras tienen tendencia a la **hiperqueratosis** que se manifiesta por una descamación blanca que se aprecia con frecuencia.

Desarrollan con facilidad **cicatrices queloides** a la mínima lesión.

Están sujetas a desórdenes de la pigmentación que aparecen bien en forma de manchas acrómicas con la edad, bien como **manchas** o zonas hiperpigmentadas al menor arañazo en los miembros o en la cara. La pigmentación natural no es, por tanto, uniforme, con zonas oscuras en líneas en la frente, en banda en los pómulos y alrededor de la boca. Las zonas claras se sitúan en la base del cuero cabelludo, por encima de las cejas.

La sudoración está aumentada debida a los cambios de temperatura, especialmente en invierno en occidente.

La frente de los adolescentes posee un número más elevado de *Propionibacterium acnes* que favorece la infección de los comedones.

La **xerosis** está favorecida por el enlentecimiento de la descamación epidérmica en clima templado, por el uso de agua demasiado mineralizada, por un mal secado, por el empleo de leches demasiado poco grasas por el temor a «brillar».

La **queratosis pilar** es frecuente en las piernas, los muslos, la espalda y el tórax.

El **acné** es una consecuencia de la obstrucción de los poros por las células no descamadas en los países templados, mientras que es más rara en los países cálidos. Se desarrolla en la prepubertad y se mantiene durante toda la edad adulta.

Los **eczemas** afectan al 30% de los individuos de raza negra en los climas templados; son, por sí mismos, una consecuencia de la xerosis. Se distinguen eczemas ortoérgicos en los adultos, y eczemas atópicos en los niños. Los eczemas alérgicos de contacto en el adulto están muy disminuidos cuando se evitan objetos de bisutería, perfumes y algunos cosméticos.

La hiperreceptividad a los andrógenos conlleva un aumento de la secreción sebácea y por tanto del **brillo**. Además, la reacción a una xerosis pronunciada es una hipersecreción sebácea.

Las **estrías** se desarrollan en muchas mujeres en el embarazo, pero también en hombres demasiado obesos o musculosos. Tienen generalmente relieve y están hipopigmentadas.

Muchas pieles se deterioran por la utilización de despigmentantes, como la hidroquinona, o los corticoides, obtenidos ilegalmente, que conducen a un síndrome de Cushing.

En resumen, la piel negra natural sana o ligeramente patológica es una piel muy frágil.

6.3. Consejos

- La piel negra debe limpiarse convenientemente con desmaquillantes suficientemente emulgentes, que contengan eventualmente un detergente suave de tipo lipoaminoácido. El desmaquillado debe ser cuidadoso y completo, seguido de un lavado con agua desmineralizada y de un secado total. Hay que tener precaución con los jabones en pastilla demasiado irritantes y con los jabones líquidos demasiado decapantes. Utilizar pastillas dermatológicas (Ictyane®).
- Aconsejar un producto reblandecedor que contenga polietileno asociado a alfahidroxiácidos, para aplicar todas las noches o tres veces por semana como mínimo (gama Exfoliac® gama Hyfac Plus®, Soin exfoliant Lierac®).
- Para disminuir la xerosis, son indispensables los productos hidratantes, de cualquier tipo. No hace falta aumentar la cohesión de los corneocitos ni el brillo de la piel. Utilizar cremas con manteca de karité, aceite de palma en presencia de gelificantes de tipo goma xanthan. Evitar una proporción demasiado fuerte de glicerina en concreto, puesto que el producto debe utilizarse en atmósfera seca. Las especialidades siguientes se consideran apropiadas:
  - Antherpos® ceralip, labios y cara contienen un 10% de manteca de karité.
  - Ictyane® leche corporal hidratante (la crema contiene un 15% de glicerina).
  - Suppléance® a base de manteca de karité asociada a glicerina (5%).
  - Topialyse® SVR contiene un hidratante (ácido pirrolidoncarboxílico), enoxolona y manteca de karité.
  - Xeramance® contiene ácidos linoleico y linolénico, colesterol y ceramidas, asociadas a manteca de karité y glicerina (5%).
- Los fondos de tinte son apreciados para disimular las irregularidades de la pigmentación. Aconsejar productos a ser posible mates y no desecantes en forma de leches fluidas o cremas. Son particularmente convenientes algunos fondos de tinte cuya base es una emulsión A/O.
- Los productos contra el acné no deben ser irritantes. Conviene utilizar preferentemente productos con gluconato de cinc que contengan sustancias grasas no comedogénicas (Boréade EM® con un 10% de AHA, Cleanance Avène® seborregulador y mate, Lysanel® tricinc con pirrolidoncarboxilato (pidolato), lactato, gluconato de cinc y pirrolidoncarboxilato de cobre).
- Las despigmentaciones son muy solicitadas. Las cremas clarificadoras deben estar de acuerdo con la legislación y servir para unificar el color.

- Aconsejar productos antisolares que contengan obligatoriamente protección UV A pero sin pantallas minerales que, aunque estén en forma de polvos ultrafinos, dejan una sombra blanca en la piel.
- Para luchar contra la hiperqueratosis y las queratosis pilares aconsejar: Regelix 28® a base de lactato de amonio, de ácido salicílico y de pidolato de cinc (Zéniac®), a base de AHA, de ácido salicílico y de gluconato de cinc.

7. *Pieles asiáticas*

Las pieles asiáticas llamadas «amarillas» se diferencian de las pieles blancas esencialmente en la pigmentación, que es verdaderamente marcada. Pero las pieles japonesas en particular son muy claras, muy similares a las pieles blancas de las que sólo se diferencian en un par de aspectos muy concretos. Las preocupaciones principales de los consumidores japoneses en cuanto a su piel son las manchas hiperpigmentadas, las arrugas y el acné.

7.1. Características

- El espesor del *stratum corneum* de la piel de los asiáticos está comprendido entre la de los caucásicos y la de los negroides.
- La pérdida insensible de agua es inferior a la de los caucásicos.
- La secreción sebácea es también inferior a la de las pieles blancas.
- Las manchas hiperpigmentadas son una de las características más importantes de las pieles japonesas. Estas manchas se desarrollan muy pronto, en la cara particularmente, y se consideran muy antiestéticas. Se ha constatado, además, que el estado de hidratación de la piel está ligeramente aumentado en caso de hiperpigmentación.
- El fenómeno de oscurecimiento de la piel se desarrolla alrededor de los ojos, de la boca, entre los 20 y los 30 años.
- Los japoneses tienen una piel sensible, pero las manchas no aparecen obligatoriamente en caso de eczema atópico; por el contrario, se constata después de algunos años un aumento de los eczemas debido a la atmósfera contenida de las habitaciones modernas, demasiado aisladas, y a las emanaciones de formol procedentes de resinas y de colas utilizadas para la decoloración.

7.2. Consejos

Son muy parecidos a los que se pueden dar para las pieles blancas en las diferentes edades de la vida, con el consejo añadido de la utilización de despigmentantes autorizados. La legislación japonesa en este tema es similar a la legislación europea, y no suceden en Japón las desviaciones que ocurren en África.

Con el fin de potenciar la acción de estos despigmentantes, será necesario aconsejar un producto antisolar con un alto índice de protección (ver Capítulo «Pigmentación y productos solares»).

8. *Piel masculina*

Los estudios que se llevan a cabo sobre la superficie cutánea raramente tienen en cuenta el sexo, mientras que acostumbran a destacar otros aspectos como la edad o la raza. De hecho, las diferencias estructurales son mínimas, y únicamente se refieren al espesor de la piel, un poco más gruesa en los hombres, al número de glándulas sebáceas, más numerosas y más voluminosas que en las mujeres, y a la pilosidad. Las diferencias más manifiestas se deben, a partir de la pubertad, a la secreción importante de testosterona que afecta más a las funciones de la piel que a su estructura. Se manifiesta principalmente en el funcionamiento de las glándulas sebáceas, directamente dependientes de la secreción de testosterona, en la pilosidad desarrollada de forma diferente en el hombre que en la mujer, y en la secreción de las glándulas sudoríparas apocrinas, más olorosa en el hombre.

8.1. Características

- La piel masculina es generalmente más gruesa y más grasa.
- Parece que la hidratación es más regular, puesto que las pieles secas son raras en el hombre.
- En general, no es especialmente sensible, y tolera productos de pH elevado y traumatismos mecánicos debidos al afeitado.
- Por el contrario, los fenómenos de intolerancia se desarrollan de la misma forma en el hombre y en la mujer.
- El envejecimiento de la piel masculina es más parecido al de las pieles grasas en la mujer; las arrugas aparecen más tardíamente y son de naturaleza más profunda.
- El acné es una constante en la adolescencia.

8.2. Imperfecciones de la piel masculina

Están asociadas principalmente a la pilosidad. Son:

- La sicosis de la barba (foliculitis) (ver Capítulo «Imperfecciones cutáneas y dermatosis banales).
- Las queratosis pilares.
- La alopecia androgenogenética (ver Capítulo «Alopecia, productos anticaída y depilatorios»).

8.3. Productos para hombres

Su venta no supone una gran fuente de recursos para el farmacéutico, pero es necesario que conozca la composición, con el fin de poder dar un consejo en caso de intolerancia.

8.3.1. Productos para antes del afeitado

Están representados por lociones, cremas y en ocasiones polvos.

Las lociones contienen una fuerte proporción de alcohol que permite que el pelo se endurezca, y un aceite de silicona que favorece el deslizamiento de la cuchilla.

Las cremas son principalmente cremas llamadas «para el afeitado».

Los polvos son compactos, se presentan en forma de stick y tienen como base talco mezclado con aceite de parafina.

8.3.2. Productos para el afeitado

Pueden ser de tipo espumoso o no espumoso.

Los antiguos **jabones de afeitar** prácticamente ya no se utilizan. Se trataba de jabones que se presentaban como una barra que contenían gran cantidad de laurato de sodio, lo que aportaba el poder espumante. La espuma se obtenía frotando con ayuda de una gruesa brocha de pelos de tejón. Se han reemplazado actualmente por cremas que necesitan hacer espuma o, más frecuentemente, de espumas en aerosol.

Las cremas de afeitar espumosas son soluciones al 40 ó 60% de una mezcla de estearatos de sodio y de potasio, que le confiere un aspecto nacarado como consecuencia de la cristalización del estearato. La presencia de glicerol o de sorbitol contribuye al efecto hidratante. La formulación puede tener aceite de silicona y un antiinflamatorio, como la alantoína o el alfabisabolol. El pH es siempre elevado, cercano a 10, y su aplicación cotidiana puede provocar una irritación de la piel. Es indispensable que se eliminen cuidadosamente después de cada aplicación.

Las espumas en aerosol son emulsiones fluidas O/A en las que el emulgente es un estearato de trietanolamina. Están impulsadas por un gas licuado que se transforma, a la salida de la válvula, en una dispersión de gas en un líquido. Las presencia de sustancias lipófilas como las derivadas de la lanolina o el aceite de coco en la fase grasa y un pH cercano a 8-8,5 les confieren mucha menor capacidad irritativa que las cremas.

Las cremas de afeitar no espumosas son, en realidad, emulsiones O/A de fórmula clásica a base de estearato de trietanolamina como las espumas, pero también a base de emulgentes no iónicos.

8.3.3. Productos para después del afeitado

Se presentan en forma de lociones, emulsiones y geles.

Las lociones están en su mayoría compuestas de alcohol desnaturalizado al 30 ó 40% asociado a glicerol y mentol. Pueden contener un antiséptico como el triclosán, vitaminas E y F, antiinflamatorios (alfabisabolol, azuleno, alantoína), hidratantes.

Las emulsiones son de tipo O/A de formulación clásica y contienen a menudo lípidos, derivados de la lanolina o aceite de ricino, manteca de karité y perfumes.

Los geles suelen ser hidroalcohólicos, a base de carbómero o de derivados de la celulosa. Contienen además filtros solares, antirradicales, estimulantes celulares.

Los hemostáticos están representados por la piedra de alun y por las tizas o sticks hemostáticos. La piedra de alun es un alun de potasio utilizado puro, ligeramente humedecido. Los sticks están formados por sulfato de aluminio, alun de potasio y una pequeña cantidad de agua. Todos estos productos tienen un pH muy bajo, cercano a 3 y pueden producir un desecamiento e irritación de la piel.

8.4. Consejos

En caso de intolerancia o de piel sensible:

- Evitar los productos previos al afeitado que contengan alcohol.

- Aconsejar para el afeitado una espuma o una crema no espumante con tensioactivos no iónicos, de pH cercano a 6.
- Proponer una emulsión para después del afeitado y no una loción.
- Utilizar como hemostático compresas de alginato de sodio en lugar de alun o sales de aluminio.

8

Higiene del lactante

1. *Piel del lactante*

Contrariamente a lo que se piensa, la piel del recién nacido a término es muy similar a la del adulto. Por el contrario, la del prematuro, inmadura, es extremadamente permeable y frágil durante al menos dos semanas. La capa córnea es casi inexistente, la epidermis y la dermis son mucho más finas que las del adulto. La unión dermoepidérmica es imperfecta.

En consecuencia, la permeabilidad cutánea es muy grande durante la primera quincena. Enseguida se adquiere una cierta impermeabilidad que, sin embargo, sigue siendo inferior a la del adulto.

En el recién nacido a término, si el *stratum corneum* es ligeramente más fino que en el adulto, la epidermis viva es idéntica.

La dermis es menos rica en colágeno maduro que la del adulto. Se encuentra mayoritariamente colágeno tipo III, soluble. Esta dermis es muy rica en proteoglicanos, lo que hace que la piel esté muy hidratada.

En el nacimiento la piel del neonato está recubierta de una capa protectora, la *vernix caseosa,* que se elimina con la limpieza.

La permeabilidad de la piel del lactante se altera por las irritaciones y la maceración, principalmente a nivel del pañal, dónde el *stratum corneum* está debilitado. En consecuencia, los pañales totalmente oclusivos se deben evitar en los niños muy pequeños porque:

- aumentan la penetración cutánea de moléculas activas;
- mantienen un microclima responsable de la multiplicación de microorganismos.

De igual manera, el stripping aumenta considerablemente la permeabilidad cutánea. Por ello es muy importante evitar la utilización de esparadrapos.

Por último, la relación superficie corporal/peso es tres veces más elevada en el recién nacido que en el adulto. Por ello, la concentración tisular de una sustancia activa es mucho más elevada para una misma superficie de aplicación.

Las heces y la orina provocan un aumento del pH. En los bebés, el poder tampón es insuficiente y el restablecimiento del pH normal de la piel es difícil.

2. Secreción sebácea

Disminuye durante las primeras semanas hasta llegar a ser casi inexistente, de lo que se deduce:

- un papel negativo en la función de barrera cutánea,
- la aparición de una piel seca (xerosis).

En algunos casos patológicos, se observa un aumento de la secreción sebácea en las primeras semanas de vida. Esto provoca una dermitis seborreica o «costra de leche» generalmente situada sobre el cráneo. Estas costras están constituidas por secreciones grasas que aglomeran células córneas y algunos cabellos. Se forma una especie de caparazón difícil de eliminar. El tratamiento consiste en aplicaciones de aceite de almendras, emolientes, detergentes suaves, y eventualmente antisépticos puesto que estas costras son propicias para el desarrollo bacteriano.

► XEROSIS DEL NIÑO PEQUEÑO

Se manifiesta por reacciones tipo eczema. Son a menudo consecuencia de un eczema atópico o un eczema constitucional del lactante que aparece de 2 a 3 meses después del nacimiento y que pueden durar hasta los 2 ó 3 años de edad. Se atenúa poco a poco (ver Capítulo «Imperfecciones cutáneas y dermatosis banales»).

El tratamiento consiste en la aplicación de:

- productos hidratantes grasos: aceites que contengan AGPI (ácidos grasos poliinsaturados),
- corticoides suaves en caso de eczema atópico.

Los corticoides deben utilizarse con prudencia. No hay que aplicarlos cada día, como máximo cada dos días y solamente sobre las zonas dañadas que son generalmente las mejillas, el interior del puño, los pliegues de los codos, alrededor del cuello.

Excepcionalmente, se observa una extensión de las lesiones a todos los miembros acompañada de prurito. Hay que evitar que el niño se rasque. La prescripción de corticoides suaves es responsabilidad del dermatólogo.

El eczema atópico del lactante puede acompañarse de problemas respiratorios, asma o fiebre del heno de origen alérgico. En este caso, la falta de secreción sebácea no es la causa de las lesiones, pero las agrava.

3. Secreción sudoral

Se reduce a las de las glándulas ecrinas (las glándulas apocrinas sólo funcionan a partir de la pubertad). Las glándulas ecrinas funcionan en las 24 horas que siguen al nacimiento pero son inmaduras en lo que se refiere al sistema de regulación. Pueden funcionar de forma importante e irregular. Se observa con frecuencia una irritación de los poros excretores que constituyen las **miliares**: multitud de pequeños puntos rojos que se acompañan de prurito.

4. Flora cutánea

Desprovista de flora en el nacimiento, la piel del recién nacido se coloniza rápidamente de flora saprofita constituida por:

- *Staphylococcus albus.*
- Corinebacterias.
- Algunos Gram (–) escasos.

S. aureus no pertenece a la flora cutánea normal, pero si se porta en las fosas nasales puede encontrarse fácilmente en la piel.

La flora cutánea se enriquece con la edad. Protege la piel de los microorganismos patógenos, por lo que debe ser respetada.

Hay que tener precaución con la utilización abusiva de antisépticos que pueden producir un eritema persistente en las nalgas por modificación de la flora y el pH cutáneos.

5. Consejos

5.1. A nivel del pañal

- **Los pañales oclusivos** se pueden utilizar salvo si existe un eritema importante en las nalgas. En este caso hay que colocar capas muy permeables para asegurar el paso de aire y dejar la piel desnuda el mayor tiempo posible.
- **Para el lavado de las prendas** en contacto con la piel, se aconseja clásicamente utilizar jabón. De hecho, se pueden utilizar lejías corrientes, pero teniendo cuidado de aclarar perfectamente para eliminar cualquier rastro de detergente.

Los suavizantes textiles contienen agentes de superficie catiónicos y en ocasiones amonios cuaternarios que exponen la piel a reacciones alérgicas. Si se utilizan, deben aclararse con mucho cuidado, siendo suficiente la fijación en las fibras para asegurar el suavizado.

- **Para la limpieza** se aconseja utilizar, por ejemplo:
  - Jabones grasos (Neutrogena® los transparentes, Roger Cavaillès®, Xeramance®).
  - Los syndets (paños dermatológicos) (Biolane®, Klorane®, Oleatum®, Poupina®, Saugella®).
  - Jabones con lecha de avena (Aderma®).

- **Evitar** los jabones antisépticos y los jabones líquidos ácidos
- **Utilizar preferentemente** las leches de baño, aunque no son muy recomendadas por los dermatólogos. Tienen varias ventajas:

- Están bien formuladas.
- Tienen un buen pH.
- Tienen una buena calidad bacteriológica.
- Son prácticas en su empleo.

NOTA No conviene utilizar emulsiones fluidas a base de estearato de trietanolamina, con frecuencia demasiado alcalinas. Se reconocen por la presencia en la formulación de ácido esteárico (o estearina) asociado a trietanolamina (o trolamina).

Conviene aconsejar una emulsión con tensioactivos no iónicos con pH 6. La presencia de aceite de vaselina no es un inconveniente. Si la fórmula contiene un aceite vegetal es preferible utilizar aceites insaturados (aceite linoleico como aceite de girasol, aceites linolénicos como aceite de borraja, aceite de onagra), particularmente si el bebé tiene un eczema constitucional. La emulsión debe ser suficientemente fluida para empapar un algodón, y eliminarse fácilmente (Poupina®, Saugella®, Sensiclean®, Vichy® bébé).

- **Las cremas protectoras** para eritemas en las nalgas son siempre útiles. Los dermatólogos o los pediatras no los consideran muy favorables, sin embargo, se obtienen a menudo buenos resultados. Hay que aconsejar emulsiones A/O puesto que son hidrófobas (las emulsiones O/A se desecan y forman una costra o se disuelven en la orina). Encontramos:
  - Óxido de cinc (al 4 ó 5 %) (Avéno Derm®, Mustela®, Triple Care® crema, Éryase® Aderma). Para ser eficaces el contenido de óxido de cinc debe ser suficientemente elevado. Como ejemplo, Mitosyl® contiene un 27% de ZnO.
  - Óxido de titanio.
  - Vitaminas varias, como A, E, F.
  - Sulfato de cobre (Dermalibour® Aderma).

NOTA La aplicación de una emulsión sobre la piel tiene por sí misma una acción antiinflamatoria.

Hay que tener cuidado con los productos que contengan aceites esenciales responsables de la sensibilización de la piel. Precaución con las emulsiones O/A que contengan amonios cuaternarios (sensibilización).

- Según los dermatólogos, **los talcos** son inútiles y mal utilizados. En efecto, es necesario secar bien la piel antes de aplicarlos. Estos productos permiten proteger la piel frente a la celulosa de los pañales y del roce de las ropas, lubricar los pliegues y evitar así las irritaciones debidas al roce. Son, sin embargo, cada vez menos aconsejados con el fin de evitar la mala utilización, que ocurre con demasiada frecuencia: secado deficiente, dispensación de una nube opaca de polvo en los cuartos de baño mal ventilados con riesgo de inhalación de cantidades importantes, utilización de talco en un acondicionamiento tipo aerosol que permite la entrada de finas partículas de polvo en los bronquios y en los bronquíolos, utilización para los bebés de talcos para adultos, etc. Se deben contraindicar, por tanto, los talcos antisépticos para los bebés.

NOTA Los talcos que contienen ácido bórico están prohibidos para los lactantes menores de 30 meses.

Es preferible utilizar envases pequeños. Aconsejar Biolane®, Klorane®, Mustela®.

5.2. Champús

Son superfluos en el cuidado del lactante, que tiene poco pelo. El cráneo se lava con el jabón utilizado para el baño. Para los niños más grandes, evitar la utilización de champús de forma muy frecuente. Una o dos veces por semana es suficiente. Como regla general, no hace falta exagerar la higiene, para evitar alterar la flora cutánea.

Los champús para bebés no deben contener detergentes aniónicos decapantes de tipo laurilsulfato de sodio o sulfato de lauriléter. Las mejores fórmulas contienen tensioactivos aniónicos suaves como los alquilsuccinatos, alquiltauratos, mezclas de tensioactivos anfóteros de tipo alquilamidobetaína, o imidazolínicos o mezclas de tensioacticos anfóteros y no iónicos. No deben ser irritantes en los ojos (Saugella®).

Desgraciadamente, muchas fórmulas de champús de dermofarmacia son incompletas y no permiten decidir sobre la conformidad del producto para una utilización pediátrica. Por el contrario, encontramos en el mercado un gel con leche de avena sin jabón que contiene sustancias lavantes anfóteras y no iónicas (Aderma®).

5.3. Baños espumosos

Tal como se utilizan en el adulto son inútiles y deben contraindicarse en el lactante porque desecan la piel y son en general demasiado detergentes. Algunas fórmulas no contienen detergentes suficientemente suaves. Además, la mención «hipoalergénico» no siempre garantiza una tolerancia perfecta. Deben estar compuestas de bases lavantes líquidas y aplicarlas directamente en la piel y aclararlas cuidadosa e inmediatamente.

5.4. Lociones

Suelen estar agradablemente perfumadas, poco o nada alcoholizadas, generalmente con glicerina y con aguas florales.

5.5. Productos solares (ver Capítulo «Pigmentación y productos solares»)

Existen fórmulas especiales para bebés. Están formadas generalmente por pantallas minerales y no contienen filtros químicos. Los índices de protección recomendados van de 12 a 25. La ventaja de estas formulaciones radica en no contener filtros químicos, lo que evita el riesgo de alergias. Por el contrario, en presencia únicamente de pantallas minerales los índices de protección pueden variar a la baja con el paso del tiempo.

En la práctica, un lactante no debería exponerse a pleno sol para evitar los eritemas y los «golpes de calor». No se aconseja frecuentar las playas, cuya arena está contaminada permanentemente a pesar de la exposición constante a los rayos ultravioletas y a temperaturas elevadas. Si el bebé debe estar expuesto al sol a pesar de todo, se deberá utilizar productos muy protectores, específicos para bebés o no. Debe aplicarse en todas las partes horizontales (hombros, nariz, parte superior de la espalda).

Es preferible utilizar productos tipo emulsión A/O que permiten aplicaciones menos frecuentes y en los que los filtros solares contienen a menudo óxido de titanio, que aumenta la protección.

Recordar que, con frecuencia, los adultos no son conscientes de los peligros del sol, principalmente para los bebés. Reducir el tiempo de exposición a 20 minutos al día permite evitar las insolaciones (posibles incluso bajo la sombrilla) y evitar los golpes de calor.

5.6. Toallitas

Actualmente se ha extendido la moda de las toallitas limpiadoras o desinfectantes. Las toallitas para bebés son exclusivamente limpiadoras, y pretenden reemplazar los tejidos de algodón y la leche de baño. Están formadas por fragmentos de celulosa no tejida embebida en una emulsión limpiadora muy fluida. Generalmente no se conoce la composición del líquido de impregnación, lo que no está de acuerdo con la legislación cosmética. Estas toallitas no deben contener antisépticos, pero pueden contener conservantes que protejan la emulsión o el líquido. Por ello aparece en ocasiones una mala tolerancia en las pieles frágiles. **No se aconsejan en caso de dermatitis atópica**. En las pieles normales pueden causar irritaciones o provocar la aparición de alteraciones que desaparecen al abandonar su utilización.

9

Imperfecciones cutáneas y dermatosis banales

1. Consejos en la oficina de farmacia

Las peticiones de consejo referidas a imperfecciones cutáneas o dermatosis banales son frecuentes en las oficinas de farmacia. Dar un consejo no supone para el farmacéutico ejercer ilegalmente la medicina sino ayudar al paciente. Puede, por tanto, ser útil en tres casos:

- Cuando se trata de una lesión banal, poco extendida y fácilmente reconocible, es importante:
  - Saber y decir lo que no hay que hacer.
  - En la mayor parte de los casos, elegir un buen antiséptico.
- Cuando resulta indispensable la derivación al dermatólogo, es necesario reconocer:
  - La gravedad de una lesión infecciosa por su extensión, su localización, el tiempo transcurrido desde su aparición.
  - La probabilidad de una reacción de hipersensibilidad.
  - La probabilidad de una reacción medicamentosa iatrogénica.
  - La probabilidad de una micosis (para diferenciarla de una dermatosis infecciosa).
- Después de la consulta con el dermatólogo conviene:
  - Tener algunas nociones sobre la infección diagnosticada.
  - Ayudar al paciente a aplicar correctamente el tratamiento, es decir, una explicación completa de la prescripción sin consejos superfluos, o en el peor de los casos, contradictorios.
  - Aportar ayuda psicológica. Los tratamientos dermatológicos son largos y tediosos. Deben seguirse al pie de la letra y exigen mucha perseverancia.

2. ¿Cómo reconocer y designar las lesiones elementales?

Las lesiones elementales son afecciones cutáneas que engloban un pequeño número de modificaciones simples de la piel.

2.1. Mácula

La mácula es una mancha sin relieve que se manifiesta por una simple modificación del color de la piel. En la mayor parte de los casos es eritematosa, roja o rosa. Es lo que se observa en el caso de erupciones virales. Puede estar pigmentada, como en las efélides. Puede ser acrómica como en el vitíligo.

2.2. Pápula

Es una lesión con relieve en relación al tegumento normal, sólida a la palpación. Está constituida por una elevación de la epidermis que puede presentar una superficie plana o abombada. Puede ser consecuencia de un engrosamiento de la epidermis y/o de la dermis.

2.3. Pústula

Es una lesión en relieve de tamaño variable que contiene pus. La más frecuente es la de tipo folicular, como en el acné o las foliculitis. Puede desarrollarse en lugares distintos de los folículos pilosebáceos.

2.4. Vesícula

Es una lesión en relieve translúcida de 1 a 3 mm de diámetro llena de un líquido claro. Se observa en el eczema, el herpes.

2.5. Bulla

La bulla es una gruesa vesícula de diámetro superior a 3 mm y que puede llegar a medir varios centímetros. Su contenido es claro o hemorrágico.

2.6. Costra

Representa el coágulo secundario a la coagulación de un exudado seroso, hemorrágico o purulento.

2.7. Escama

Es una película blanquecina que aparece como consecuencia de un engrosamiento de la capa córnea. Puede ser de tamaño variable. Encontramos escamas finas en el eczema, escamas gruesas en la psoriasis, escamas en concha en las ictiosis, escamas en colgajos escarlatiniformes.

2.8. Vegetaciones

Llamamos vegetaciones a las proliferaciones cutáneas exuberantes en relieve.

2.9. Nodosidades

Son consecuencia de un infiltrado celular dermohipodérmico. Son protuberancias cerradas encajadas en la dermis.

3. *Problemas dermatológicos en los diferentes períodos de la vida*

Como hemos visto, la piel y sus anejos evolucionan con la edad tanto en lo que se refiere a la anatomía como a la fisiología. Las afecciones cutáneas están ligadas a estas modificaciones y a los diversos contactos con el medio ambiente, por lo que se comprende fácilmente que las dermatosis del lactante o del niño no son las mismas que las del adulto o el anciano. Además, las imperfecciones cutáneas, puesto que no son innatas, se adquieren y aumentan en función de la edad. Por esta razón serán analizados aquí sucesivamente los problemas dermatológicos del lactante, del niño, del adolescente, del adulto y del anciano.

3.1. **Lactante** (ver también Capítulo «Higiene del lactante»)

3.1.1. Eritema de las nalgas

Se caracteriza por un enrojecimiento acentuado de la piel de las regiones convexas de las nalgas. La piel presenta un aspecto arrugado, con aparición ocasional de pápulas, cuya parte superior puede erosionarse. En general, este eritema no es pruriginoso, pero es con frecuencia doloroso, puesto que se convierte en un fenómeno inflamatorio que puede ser agudo.

Está causado principalmente por la alcalinidad de la orina o por la acidez de las heces, que permanecen demasiado tiempo en contacto con la piel. La calidad de los pañales modernos, muy absorbentes, disminuye al máximo este contacto; a pesar de ello, algunos estados del lactante, patológicos o no (episodios diarreicos, estados febriles, brotes dentarios), amplifican la acción irritante de las deposiciones y las lesiones cutáneas. El lactante alimentado con leche materna produce unas heces ácidas. Cuando el intestino no contiene suficiente lactasa degrada mal el azúcar, que se transforma en ácidos orgánicos irritantes para la piel. Las leches maternizadas con lactosa pueden provocar el mismo resultado.

Aparece raramente un eritema ligado a una intolerancia cutánea de contacto. Su localización está bien definida a las zonas de contacto de los pañales.

► TRATAMIENTO

Resulta primordial asegurar una limpieza conveniente de las nalgas, acortar al máximo el contacto con el pañal, aislar la piel con el empleo de cremas grasas suplementadas de óxido de cinc, que actúa como antiséptico, asociado a sustancias cicatrizantes como la vitamina A (Mitosyl® o equivalente).

Cuando el eritema está muy extendido y es muy pronunciado, la exposición al aire consigue generalmente una mejoría espectacular.

La utilización de eosina en solución acuosa al 1 ó 2% es otra posibilidad, aunque su empleo resulta desagradable. Su utilización puede limitarse a las zonas más afectadas durante algunos días.

Hay que recordar que la piel, en presencia de un fenómeno inflamatorio, se vuelve extremadamente permeable y puede permitir el paso de sustancias que pueden tener un cierto grado de toxicidad. Por esta razón es necesario evitar los jabones líquidos antisépticos.

3.1.2. *Dermatitis seborreica del lactante o «costra de leche»*

Se caracteriza por la aparición de escamas blanco-amarillentas, grasas y adherentes que aparecen a nivel del cuero cabelludo unas dos semanas después del nacimiento. Estas escamas se acumulan para formar una costra difícil de eliminar. Su aparición se debe a una hiperseborrea temporal y localizada que favorece el desarrollo de microorganismos saprofitos. La fecha de aparición y la ausencia de prurito diferencian esta afección de la dermatitis atópica.

► TRATAMIENTO

Se resume en la eliminación delicada del exceso escamoso con la ayuda de leches de baño de carácter graso. Es posible aplicar una solución ligeramente antiséptica en el cuero cabelludo (permanganato de potasio al 1/10.000, agua de Dalibour débil). Las costras de leche no perduran más de 8 ó 10 semanas y desaparecen conforme disminuye la secreción sebácea.

3.1.3. *Dermatitis atópica*

El término **atópico** define un estado de hipersensibilidad de la piel y de las mucosas relacionado con factores ambientales, asociado a una hiperproducción de IgE y/o una alteración inespecífica de la reactividad celular.

Se denomina también eczema constitucional del lactante. Es una afección cada vez más frecuente en los países occidentales industrializados, donde se ha doblado a lo largo de los últimos 20 años. Aparece a partir del segundo o tercer mes y se manifiesta en forma de placas eritematosas que aparecen en la cara a nivel de las mejillas, en los miembros en los pliegues de los codos y de las rodillas, en la cara interna de los puños, en la parte baja del cuello. Puede extenderse a zonas más amplias: la espalda o el tronco, las nalgas o las piernas. Las lesiones son muy pruriginosas.

Después de los dos años de edad la dermatitis atópica puede disminuir y desaparecer totalmente, pero evoluciona, en muchos casos, hacia una forma crónica, con períodos de remisión más o menos prolongados.

Está en relación claramente neta con un terreno alérgico.

► CARACTERÍSTICAS

La dermatitis atópica se caracteriza por:

- La xerosis cutánea, asociada a un bloqueo de la Δ6-desaturasa. Este enzima interviene en el metabolismo de los ácidos grasos poliinsaturados (AGPI) que constituyen las membranas celulares de los queratinocitos y el cemento lipídico intercelular de la capa córnea. Su déficit conlleva un déficit de AGPI y, como consecuencia, un aumento en la permeabilidad cutánea que se traduce en una pérdida excesiva de agua y una pérdida de NMF debida a la alteración de las membranas celulares.

- Una alteración de la inmunidad celular local y la aparición de infiltrado inflamatorio a nivel de la dermis.
- Una colonización de la piel por *Staphyloccocus aureus,* aunque sin consecuencias clínicas. El desarrollo de esta bacteria está favorecido por el déficit de ácido oleico y la alteración general del manto hidrolipídico, que juega un papel bactericida frente a *S. aureus*. Además, la adhesión bacteriana parece estar aumentada en la piel del atópico, que expresa receptores específicos de SA (laminina, colágeno IV, fibronectina).
- El prurito, característico de la reacción alérgica. Además de los antecedentes familiares, los factores ambientales son iniciadores de esta reacción, considerada de tipo celular mediada por IgE (reacción de tipo I y de tipo IV).
- Podría existir un gen de la atopía localizado en el cromosoma 11q.
- La dermatitis atópica está influenciada por el estrés y las alteraciones psicológicas.

► CONSEJOS

Cuando las lesiones están poco extendidas, no están infectadas y el prurito es moderado, simplemente hay que:

- Hidratar la piel por aplicación de emulsiones grasas que contengan ceramidas, AGPI, insaponificables, manteca de karité (*cold cream* Aderma®, crema Xéramance® o equivalente).
- No irritar. Evitar las aplicaciones de lactato a alta concentración (superior al 10%). La urea, el ácido láctico, las sustancias higroscópicas como la sal sódica del ácido pirrolidon carboxílico pueden utilizarse con precaución y suspender el tratamiento si aparecen picores o tirantez, señal que indica el inicio de una intolerancia.
- Evitar los baños y la utilización de jabones demasiado frecuentes. Excluir los detergentes sintéticos.
- Utilizar jabones con leche de avena.
- Evitar la sensibilización. Evitar perfumes y sustancias con capacidad alergénica conocida: bálsamo de Perú, formaldehído, Kathon CG®, Euxyl 400®, lanolina, Amerchol® 101, amonios cuaternarios, oxibenzona. Proponer únicamente productos hipoalergénicos verificando su composición.
- Se preconiza suprimir de la alimentación del lactante que presenta una tendencia a la dermatitis atópica el pescado y los huevos hasta el sexto mes, y en ocasiones hasta los 12 meses.

► TRATAMIENTO

Cuando las lesiones son extensas, están infectadas o el prurito es molesto y afecta al sueño, debe consultarse al dermatólogo. Prescribirá:

- Dermocorticoides fluorados para el cuerpo, y no fluorados para la cara. Los dermocorticoides son indispensables en este tipo de afecciones y deben ser aceptados por los padres. La aplicación debe realizarse de forma parsimoniosa y únicamente cada dos días. Hay que insistir sobre el hecho de que el aumento de la dosis no mejorará el resultado, ya que los corticoides se acumulan en la capa córnea y se distribuyen suficientemente a lo largo del tiempo.

- Jarabes antihistamínicos (Théralène®, Polaramine®) pueden mejorar el cuadro de agitación del niño.
- Los antisépticos son indispensables en caso de sobreinfección. Se pueden aplicar baños de permanganato de potasio al 1/10.000 durante 10 días seguidos de cuidados locales con jabones líquidos antisépticos, con todas las reservas expuestas anteriormente. En los procesos agudos puede ser necesaria una antibioterapia sistémica (eritromicina, tetraciclinas). Los corticoides, sin embargo, están contraindicados.

3.1.4. Enfermedad de Leiner-Moussous

Es una dermatosis menos frecuente que las anteriores y muy espectacular porque se generaliza a una gran parte del cuerpo. Comienza entre la segunda y la cuarta semana de vida por un eritema en las nalgas de apariencia banal asociada a intertrigos cervicales, axilares, retroauriculares. El enrojecimiento se extiende progresivamente por todo el cuerpo, pero sin vesículas ni prurito. Generalmente se acompaña de una capa de escamas en el cuero cabelludo.

El estado general permanece inalterado y la enfermedad desaparece entre el tercer y el cuarto mes.

No se conoce la causa. Se ha relacionado con un déficit hereditario de la fracción C5 del complemento. Podría ser un modo de reacción del lactante a diversas agresiones, aunque no explica su aparición ni su evolución.

► TRATAMIENTO

Es responsabilidad exclusivamente del dermatólogo:

- Baños de permanganato potásico al 1/10.000 durante 10-15 minutos seguidos de un aclarado y secado completo.
- Aplicación sobre las lesiones de crema de Dalibour o Laccoderme Dalibour® o pomada Dermocuivre®.
- Si el cuero cabelludo está cubierto de escamas que no se eliminan con leche de baño corriente, utilizar una solución salicilada al 1%.

El tratamiento es largo y minucioso, y requiere mucho tiempo cada día. En la mayoría de los casos se realiza en el medio hospitalario.

3.1.5. Miliares

Se manifiestan por minúsculas vesículas incoloras llenas de sudor que pueden rodearse de una aureola roja. Se deben a un exceso de secreción de sudor y a la acumulación de este sudor en las glándulas sudoríparas, que no pueden evacuar su secreción en la superficie de la piel. No entrañan ninguna gravedad y desaparecen espontáneamente cuando el lactante adquiere más edad, pero se acompañan de alteraciones que pueden provocar lesiones por rascado.

▶ CONSEJOS

- No cubrir al bebé exageradamente y alejarlo de fuentes de calor.
- Asegurar un aseo completo y un baño cotidiano. Secar cuidadosamente y aplicar talco.
- Vigilar cualquier signo de infección.

3.1.6. Milium del recién nacido

Son pequeñas granulaciones blanco-amarillentas que aparecen en el nacimiento sobre las mejillas y también en la frente, la barbilla o el tórax. Están formadas por sebo y desechos celulares que se acumulan en los folículos pilosebáceos. Desaparecen espontáneamente en el plazo de un mes.

▶ CONSEJOS

- Esperar a la desaparición espontánea.
- No intentar eliminarlas.

3.1.7. Muguet

Es una infección micótica causada por *Candida albicans,* que se desarrolla a nivel de la mucosa bucal. Comienza con la aparición de una lengua roja viva y una boca seca y verrugosa. La lengua se recubre de una sustancia blanquecina que al principio es muy adherente, y que luego se va desprendiendo poco a poco. La afección es dolorosa y puede dificultar la alimentación del lactante.

Se produce por contaminaciones externas arrastradas principalmente por chupetes sucios, por la manipulación intempestiva del lactante, por una epidemia mal controlada en la maternidad.

▶ TRATAMIENTO

- Da buenos resultados enjuagar la lengua y las mucosas con una solución de bicarbonato sódico.
- Los antifúngicos de aplicación local completan el tratamiento.

3.1.8. Angiomas

Corresponden a una anomalía del desarrollo de los vasos de la dermis, que se hipertrofian y aparecen a través de la epidermis, confiriéndole una coloración roja o violácea. Se presentan en el momento del nacimiento o pueden desarrollarse durante los primeros días de vida. Son imperfecciones cutáneas espectaculares que provocan un gran impacto psicológico en los padres y en los niños cuando alcanzan la edad escolar.

El angioma plano o mancha de vino es plano y no evoluciona, pero puede ocupar una gran superficie. Puede persistir durante toda la vida.

El angioma tuberoso adquiere relieve al cabo de algunos días y toma una coloración rojo frambuesa. Pasa por una fase de crecimiento durante unos meses y después se estabiliza. Es más reducido que el anterior y puede reducirse espontáneamente. Algunos desaparecen sin secuelas hacia los dos años de edad.

▶ TRATAMIENTO

Se propone cada vez más la cirugía con láser en los casos en los que sea posible (ver Capítulo «Láseres»).

3.1.9. *Nevus*

Son malformaciones del sistema pigmentario. Persisten indefinidamente pero no presentan generalmente ningún inconveniente salvo en el plano estético. Conviene, en cualquier caso, vigilar su evolución a lo largo del crecimiento y en la edad adulta. Toda modificación del tamaño o del color debe referirse al dermatólogo.

La mancha mongólica es una especie de nevus que se observa en los lactantes asiáticos y en ocasiones también en los europeos. Se trata de una mancha azulada situada en la región lumbosacra, producida por una acumulación de melanina en las capas profundas de la dermis. La coloración azulada resulta de la absorción luminosa a través de todas las capas de la piel.

3.2. Niño

Las dermatosis del niño son de origen diverso: bacterianas, micóticas, virales, parasitarias.

Las infecciones bacterianas están causadas principalmente por dos gérmenes: el estafilococo dorado y el estreptococo hemolítico. Pueden desarrollarse en una piel sana, pero aparecen más frecuentemente como consecuencia de una afección pruriginosa o están asociadas a una higiene defectuosa.

La gravedad depende de:

- la extensión de la lesión;
- su localización;
- la resistencia del germen.

3.2.1. *Impétigo*

Es una **dermatosis infecciosa** causada por el estreptococo β-hemolítico A, pero también por el estafilococo dorado. El impétigo comienza por una bulla de contenido claro y transparente rodeada por un halo inflamatorio rojo. El contenido de la bulla se vuelve rápidamente purulento. Cuando se rompe la bulla se forma una costra. Las lesiones se encuentran principalmente localizadas en la cara alrededor de la boca, en las manos y en los miembros. En ausencia de tratamiento, las lesiones se extienden y pueden diseminarse por todo el cuerpo. Es una dermatosis muy contagiosa que se desarrolla fundamentalmente en los niños en edad escolar y que exige el aislamiento del enfermo. Se asocia frecuentemente a una parasitosis.

▶ TRATAMIENTO

Es, en principio, local. Hay que limpiar la zona con jabones antisépticos líquidos diluidos y aclarar bien. Si las lesiones están muy localizadas da buenos resultados la aplicación de compresas de antisépticos de tipo hexamidina en solución acuosa. Se ha utilizado durante mucho tiempo el agua de Dalibour en toques o en compresas. La asociación de sulfato de cinc y sulfato de cobre constituye un excelente antiséptico en este caso en particular. Conviene retirar primeramente las costras para mejorar la eficacia del producto.

En ciertos casos particularmente infectados puede ser inevitable una antibioterapia sistémica.

3.2.2. Sarpullidos

Son lesiones eritematosas y pruriginosas que se descaman en mayor o menor medida y que se desarrollan en un individuo alérgico. Se les aplicará el tratamiento de un eczema.

También puede ser la manifestación de una paraqueratosis infecciosa. En este caso, el tratamiento será el del impétigo.

3.2.3. Tiñas

Aunque esta afección también puede aparecer en el adulto, se presenta principalmente en el niño de entre cinco y siete años. Algunas tiñas están causadas por hongos queratinófilos de tipo de los **dermatofitos**. Afectan a la raíz del pelo, y cortan el cabello a ras del cuero cabelludo dejando asomar grandes zonas sin pelo.

► TRATAMIENTO

- Rasurar el cabello parasitado.
- Lavar el cuero cabelludo con un jabón líquido antiséptico.
- Tratamiento con griseofulvina por vía oral durante varios meses. Los antifúngicos locales, y la griseofulvina en particular, tienen escasa eficacia debido a la profundidad de la afección y la débil penetración cutánea de estas moléculas terapéuticas.

3.2.4. Verrugas

Son pequeños tumores benignos de **origen viral** bastante frecuentes en los niños y en los adolescentes. Son raros a partir de los veinte años; el 75% son verrugas vulgares, el 25% son verrugas plantares. El agente causal es el papilomavirus. Tienen dos particularidades:

- son contagiosas y capaces de diseminarse;
- pueden desaparecer espontáneamente sin dejar marcas, con frecuencia bajo la influencia de psiquismo o después de la aplicación de sustancias más o menos activas... o inactivas.

Las verrugas vulgares son pequeñas elevaciones salientes y córneas situadas principalmente en los dedos y en la cara dorsal de las manos o en las palmas.

Las verrugas plantares se sitúan en los puntos de apoyo del pie y son muy dolorosas.

► TRATAMIENTO

- Congelación con nieve carbónica o nitrógeno líquido, en particular para las verrugas plantares, mucho más profundas que las otras.
- Enjuagado con colodión salicilado.

- Ablación con bisturí.
- Aplicación de queratolíticos tópicos a base de ácido salicílico.
- La tintura madre de tuya es eficaz en aplicaciones locales.

3.2.5. *Sarna*

La sarna es una **parasitosis cutánea** pruriginosa que afecta fundamentalmente a los niños, aunque también puede afectar a los adultos. El agente responsable es un ácaro, el sarcoptes, cuya hembra escarba un canal en la epidermis humana donde pone sus huevos a medida que avanza. La extremidad del lugar afectado suele estar marcada por una pequeña elevación. El prurito es muy importante, preferentemente nocturno y resistente a todo tratamiento, lo que orienta el diagnóstico. Las lesiones son pápulas o nódulos que aparecen a lo largo del trayecto del parásito.

► TRATAMIENTO

Es necesario ante todo desinfectar el sujeto, pero también a los allegados y el ambiente. El tratamiento consiste en enjuagues de las partes afectadas con insecticidas:

- Benzoato de benzilo al 10% (Ascabiol®)
- DDT al 6% (benzocloril) (sólo en el adulto)
- Crotamiton (Eurax® crema)
- Lindano (Elenol® crema, Scabecid® crema) (sólo en el adulto)

Los lugares más habituales de la sarna son, en general:

- Alrededor de los brazos
- Los puños
- Los espacios interdigitales
- El tórax y el abdomen
- Los pliegues de las nalgas y los pliegues inguinales

Los enjuagues deben efectuarse después de un baño caliente de al menos un cuarto de hora. El tratamiento no debe prolongarse más de dos días para evitar el riesgo de irritación. El prurito puede persistir durante una o dos semanas después de la desaparición del parásito.

Es necesario descontaminar la ropa de cama y de vestir metiéndolas en un saco en presencia de DDT durante al menos 48 horas después de lavarlas con lejía.

Debe tratarse a toda la familia.

Cuando se asocia la sarna a un eczema o a un impétigo, debe tratarse la sobreinfección para hacerla desaparecer **antes** de aplicar el tratamiento contra la sarna, que será demasiado cáustico para una piel lesionada.

3.2.6. *Pediculosis*

En el niño se deben al parásito *Pediculus capitis*. En el adulto encontramos también *Pediculus corporis* y *Phtyrius inguinalis*. La presencia del **parásito** produce un prurito intenso responsable de lesiones por rascado que con frecuencia se sobreinfectan. Se desarrolla entonces una dermatosis bacteriana de tipo impétigo. Debe buscarse el parásito visible y las liendres ovoides y blanquecinas adheridas a la base del pelo.

► TRATAMIENTO

Hace referencia a diversos pediculicidas a base de:

- Lindano en forma de polvo (Aphtiria®, Élentol®, Scabecid®, Élenol®)
- Piretrinas en loción (Marie-Rose®, Spray Pax®)
- Malathion (Prioderm®, Paraplus®)
- D-fenotrina (Itax®, Item®, Parasidose®)
- Tensioactivos catiónicos en productos de acompañamiento para eliminar las liendres (Kida'poux®)

NOTA El lindano y el malathion son productos tóxicos. Es necesario, por tanto, tomar precauciones en su uso.

El tratamiento se aplica espolvoreando el insecticida en la cabeza y cubriéndola después durante la noche. Se repetirá una y tres semanas después de la primera aplicación para matar los piojos que salen de las liendres. La aplicación del polvo debe estar seguida de un aclarado con champú. Es posible sustituir el polvo por un champú o una loción insecticida, de empleo más simple. Después de la aplicación del polvo, el champú o la loción debe emplearse una solución antiséptica para evitar la sobreinfección de las lesiones.

La desinfección de la ropa de cama y de vestir es obligatoria. Se efectúa con la ayuda de los polvos utilizados para la desinfección del cuero cabelludo.

Es necesario examinar y tratar a todos los miembros de la familia y de informar de la contaminación al establecimiento escolar.

3.2.7. Prurigo strophulus

Es una afección frecuente en la infancia. Posteriormente ya no se observa. Al comienzo puede parecer una urticaria en la que las manchas, que desaparecen al poco tiempo, se sustituyen por una pápula que crece para dar lugar a una vesícula que se rompe fácilmente con el rascado, puesto que el prurito es muy intenso. El riesgo de sobreinfección es muy importante, dando lugar a la aparición de un impétigo. La cara generalmente no se ve afectada.

La afección se debe a las picaduras de **ácaros** que habitan en las plantas, los animales domésticos, en las palomas de las ciudades, que transportan el parásito identificado como *Dermanyssus gallinae*.

► TRATAMIENTO

Consiste en la administración por vía oral de antihistamínicos para calmar el prurito y en la aplicación de soluciones o cremas antisépticas para limitar los riesgos de infección.

Es indispensable desinfectar las ropas.

Curiosamente, y aunque no se conoce la causa, el parásito sólo afecta a niños pequeños, posiblemente por una menor resistencia de la piel.

3.2.8. Sabañones

Aunque esta molestia cutánea no es específica de los niños, se desarrolla con frecuencia a esta edad.

Los sabañones se deben a un problema circulatorio y se manifiestan por placas eritematosas e inflamatorias a nivel de los dedos, las orejas, los dedos de los pies, y en ocasiones, la nariz. Están provocadas por el frío asociado a una compresión, en el caso de las orejas. Están exacerbados por un ambiente húmedo, y pueden complicarse con la aparición de flictenas y de grietas.

► TRATAMIENTO

En primer lugar es necesario protegerse del frío.

Es indispensable activar la circulación con fricciones con alcohol alcanforado o simplemente con ayuda de emulsiones fluidas. Las inmersiones alternativas en agua fría y después caliente permiten limitar o incluso prevenir la afección.

Se ha recomendado un tratamiento vitamínico a partir del mes de septiembre (Sterogyl®) y repetirlo una vez cada tres semanas.

Los vasodilatadores arteriales (Praxilene®) o los flebotónicos (Cyclo 3®) se reservan para el adulto.

3.2.9. Alopecia

Se considera actualmente una enfermedad autoinmune. Encontramos anticuerpos antifolículos pilosos en el 100% de los casos de alopecia y los linfocitos CD8+ parecen totalmente implicados en el fenómeno de apoptosis que induce la caída del cabello. El ciclo del cabello está perturbado al comienzo de la fase telógena y los melanocitos se vuelven anormales, lo que conlleva un crecimiento de cabellos blancos. El estrés juega un papel desencadenante en un sujeto predispuesto.

No hay que confundirla con la **pelagra**, dermatitis pruriginosa debida a una carencia de ácido nicotínico.

► TRATAMIENTO

- Se aplica la terapia con PUVA al igual que para la psoriasis. Sólo es eficaz en el 30% de los casos.
- La alergenoterapia es un tratamiento largo y tedioso.
- La corticoterapia sistémica permite bloquear el proceso de la alopecia.

3.3. Adolescente y adulto

La adolescencia comprende un período bastante largo de unos diez años entre la infancia y la edad adulta, de tal forma que pueden desarrollarse algunas dermatosis más específicas de la infancia y las dermatosis del adulto.

La afección cutánea específica de la adolescencia es sin duda el **acné**, que es objeto de un capítulo especial (ver Capítulo «Acné, seborrea y productos terapéuticos»).

Las afecciones desarrolladas más particularmente en el adulto pueden ser, como en el niño, de origen infeccioso, micótico, alérgico o debidas a problemas de la queratinización o del sistema circulatorio.

3.3.1. Dermatosis infecciosas

3.3.1.1. Foliculitis

Consisten en una inflamación del folículo piloso que se produce como consecuencia, en la mayor parte de los casos, de la presencia de bacterias que son habitualmente estafilococos, pero que también pueden ser bacterias Gram–. Son con frecuencia recidivantes, se desarrollan en un terreno favorable y pueden supurar. Como ejemplo, citar:

- el orzuelo de los párpados;
- las blefaritis crónicas;
- la sicosis vulgar de la barba.

Algunas foliculitis son de origen micótico; otras se manifiestan después de un contacto prolongado con aceites minerales en el medio profesional, que inician una inflamación que se puede agravar por una sobreinfección.

► TRATAMIENTO

Los antisépticos locales se aplican varias veces al día en compresas o como enjuagues: alcohol yodado, hexetidina, hexamidina (Hexomedine® transcutáneo), clorhexidina...

Los antibióticos tópicos se aplican una vez al día.

Puede ser necesario un tratamiento quirúrgico. Lo realiza el dermatólogo.

3.3.1.2. Forúnculos

Aparecen principalmente en la adolescencia y en el adulto joven, pero también en los adultos diabéticos, en los sujetos desnutridos o sometidos a corticoterapia prolongada, en general, cuando existe una deficiencia inmunitaria frente a *Staphylococcus aureus*. La gravedad de la infección está asociada a su localización y al número de forúnculos que aparecen simultáneamente.

NOTA Los forúnculos de la cara y del tabique nasal tienen un pronóstico grave. Pueden conllevar una tromboflebitis de los senos intracraneales o una estafilococosis, en ocasiones mortal.

► TRATAMIENTO

En los casos graves puede ser indispensable una antibioterapia inmediata por vía parenteral, en perfusión si es necesario, y a altas dosis (Bristopen®, Pristinamycine®, Virginamycine®).

En los otros casos, se puede intentar eliminar el forúnculo con la aplicación de Hexomedine® transcutáneo o alcohol de 70° en enjuagues o en compresas aplicadas varias veces al día. Si después de tres días el forúnculo no se ha retraído, hay que forzar la maduración con la aplicación de compresas húmedas con solución de Dakin, con acetotartrato de aluminio o por aplicación de cataplasmas calientes. Nunca intentar extraer el pus por presión antes de la maduración y de la aparición del acúmulo de pus en la cima del cráter. Puede ser necesario realizar una incisión quirúrgica para facilitar o para forzar la salida del pus.

Es prudente proceder a la desinfección de las zonas adyacentes o aparentemente afectadas, con alcohol, alcohol yodado al 1% o permanganato de potasio al 1/10.000 para prevenir las recidivas.

3.3.1.3. Panadizo

Es una infección localizada en los dedos, frecuentemente en el pulgar y el índice, que se desarrolla después de una inoculación séptica (picadura) o de un traumatismo mecánico (manicura). Se debe en la mayor parte de los casos a *Staphylococcus aureus*. El dedo se queda tumefacto, rojo y se observa con frecuencia una adenopatía.

► TRATAMIENTO

Es idéntico al de los forúnculos. Frecuentemente es necesario recurrir a la incisión quirúrgica para limpiar convenientemente la zona infectada.

3.3.1.4. Hidrosadenitis

Es una infección de las glándulas apocrinas situadas en las axilas. Está causada por un estreptococo o un estafilococo. Se manifiesta por nódulos inflamatorios dolorosos, profundos que se reblandecen para formar abscesos. Esta afección puede ser recidivante y convertirse en crónica.

► TRATAMIENTO

Es idéntico al de las foliculitis. Si las lesiones son profundas es necesario recurrir a la cirugía. La antibioterapia sistémica se aplica según el antibiograma.

3.3.1.5. Erisipela

Está producida por una infección estreptocócica.

Se forman placas rojas, calientes y edematosas localizadas en la cara, pero también en las piernas si existe insuficiencia venosa. Las manifestaciones cutáneas se acompañan de fiebre que puede ser elevada y de escalofríos, lo que orienta el diagnóstico.

Puede desarrollarse secundariamente una inoculación externa (picadura, traumatismo, ulceración crónica), una rinitis o una otitis. El alcoholismo es un factor desencadenante o agravante.

► TRATAMIENTO

Es indispensable la administración parenteral de antibióticos (penicilina G).

3.3.1.6. Dermatosis de las piscinas

Es una dermatosis infecciosa producida por *Pseudomonas aeruginosa* y que afecta prioritariamente a los adolescentes. Es consecuencia de un baño en una piscina colectiva calentada o en un jacuzzi. Aparece dos días después del baño en forma de erupción pustulosa y pruriginosa en el tronco, las axilas, las nalgas. El bacilo resiste una temperatura de 40°C y concentraciones moderadas de cloro. La erupción puede desaparecer espontáneamente en 10 días.

► TRATAMIENTO

Se aplican generalmente soluciones antisépticas o antibióticas (Primixine®, Gentaline®).

3.3.2. Dermatosis virales

3.3.2.1. Herpes labial

Está causado por el virus *Herpes simplex* tipo I, que se transmite por contacto directo a través del líquido de las vesículas o de la saliva. Se caracteriza al inicio por una sensación de quemadura y de picor en el borde externo del labio. Se desarrolla posteriormente un eritema caliente, seguido en 24-48 horas de vesículas llenas de líquido, y que confluyen rápidamente. Son sustituidas por unas costras amarillentas que se acaban cayendo. El proceso continúa con una o dos semanas sin prurito, y la afección desaparece sin dejar marcas, aunque es frecuentemente recidivante. El herpes labial se desencadena o se desarrolla en el contexto de una infección general o cuando se producen modificaciones en el ambiente: el frío, la exposición solar, los períodos menstruales en la mujer, el estrés en el hombre.

► TRATAMIENTO

Nunca deben utilizarse corticoides.

Si las manifestaciones son espaciadas y esporádicas, se puede recurrir a remedios poco agresivos:

- Abrir las vesículas con ayuda de una aguja quemada.
- Efectuar toques con éter o alcohol a 60°C o una mezcla de éter-alcohol 50/50, o mezclas de aceites esenciales (Borostyrol®, Lib Arome®).
- Utilizar hexomedina o enjuagar con Rifocine® o Eludryl® colutorio.
- El iduviran sólo es activo en aplicaciones cutáneas en presencia de DMSO.
- El aciclovir lo prescribe el dermatólogo por vía oral de forma continuada durante 6 meses.

NOTA El herpes genital y el ocular no son dermatosis banales. Son objeto de consulta al especialista y deben ser tratadas con la mayor eficacia.

3.3.2.2. Herpes zóster

El virus implicado es similar al de la varicela. El herpes se manifiesta por dolores violentos y placas eritemato-vesiculosas en línea. Las vesículas se agrupan y se desarrollan a lo largo del trayecto de los nervios.

La localización es unilateral, en banda, en el tórax, la nuca, la región abdominal y lumbar.

► TRATAMIENTO

No resultan eficaces los tratamientos locales:

- El alcohol al 60% seguido de una aplicación de talco es lo menos malo.
- Los tratamientos por vía sistémica son problemáticos.
- Los antibióticos no tienen interés, la vitamina B_{12} no tiene apenas eficacia.
- El uso de corticoides es controvertido, aunque reportan una mejoría, acelerando la cicatrización e impidiendo la diseminación.

3.3.3. Dermatosis micóticas

3.3.3.1. Micosis por dermatofitos

Están causadas por *Epidermophyton* y *Trichophyton rubrum*, hongos queratinófilos. Se manifiestan por placas eritematosas y en ocasiones escamosas. Todas son objeto de consulta al dermatólogo.

- ***Pie de atleta***

Su localización se limita a la zona que queda entre los dedos de los pies. Es la enfermedad de las piscinas y del calzado de material plástico hermético. Su evolución puede llevar a una sobreinfección, una inflamación, un prurito con aparición de una superficie erosionada roja y supurativa.

- ***Eczema marginal de Hebra***

Comienza en el pliegue inguinal y se extiende hacia los muslos bordeando los órganos genitales.

- ***El herpes circinado***, a pesar de su nombre, no es una dermatosis viral, pero presenta las mismas características que el herpes. Afecta a las partes descubiertas del cuerpo. La contaminación se produce del animal al hombre.

► TRATAMIENTO

Consiste en aplicaciones locales de Daktarin®, de Pévaryl® o simplemente de tintura de yodo. El tratamiento con antifúngicos es de cuatro semanas, una semana más de la aparente curación clínica.

En los casos rebeldes se puede recurrir a la griseofulvina por vía oral en tratamiento prolongado durante 6 meses.

3.3.3.2. Candidiasis

Están causadas por *Candida albicans,* levadura saprofita del tubo digestivo que puede diseminarse y multiplicarse fuera de su hábitat por diversas causas: embarazo, diabetes, déficits inmunitarios congénitos o adquiridos, tratamientos con corticoides, antidepresivos, estrógenos, antibióticos.

La infección se mantiene y se agrava por:

- la humedad;
- los jabones líquidos de pH ácido;
- los dermocorticoides.

Entre las candidiasis, encontramos:

- los intertrigos, para los que no deben usarse pomadas o cremas, sino polvos o soluciones;
- las candidiasis genitales recidivantes. Se tratan con óvulos o comprimidos ginecológicos durante 4 a 6 semanas;
- el muguet (ver Lactante);

– las boqueras (ver Anciano);
– las onicosis y las perionicosis (ver Capítulo «Productos para las uñas»).

► TRATAMIENTO

Se utilizan dos clases de sustancias terapéuticas de aplicación local:

– los antibióticos específicos para levaduras: nistatina, pimaricina, amfotericina B;
– los antifúngicos de la clase de los azoles: clotrimazol, miconazol, econazol, isoconazol, que son útiles para tratar todas las micosis superficiales. Atención: estos antifúngicos pueden inducir resistencias cruzadas.

El éxito de los antifúngicos de uso tópico depende de:

– su modo de acción. Se utilizan a dosis fungistáticas y no fungicidas. No son tóxicos para las células de huésped, y producen una disminución lenta y progresiva del número de microorganismos. Por ello es necesario mantener el tratamiento durante períodos suficientemente prolongados;
– su selectividad. Son activos en las infecciones por dermatofitos o por levaduras. Por ello es necesario un examen de laboratorio para identificar el agente causal. Esto explica el éxito de los benzimidazoles, cuya actividad es polivalente;
– la ausencia de corticoides. Los corticoides mantienen las micosis, modificando su sintomatología clínica y diseminándolas.

3.3.3.3. Pitiriasis versicolor

Es una micosis muy frecuente, causada por *Pityrosporum orbiculare,* levadura lipófila y estrictamente queratinófila. Provoca una inhibición de la melanogénesis puramente funcional, de manera que los melanocitos quedan intactos. La afección aparece después de una exposición solar en forma de zonas blancas puntiformes. Es reversible y no es contagiosa por contacto. Algunos factores favorecen las recidivas: seborrea, hiperhidrosis, embarazo, dermocorticoides, calor húmedo.

► TRATAMIENTO

Pévaryl® o Daktarin® o Selsun® en spray después de la limpieza con Mercryl®. Las manchas acrómicas se repigmentan en unos meses con exposición a la luz solar o artificial.

3.3.4. Dermatosis alérgicas

Pueden estar causadas por reacciones tipo I, II, III, o IV.

No existe una terapéutica eficaz para ninguno de los tipos de reacción, salvo la prevención del contacto con el alergeno, por lo que resulta indispensable su identificación.

La supresión del alergeno puede resultar un tanto simple: es el caso de las alergias por contacto profesionales, las alergias a los medicamentos, a los alimentos; sin embargo, la supresión del contacto no siempre va acompañada de una mejoría inmediata cuando el alergeno queda almacenado en los tejidos: es el caso de las alergias microbianas o micóticas, las alergias a los ácaros, al polvo, al polen, al moho.

Cuando la identificación es imposible, existen algunas medidas:

- impedir la degranulación de los mastocitos;
- evitar la síntesis de histamina;
- inhibir la secreción de mediadores aumentando la tasa de AMPc por estimulación de los receptores β-adrenérgicos de la superficie celular;
- combatir la acción de los mediadores a nivel de los receptores;
- inducir una tolerancia del organismo frente al hapteno.

3.3.4.1. Eczema

Es la más frecuente de las dermatosis.

Se caracteriza por:

- un prurito;
- un eritema muy breve, edematoso;
- la aparición de vesículas. La vesícula es la lesión elemental del eczema. Puede ser minúscula, en el límite de la visibilidad, o mucho más grande, del tamaño de una cabeza de alfiler. Cuando varias vesículas confluyen dan lugar a la formación de una bulla;
- la ruptura de las vesículas dejan escapar una serosidad clara que contiene linfocitos. Esta serosidad se deseca para formar costras que se acaban descamando;
- en ocasiones producen una hiperqueratosis descamante.

Existen varios tipos de eczemas según el agente causal y la localización. Además del eczema de contacto, entran dentro de esta categoría el eczema constitucional del lactante (ver «Dermatitis atópica») y el eczema atópico del adulto.

► TRATAMIENTO

Clásicamente, el tratamiento de un eczema utiliza los siguientes medicamentos:

- **Los antihistamínicos anti-H1** se utilizan sobre todo por vía sistémica. Existen 25 antihistamínicos diferentes, pero sólo 6 son susceptibles de ser utilizados por vía tópica. Además, los antihistamínicos pueden, por sí mismos, inducir reacciones alérgicas en el sujeto predispuesto.
- **El suero fisiológico o las aguas termales** para calmar el prurito y limpiar la superficie afectada.
- **El cromoglicato de sodio** impide la degranulación de los mastocitos tisulares y la aparición de reacciones de hipersensibilidad inmediatas.
- **Los corticoides** son sólo un medio, nunca deben ser un fin, y sólo es razonable su utilización para permitir al enfermo atravesar un momento difícil y procurarle un alivio. Se administran por vía tópica utilizando moléculas no fluoradas (Locapred®, Locoid®) para la cara y moléculas fluoradas para el resto del cuerpo.

  Los efectos sistémicos provocados por la corticoterapia tópica son escasos, puesto que la capa córnea se comporta como un reservorio frente a sustancias lipófilas como los corticoides y porque se reabsorben poco a nivel de la dermis. La absorción sistémica se calcula que alcanza el 1-3% en el caso de una piel sana, aunque puede alcanzar valores mucho más elevados en el caso de una piel lesionada.

  Los mayores inconvenientes consisten en:

  - un efecto rebote al suspender el tratamiento;
  - una sobreinfección de las lesiones;

- un desecamiento de la superficie cutánea;
- marcas indelebles cuando el tratamiento se prolonga un período largo de tiempo.

- **Las soluciones antisépticas** permiten evitar las sobreinfecciones. Si las lesiones son demasiado difusas o están infectadas, se prescribe una antibioterapia sistémica.

3.3.4.2. Urticaria

Es una manifestación de la alergia humoral a un antígeno circulante. La reacción puede desencadenarse por un mediador químico introducido por vía digestiva.

Se caracteriza por la presencia de pápulas edematosas rosadas, que confluyen en placas que apenas se notan al tacto, acompañadas de un prurito importante. Puede observarse un solo brote o numerosos brotes durante una semana o más.

Las causas son numerosas:

- Alimentarias (charcutería, queso, pescado, crustáceos, huevos, etc.).
- Medicamentosas (aspirina, penicilina, etc.).
- Biológicas (contacto con vegetales o animales urticantes, polen, pelos, moho).
- Vacunas unos días antes de la erupción.

► TRATAMIENTO

- Antihistamínicos anti-H1 por vía oral (Zirtec®, Clarityne®, Hismanal®, Primalan®)
- Si el prurito es muy intenso y muy molesto, se puede aconsejar Parfénac®, Eurax®
- Si la urticaria se acompaña de fiebre y/o de dolores abdominales, es necesario orientar al paciente hacia un médico.

3.3.5. Dermatosis diversas

3.3.5.1. Psoriasis

Se trata de una dermatosis crónica bastante frecuente (1 al 2% de la población) que evoluciona por brotes intercalados por fases de remisión.

Se caracteriza por la presencia de placas eritemato-escamosas bien delimitadas y localizadas en los codos, las rodillas, el cuero cabelludo, la región lumbo-sacra. Se cubren de escamas blancas que se desprenden con el rascado. Debajo se encuentra una fina película despegable, y después la dermis con pequeños vasos que supuran. El prurito es raro.

La psoriasis se debe a una aceleración del recambio de las células epidérmicas que se acumulan a nivel de la capa córnea sin perder su núcleo, lo que conlleva una hiperqueratosis y una acumulación de escamas. La causa de esta dermatosis es poco conocida, pero se han podido identificar factores que la favorecen, que son de tipo hereditario, infeccioso (infecciones por estreptococo hemolítico), metabólico (anormalidades lipídicas, diabetes), psíquico.

► TRATAMIENTO

Es una enfermedad incurable pero sus síntomas se pueden tratar con:

- La **PUVA-terapia**, que consiste en exponer al sujeto a los rayos ultravioleta A después de aplicar sobre las zonas afectadas 8-metoxipsoraleno o **meladinina**.

Las sesiones de radiación (25 a 30) se efectúan en 3 ó 4 semanas. Consiguen una mejoría en el 80% de los enfermos. Posteriormente se continúa con un tratamiento de mantenimiento de 1 a 2 sesiones por semana. Este tratamiento no está exento de efectos secundarios ligados a la utilización de los psoralenos: sequedad de la piel, fotosensibilización y riesgos no despreciables de aparición de cánceres cutáneos.
- El **ditranol** (Anaxeryl®) en pomada.
- Los **retinoides**, en particular **la acitretina** (Soriatane®) con todas las precauciones que se deben tomar tras la administración de este producto, en particular, la contracepción obligatoria en la mujer.
- El **calcipotriol** (Daivonex®) o vitamina D_3. El resultado es positivo en 2 semanas. Debe mantenerse el tratamiento durante 6 a 8 semanas.
- Los **antimitóticos**: cariolisina, metotrexate.
- Los **dermocorticoides** después de la eliminación de las escamas con ácido salicílico.

Cuando las placas de hiperqueratosis están bien localizadas, es útil tratarlas con el empleo de queratolíticos, como el ácido salicílico al 10% en ungüento de Roche-Posay o con vaselina.

3.3.5.2. *Rosácea y cuperosis*

La rosácea es una dermatosis benigna pero poco estética asociada a los síntomas siguientes: un eritema telangiectásico de la zona central de la cara, pápulas y en ocasiones pústulas, edema facial, una hiperplasia de las glándulas sebáceas sin seborrea.

La cuperosis es el primer estadio evolutivo de la rosácea. Se desarrolla principalmente en las mujeres de más de 40 años. Se caracteriza por enrojecimientos faciales desencadenados por las emociones y los cambios de temperatura, después de una comida especiada y del consumo de bebidas alcohólicas. Se puede reducir su impacto chupando un trozo hielo (*ice chip therapy*). El enfriamiento rápido de la cavidad bucal produce una vasoconstricción facial que limita el enrojecimiento.

La causa real de esta enfermedad es desconocida. Podría existir un mecanismo inmunológico y la implicación de un ácaro, *Demodex folliculorum*. Es una enfermedad vascular primitiva del sistema venoso de la cara.

► TRATAMIENTO

- Los vasoconstrictores vegetales (hamamelis, meliloto) no consiguen, médicamente hablando, más que resultados decepcionantes. Están excluidos, evidentemente, los productos irritantes, mientras que el empleo de suavizantes, mucílagos y emolientes puede ser beneficioso.
- En el tratamiento de la **cuperosis** se incluyen:
  - la electrocoagulación;
  - la crioterapia con nieve carbónica;
  - el láser de argón.
- **La rosácea** se trata generalmente por vía oral: las ciclinas, los retinoides en el caso de rosácea pustulosa, o el metronidazol (Rosex®, Rozagel®) en aplicación tópica.

Se pueden aconsejar cremas de tipo A/O, leches desmaquillantes. Es conveniente aplicar pulverizaciones de agua termal, protegerse de sol con productos de índice elevado, suprimir los excitantes (especias, café, té), no utilizar corticoides. Los sedantes ligeros son en ocasiones beneficiosos.

3.3.5.3. Dermatitis seborreica

Se caracteriza por lesiones escamosas y pruriginosas en la nariz, la base de las cejas, el borde del cuero cabelludo. Se observan placas amarillentas o eritematosas cubiertas de escamas.

No existe relación entre la secreción sebácea y la aparición de estos brotes, aunque esta dermatosis se desarrolla sobre todo en las regiones en las que las glándulas sebáceas son más numerosas. Los factores agravantes son la fatiga y la emoción, que pueden desencadenar los brotes.

La causa sigue siendo desconocida. Actualmente parece que hay consenso en responsabilizar a la proliferación de *Malassezia furfur*, por lo que esta dermatitis debería clasificarse entre las micosis.

► TRATAMIENTO

- Lociones queratolíticas para eliminar las escamas (ácido salicílico al 2%).
- Champús a base de piritionato de cinc o de disulfuro de selenio.
- Antifúngicos del grupo de los azoles (Ketoderm®).

3.3.5.4. Histiocitofibroma

Es un tumor pequeño, redondo y bien delimitado, muy cerrado a la palpación, de color rojizo que puede virar a marrón. Se asienta muy frecuentemente en los miembros inferiores. Está constituido por histiocitos y fibroblastos, y nunca degenera. Puede desaparecer espontánea pero lentamente. Si está situado en un lugar propicio a sufrir roces, es preferible eliminarlo para evitar las escoriaciones y las infecciones. Es raro encontrar varios en el mismo individuo.

3.3.5.5. Molluscum pendulum

Son pequeños tumores benignos que se desarrollan en uno o dos días en el cuello, en ocasiones en la cara, en las axilas o en los pliegues inguinales. Se caracterizan por tener una extremidad hinchada unida a la piel por un pedúnculo. Rojas en el momento de su formación, se vuelven enseguida del color de la piel. Su tamaño es variable de 1 mm a varios milímetros de diámetro. Se multiplican con bastante frecuencia en el mismo individuo. Se pueden estrangular para conseguir su caída. El dermatólogo corta el pedúnculo a ras de piel con bisturí eléctrico.

3.4. Ancianos

Las dermatosis de las personas de edad, con excepción del herpes zóster que les afecta posiblemente más que al adulto, son bastante específicas de las modificaciones de la capa córnea. Con la edad, la piel se recubre de una multitud de pequeños tumores, que se vuelven hiperqueratósicos y desarrollan hipo e hiperpigmentaciones.

3.4.1. *Verrugas seborreicas*

Son pequeños tumores queratósicos que se desarrollan en las partes descubiertas, la cara, los pies, las piernas, la espalda. Tienen un ligero relieve, de color beige a marrón y su superficie se elimina fácilmente por rascado. Son muy benignas y nunca degeneran.

► TRATAMIENTO

Es exclusivamente quirúrgico por parte del dermatólogo, por destrucción con nitrógeno líquido o nieve carbónica o por electrocoagulación. Ningún preparado tópico las puede hacer desaparecer.

3.4.2. *Puntos rojos o angiomas estelares*

Aparecen en el tronco, el cuello, en ocasiones en la cara. Son discretos porque su superficie es muy reducida. Se deben a una hipertrofia localizada de una arteriola.

► TRATAMIENTO

El perjuicio estético no es muy importante y puede no ser necesario tratarlas. Se pueden eliminar por electrocoagulación.

3.4.3. *Queratosis*

Se caracterizan por un engrosamiento de la capa córnea más o menos importante y siempre localizado.

Las queratosis seniles se asientan sobre las regiones expuestas a la luz y fundamentalmente al sol. Al principio son simples manchas amarillas o marrones que se recubren progresivamente de una capa queratósica, seca, dura, muy adherente. Pueden evolucionar hacia la aparición de un cáncer cutáneo y es necesario tratarlas para evitar la degeneración. Se eliminan con nieve carbónica, nitrógeno líquido o electrocoagulación.

Las hiperqueratosis como los callos o las durezas se tratan con queratolíticos, representados en particular por el ácido salicílico asociado al ácido láctico, y por los retinoides. También puede eliminarlas el podólogo.

3.4.4. *Aftas*

Las aftas son propias de todas las edades, pero se desarrollan más frecuentemente en las personas mayores que utilizan prótesis dentales. Son pequeñas ulceraciones superficiales de la mucosa bucal, de 3 a 5 mm de diámetro, de fondo amarillento, rodeado de una zona eritematosa. La zona es muy dolorosa.

Se ha confirmado la hipótesis inmunitaria de la enfermedad aftosa. Cicatrizan en un período de 6 a 15 días, pero si la afección es muy molesta es necesario tratarla lo más rápidamente posible.

▶ TRATAMIENTO

Consisten en enjuagues bucales con aspirina 500 mg en medio vaso de agua o en la aplicación de Eludril® colutorio puro en toques, o en la aplicación, con ayuda de un aplicador de una mezcla 50/50 de tintura de yodo y glicerina.

Puede utilizarse Betneval® bucal.

Se recomienda suprimir las nueces, el vinagre, las especias y los frutos secos.

3.4.5. Boqueras

Es un intertrigo debido a *Candida albicans* que se asienta en las comisuras labiales. Se observan lesiones de un color rojo vino rodeadas de una corona blanca rica en levaduras y muy pruriginosa.

▶ TRATAMIENTO

El de las candidiasis: baños de alcalinos y antifúngicos azólicos.

10

Pigmentación y productos solares

1. Irradiación solar

El sol proporciona un cierto número de radiaciones llamadas radiaciones actínicas. No todas llegan al suelo. Las radiaciones que recibimos se distribuyen de la manera siguiente:

ultravioleta				visible	infrarrojo
C	B	A-II	A-I		
← 280 ↔	320 ↔	340 ↔	400 ↔		800 nm →

Los UV C y las longitudes de onda más cortas son retenidos por la capa de ozono. Sólo llegan a nivel del suelo alrededor del 2%. De ello deriva la importancia de mantener la integridad de esta capa en la alta atmósfera. Los UV C son producidos artificialmente en las lámparas germicidas.

Los UV A y B representan alrededor del 12% de las radiaciones actínicas incidentes. Aumenta un 15% por cada 1.000 m de altitud, de forma que a 3.000 m la proporción de UV habrá aumentado un 45%, con lo que la piel recibirá cerca del 18% de UV.

Los UV A se dividen actualmente en UV A cortos (A-II) de 320 a 340 nm y en UVA largos (A-I) de 340 a 400 nm.

La parte visible representa alrededor del 36% de las radiaciones emitidas.

El infrarrojo constituye la parte más importante de radiación solar y la temperatura de la superficie de la tierra sería demasiado elevada si las radiaciones infrarrojas no fueran filtradas por el vapor de agua contenido en la atmósfera.

La cantidad de energía emitida es inversamente proporcional a la longitud de onda, por lo que las longitudes de onda más cortas serán las más energéticas. Disminuye con el ángulo con el que inciden las radiaciones; por ello la irradiación solar será más intensa en las horas de día en las que el sol está en su punto más alto o próximo a esta posición.

Las radiaciones actínicas son reflejadas por las superficies que no las absorben o las absorben poco: la arena, la nieve, el agua, las superficies lisas y claras. Por ello, el sol puede ser peligroso incluso bajo una sombrilla.

2. *Pigmentación*

2.1. Mecanismo

La pigmentación se desarrolla en función del tipo de rayo recibido por la piel y de la cantidad de energía. Se produce gracias a las melaninas sintetizadas por los melanocitos, que son gruesas células dendríticas situadas en la capa basal de la epidermis. Los melanocitos contienen orgánulos específicos, los melanosomas, en el seno de los cuales tiene lugar la síntesis de las melaninas. Los melanocitos son capaces de transmitir sus melanosomas a los queratinocitos vecinos. Una unidad melanocitaria está constituida por un melanocito asociado a unos 36 queratinocitos.

Los melanosomas, por la mediación de los queratinocitos, migran posteriormente hasta la superficie de la piel.

Los melanocitos se reproducen con dificultad. Su número queda fijado en el nacimiento y comienzan a funcionar y a producir melanina lentamente. Por ello, la piel de tipo negroide se oscurece después de varios meses después del nacimiento. Los melanocitos están distribuidos por todo el cuerpo, excepto en las palmas de las manos y en las plantas de los pies. Tampoco se encuentran en las mucosas. Contrariamente a lo que se podría suponer, el número de melanocitos no es proporcional al color de la piel. Lo que difiere es su funcionamiento en particular, y también la forma y el contenido de los melanosomas.

La **transferencia** de los melanosomas de los melanocitos a los queratinocitos se efectúa por tres mecanismos:

– Por citofagocitosis. El queratinocito fagocita la extremidad de la dendrita melanocitaria.

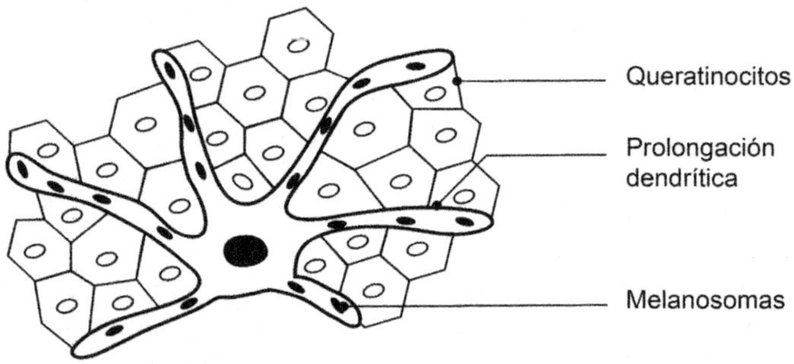

Figura 17 Unidad melanocitaria.

- Por inyección directa del melanosoma al queratinocito.
- Por liberación del melanosoma en el espacio intercelular y posterior captura por el queratinocito.

Los melanosomas sufren un fenómeno de **maduración** a lo largo de su migración. Los **eumelanosomas** sintetizan la eumelanina, que pasa por 4 estadios:

- En el estadio I son redondos y están dotados de una actividad tirosinasa débil.
- En el estadio II se vuelven ovales y desarrollan una actividad tirosinasa intensa.
- En el estadio III son ovales y sintetizan la eumelanina en cantidad importante.
- En el estadio IV son ovales, maduros, opacos a los electrones.

Los **feomelanosomas** sintetizan la feomelanina y pasan por dos estadios:

- En el estadio I son redondos y se presentan como vesículas claras a los electrones.
- En el estadio II son redondos, maduros y desarrollan un material denso a los electrones con una actividad dopaoxidasa en el exterior de las microvesículas.

2.2. Razas

Existen tres razas principales diferenciadas por la pigmentación (Figura 18):

- **Los célticos** son rubios o pelirrojos de piel blanca no pigmentada puesto que poseen muy pocos melanosomas. Estos melanosomas se destruyen perdiendo progresivamente la melanina a lo largo de la migración de los queratinocitos hacia la superficie. En la escala de los fototipos son considerados como no bronceables y que siempre se queman.
- **Los caucásicos** son blancos de piel clara o mate. Los melanosomas son numerosos y cargados de melanina. Cuanto más importante sea la exposición solar, más posibilidades tienen de migrar a la superficie de la piel, consiguiendo así el bronceado. Cuando llegan a la superficie de la piel, la melanina se libera. Se forma en mayor o menor cantidad en función de la estimulación del melanocito.

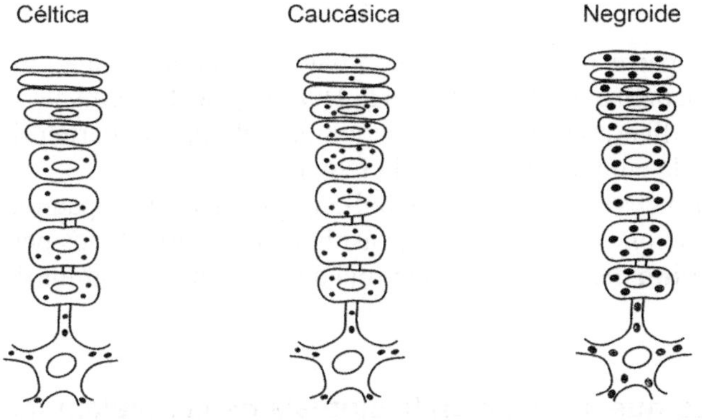

Figura 18 Representación esquemática del comportamiento de los melanosomas según las razas.

- **Los negroides** son negros en mayor o menor medida. Los melanosomas son muy numerosos y llegan intactos a la superficie de la piel. Se despliegan y colorean la piel de manera muy intensa.

2.3. Melaninas

Las melaninas son polímeros que pigmentan la piel, el vello y los cabellos, el iris del ojo. Desde el punto de vista químico, todas ellas derivan de la tirosina y presentan distintos colores:

- **la eumelanina** es un pigmento marrón;
- **la feomelanina** es un pigmento rojo.

Los célticos sintetizan principalmente feomelanina, pigmento no protector y potencialmente cancerígeno, por lo que tienen dificultades para broncearse. Los caucásicos poseen los dos tipos de pigmentos, cuyas proporciones relativas influirán en la tonalidad de la piel. Los negros sólo sintetizan eumelanina.

Según la intensidad de la pigmentación, la población mundial se distribuye en 6 fototipos:

Fototipo	**I**	no se broncean	célticos
	II	bronceado ligero	caucásicos
	III	bronceado medio	caucásicos
	IV	bronceado oscuro	caucásicos
	V	piel naturalmente morena	caucásicos morenos
	VI	piel negra	negroides

Las pieles asiáticas, llamadas «amarillas», pueden estar incluidas en el grupo de los caucásicos. Sus melanosomas tienen, sin embargo, una forma y una maduración particular. La eumelanina llega a la superficie cutánea permanentemente, pero en pequeña cantidad. Su producción aumenta con la exposición solar.

2.4. Síntesis de las melaninas (Figura19)

Se forman a partir de la tirosina, que bajo la acción de una enzima, la tirosinasa, asociada a su coenzima, el cobre, forma la DOPA, y posteriormente la dopaquinona. La síntesis es específica a partir de la dopaquinona, de la que parten dos vías de síntesis diferentes: la de la eumelanina y la de la feomelanina.

La eumelanina es un polímero de indol-5,6-quinona y de dopaquinona. Este polímero absorbe las radiaciones UVB, y protege así la piel en parte de los perjuicios del sol.

La feomelanina debe su coloración roja a la presencia de aminoácidos azufrados en su molécula.

2.5. Factores que influyen en la síntesis de las melaninas

En la formación de la melanina intervienen numerosos factores.

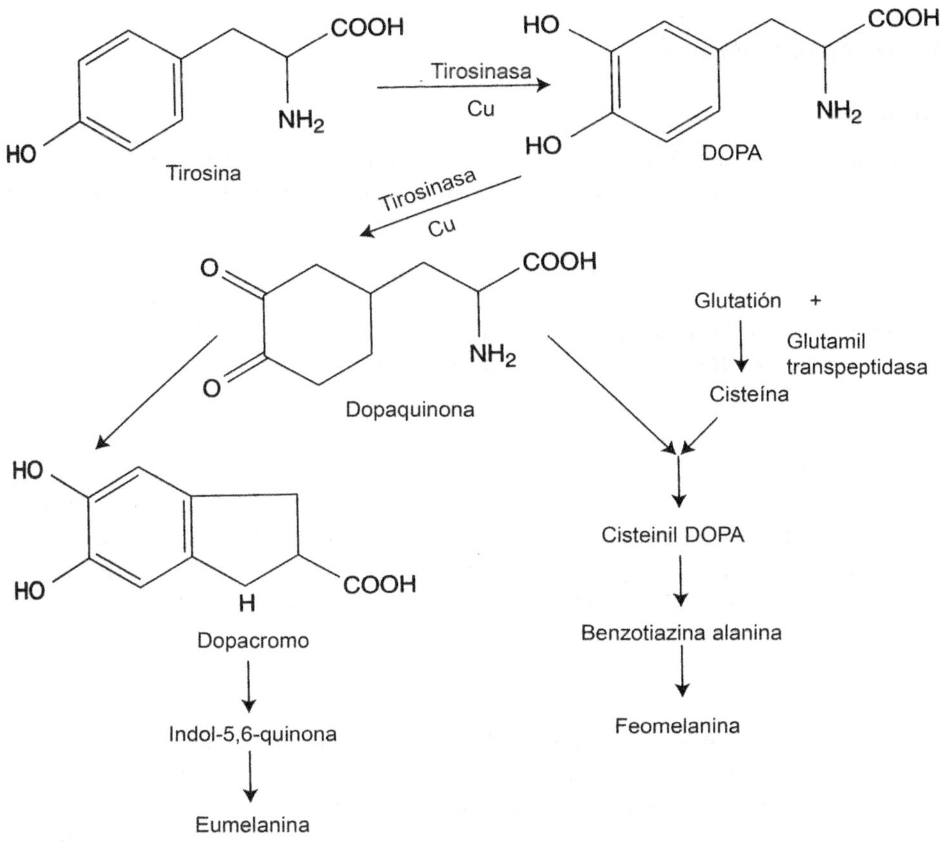

Figura 19 Esquema de síntesis de las melaninas.

- **El azufre** presente en el melanocito va a permitir la transformación del glutation en cisteína bajo la acción de una glutamiltranspeptidasa. La cisteína combinada con el dopacromo conducirá a la formación de la feomelanina.
- **La MSH** (*melanin stimulating hormone*), péptido hipofisario, estimula la proenzima inactiva de la tirosinasa.
- **La ACTH** (*adreno corticotropic hormone*), también de origen hipofisario, acelera la melanogénesis.
- **Los estrógenos** aceleran la melanogénesis por acción directa o por intervención de las hormonas hipofisarias.
- **Las prostaglandinas** E2 y D2 estimulan la melanogénesis.
- **La vitamina D3** activa la fosfolipasa que ayuda a la formación de ácido araquidónico. Éste conduce a la formación de prostaglandinas que estimulan la división de los melanocitos.
- **Los corticoides** disminuyen la síntesis de melanina.

2.6. Problemas de la pigmentación

2.6.1. Hipopigmentaciones

► VITÍLIGO

Se manifiesta por manchas despigmentadas que alternan con zonas pigmentadas normalmente. Resultan de la falta de diferenciación de los melanocitos o de su destrucción, probablemente por reacción autoinmune. La causa no es conocida.

► CANOSIDAD

Se caracteriza por la presencia de cabellos blancos, que resulta de la destrucción o de la degeneración de los melanocitos del bulbo piloso a lo largo del proceso de envejecimiento.

► FENILCETONURIA

El melanocito está intacto, pero no puede sintetizar la melanina porque existe un exceso de fenilalanina (no metabolizada correctamente) que compite con la tirosina. Se puede constatar un déficit de transferencia del melanosoma por parte del melanocito. Los niños afectados de fenilcetonuria tienen la piel muy blanca y los cabellos de color rubio pálido.

► ALBINISMO

Es la ausencia de síntesis de melanina. No hay ninguna pigmentación de la piel, los cabellos, el iris. Los cabellos son blancos, y la piel también. Los ojos son rojos, ya que el iris únicamente está coloreado por los capilares sanguíneos.

2.6.2. Hiperpigmentaciones

► LENTIGOS SENILES

Se trata de placas hiperpigmentadas que se desarrollan en las pieles envejecidas más frecuentemente expuestas al sol. Pueden alcanzar diámetros relativamente importantes de 1 cm o más en los sujetos muy añosos. Se deben a un hiperfuncionamiento de los melanocitos.

► EFÉLIDES

Son puntos hiperpigmentados de pequeño tamaño que se desarrollan en la nariz y en las mejillas pero también en los miembros y en la espalda de los sujetos de piel clara de tipo céltico. Son debidos a una distribución irregular de los melanocitos.

► MELASMA O CLOASMA

Llamados vulgarmente «máscara del embarazo» esta hiperpigmetación aparece generalmente en la cara (frente, contorno de la boca, parte alta de las mejillas) y en el cuello.

Su desarrollo está ligado a un desequilibrio hormonal en favor de los estrógenos en algunas mujeres. Desaparece algunas semanas después del parto, pero puede reaparecer con cada embarazo. Se acentúa por la exposición solar. Estas manchas pigmentarias pueden también desarrollarse en las mujeres en tratamiento con anticonceptivos o con terapia estrogénica sustitutiva.

► DERMATITIS EN COLGANTE

Se puede observar después de la aplicación de un perfume que contenga esencia de bergamota. Se trata de manchas pardas que aparecen en las zonas de aplicación del perfume, en ocasiones largas y difusas cuando el perfume se pulveriza. La denominación «en colgante», muy antigua, corresponde al modo de utilización del perfume, que consiste en aplicar una gota de perfume en la mitad del escote. La mancha que aparece seguidamente toma la forma de un colgante.

► HIPERPIGMENTACIONES CICATRICIALES

Se observan después de quemaduras en pequeñas superficies. Se deben a la explosión de los melanosomas que liberan su melanina brutalmente en la capa córnea.

3. Activadores y generadores de la pigmentación

3.1. Fotodinamizadores

Actúan a nivel de la formación de la melanina.

3.1.1. Fotosensibilizantes

Durante mucho tiempo se han utilizado los **fotosensibilizantes** como el **bergapteno** o 5-metoxipsoraleno o 5-MOP obtenido de la esencia de bergamota (forma parte de la composición de numerosos perfumes).

Es una furocumarina: sustancia fotosensibilizante que rebaja el umbral de reacción de los melanocitos a la radiación UV. Un melanocito sensibilizado reacciona bajo la influencia de una cantidad de energía menor. Será, por tanto, sensible a las radiaciones UVA y visibles, con lo que se producirá una excitación rápida y precoz del melanocito.

Estos productos están actualmente muy cuestionados. Pueden producir eritemas, quemaduras en los sujetos de piel muy clara y provocar, además, fotoalergias en algunos individuos. Por tanto, no son productos seguros y su venta se realiza exclusivamente en las oficinas de farmacia. La pigmentación aparece después de un tiempo de latencia. Este tiempo de latencia que transcurre antes de la aparición de los eritemas pueden ser el origen de fenómenos de cancerización.

El aceite esencial de bergamota se ha utilizado durante mucho tiempo en los países mediterráneos en forma de mezcla al 2% en aceite de oliva para activar el bronceado. Las pieles mates o capaces de pigmentarse con rapidez toleran mejor estas preparaciones «populares».

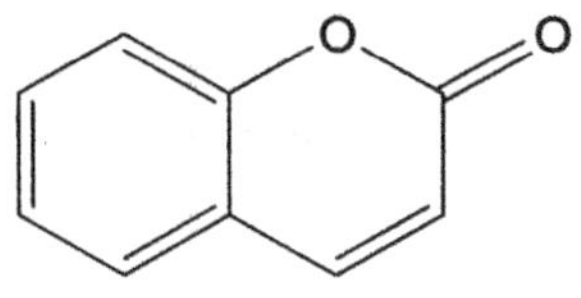

Cumarina

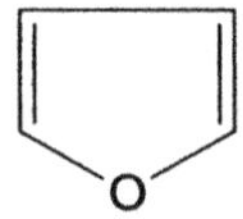

Furano

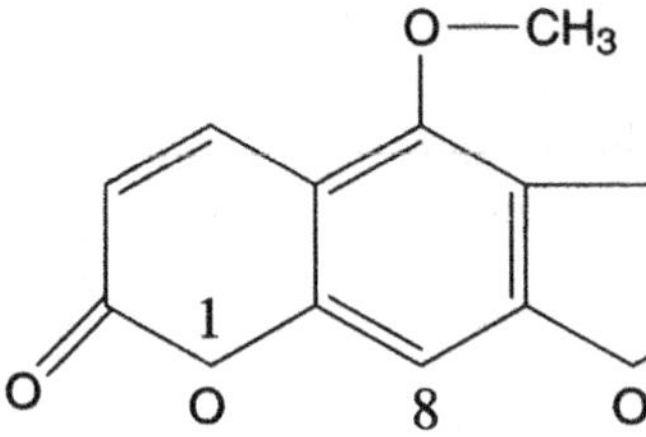

5-MOP

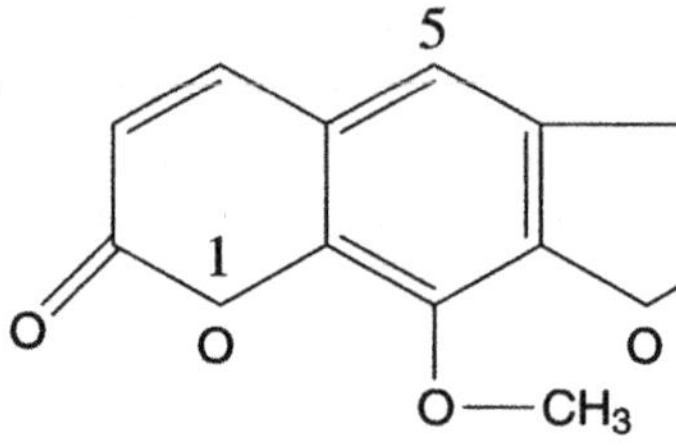

8-MOP

La utilización de bergapteno está prohibida en cosmética salvo a las concentraciones contenidas en el aceite esencial natural de bergamota.

Existen aceites esenciales de bergamota sin furocumarinas. En este caso, el poder fotodinamizador desaparece y no es posible conseguir este efecto.

El 8-metoxipsoraleno o 8-MOP es una furocumarina utilizada en dermatología para el tratamiento de la psoriasis. La PUVA terapia (o tratamiento con psoraleno + UV A) se basa en la capacidad que tienen los rayos UV de detener la queratinización anárquica que se produce en la psoriasis. Los queratinocitos anormales son sensibles a los UV A poco energéticos gracias a la presencia de psoraleno administrado por vía tópica o por ingestión. Los servicios de dermatología utilizan para ello cabinas recubiertas de lámparas de rayos UV A durante un tiempo determinado en función de la dermatosis que se va a tratar. Esta terapia, que reduce rápidamente la psoriasis, no está exenta de riesgos: fotosensibilización, y a la larga, cáncer cutáneo.

3.1.2. Derivados de la tirosina

Las sustancias que son capaces de sustituir al 5-MOP están actualmente muy de moda. Se trata de la **tirosina** y de sus derivados, en particular la **N-acetiltirosina, la oleiltirosina** y **la maliltirosina**. Bajo la acción de una esterasa, estas moléculas liberan *in situ* tirosina que puede sumarse a la tirosina endógena para participar en la formación de melanina. Los ensayos de eficacia realizados *in vivo* han mostrado un ligero aumento de la intensidad de la pigmentación. Estas moléculas se incorporan en productos para después del sol con el fin de prolongar el bronceado, en asociación a un autobronceado artificial o en los antisolares.

3.1.3. Precursores de la melanina

Los **precursores de la melanina** tienen como objetivo acelerar la aparición de la pigmentación. Se encuentran en el mercado polímeros de composición parecida a la eumelanina obtenidos por biotecnología o por transformación química de la aloína extraída de los aloes. Estas «melaninas» son blancas y sólo inducen la coloración cuando se aplican en la piel.

3.2. Autobronceadores artificiales

No están implicados en la síntesis de melanina.

3.2.1. DHA («bronceado artificial»)

La pigmentación artificial de la piel se obtiene gracias a la DHA (dihidroxiacetona o propanodiolona) y, en menor grado, a su isómero, el gliceraldehído.

$$\underset{\text{DHA}}{CH_2OH—CO—CH_2OH} \rightleftharpoons \underset{\text{gliceraldehído}}{CH_2OH—CHOH—CHO}$$

La coloración resulta de la combinación entre la DHA y los aminoácidos de la piel que, por la reacción de Maillard, conduce a la formación de polímeros coloreados: los **melanoides**.

Los melanoides se forman también por interacción entre los aminoácidos y compuestos cetónicos o aldehídicos.

La coloración se desarrolla en 6 horas. Es superficial pero semipermanente, puesto que se produce una combinación con los aminoácidos de los corneocitos. Desaparece en 6 días por efecto de la descamación. Hay que renovar las aplicaciones regularmente y para que se inicie la coloración se necesitan 2 aplicaciones con 6 horas de intervalo. La aparición de la coloración está favorecida por el calor.

La coloración obtenida no siempre es muy regular y se encuentra reforzada a nivel de las zonas córneas (codos, talones, rodillas). Tapar estas zonas antes de la aplicación permite paliar este inconveniente.

Los melanoides son muy poco protectores, por lo que hay que asociar filtros solares a la DHA para evitar la aparición de un eritema.

La DHA es un producto inestable. Se conserva mejor en medio ácido; sin embargo, la coloración se desarrolla mejor en medio alcalino. Es necesario, por tanto, encontrar una solución de compromiso, como las formulaciones de pH 5. El acondicionamiento debe ser cuidadosamente elegido y los productos no deben someterse a un almacenamiento prolongado ni a la exposición intempestiva de calor. Después de un año el producto pierde el 50% de su actividad. Aunque se mantenga en las mejores condiciones de conservación, la presencia de DHA no tolera ningún producto aminado en la formulación. Por ello es necesario evitar principios activos proteicos o aminoácidos, o aminoalcoholes como la trietanolamina.

Los productos que contienen DHA deben obligatoriamente llevar una fecha de caducidad.

3.2.2. Eritrulosa

La eritrulosa es un azúcar que, al igual que la DHA, puede combinarse con los aminoácidos de la piel. No consigue, sin embargo, la misma intensidad de coloración.

Asociada a la DHA permite obtener un bronceado más homogéneo y de mayor duración.

3.2.3. Cantaxantina

Es un carotenoide, colorante vegetal liposoluble que colorea los lípidos de la piel tras su absorción oral. Los resultados son variables en función de la cantidad absorbida. Es el principal componente de las «pastillas para broncear». No responde a la definición de producto cosmético y se clasifica en la categoría de complemento alimentario.

3.2.4. Enobiol® solar

Se trata de una mezcla de β-caroteno, licopeno y vitamina E a los que se añade una levadura seleniada para una protección solar intensa. El producto consigue a la vez una fotoprotección y una aceleración del bronceado. El licopeno es un colorante vegetal amarillo anaranjado extraído del tomate que actúa del mismo modo que la cantaxantina. El β-caroteno y la vitamina E son antirradicales que aseguran la fotoprotección. Como la anterior, esta especialidad no responde a la definición de producto cosmético y se somete a la legislación de los complementos alimentarios.

3.3. Solariums (aparatos de bronceado UV)

Las «lámparas de broncear» se utilizan desde hace más de treinta años, pero han evolucionado mucho en su concepción y sobre todo, en el tipo de radiación que emiten. Al principio tendían a producir una pigmentación indirecta por emisión de una gran cantidad de UV B. El tiempo de irradiación era relativamente corto y los resultados, en términos de pigmentación, eran satisfactorios, pero con un riesgo de producir eritemas importante. Después de constatar la agresividad de los UV B los fabricantes han eliminado poco a poco la producción de las longitudes de onda más cortas para emitir únicamente UV A, más inofensivas. Todos los solariums y los centros de belleza, los clubes de vacaciones, los clubes de gimnasia se han provisto de este tipo de lámparas. Existen incluso lámparas de bronceado que funcionan como las lavanderías automáticas; basta con introducir una ficha para obtener una radiación UV a su gusto.

Teniendo en cuenta que los UV A no son inofensivos es necesario reglamentar su utilización para asegurar la protección del consumidor.

El decreto del 30 de mayo de 1997 clasifica los «aparatos de bronceado UV» en 4 categorías:

- Las categorías 2 y 4, que emiten a la vez rayos UV A y B, se reservan para uso terapéutico y sólo pueden ser utilizadas bajo prescripción médica y bajo la responsabilidad de un médico.
- Los aparatos de la categoría 1 se reservan a un uso profesional en el campo de la estética o del ocio. Su venta al público está prohibida. Las longitudes de onda producidas son superiores a 320 nm.
- Los aparatos de la categoría 3 pueden venderse libremente.

Pero:

Está prohibido poner estos aparatos a disposición de menores, incluidos los de la categoría 1.

Estos dos tipos de aparatos sólo se pueden poner a disposición del consumidor por personal cualificado con una formación especial. Los aparatos deben estar registrados y acompañados de todos los requerimientos técnicos que les conciernen. Deben someterse a una inspección técnica cada dos años. Su empleo sólo es legal con el uso de gafas protectoras que obedezcan las normas impuestas por el Ministerio de Sanidad. Finalmente, todo aparato debe estar acompañado de una nota explicativa sobre los peligros de la exposición a los rayos UV.

4. Inhibidores de la pigmentación – Despigmentantes

La despigmentación interviene directamente a nivel de la síntesis de la melanina.

4.1. Sales de mercurio

Son los despigmentantes más antiguos. Entran en competencia con el cobre (coenzima de la tirosinasa) e inactivan el enzima. Así detienen la melanización, por su acción a nivel de las fases 1 y 2 de la formación de la melanina. A la larga, hay una acumulación de mercurio en la epidermis que provoca una coloración grisácea. La absorción cutánea intensa y prolongada de sales de mercurio: cloruro de mercurio, cloruro de aminomercurio... provocan el hidrargirismo. Son productos tóxicos por lo que su comercialización en Europa está prohibida, pero pueden encontrarse en otros mercados extranjeros (África). La directiva cosmética europea **prohíbe** totalmente este tipo de sustancias.

4.2. Derivados fenólicos

Son reductores que inhiben la transformación de la dopa en dopaquinona. Los más utilizados se presentan a continuación.

4.2.1. Hidroquinona y ésteres de hidroquinona (metiléter, benciléter)

Estas sustancias se reservan para su uso como medicamento, y por tanto, están **prohibidas** en cosmética.

► MECANISMO DE ACCIÓN

En primer lugar ejercen una acción sobre la síntesis de la melanina cuando se emplean a concentración moderada durante un tiempo relativamente corto. Producen, por tanto, una despigmentación temporal.

Si se aumenta la concentración y la duración de la aplicación, se obtiene una despigmentación definitiva por destrucción del melanocito. Sin embargo, estas sustancias son tóxicas. El benciléter actúa sobre la espermogénesis y produce una irritación de la piel y un cierto efecto cancerígeno.

La hidroquinona se prescribe a menudo por los dermatólogos asociado al ácido retinoico, que aumenta la profundidad de la absorción cutánea, y a los corticoides, que disminuyen la inflamación. Es el **«trío despigmentante» de Kligman** cuya fórmula es la siguiente:

Hidroquinona	5
Ácido retinoico	0,10
Dexametasona acetato	0,10
Etanol	95
Propilenglicol	c.s.p. 100 g

La preparación es muy inestable. Debe añadirse un antioxidante como el ácido ascórbico o el BHA y conservarla protegida de la luz.

NOTA La especialidad Leucodinine B®, actualmente comercializada para el tratamiento de las hiperpigmentaciones melanínicas adquiridas, contiene un 10% de metiléter de hidroquinona (mequinol).

4.2.2. 4-n-Butilresorcinol

El 4-n-butilresorcinol o Rucinol® es una molécula que ha aparecido en el mercado recientemente y que se puede utilizar en cosmética. Inhibe la tirosinasa y reduce de esta manera la cantidad de melanina producida. Inhibe además de forma específica la *tirosinase related protein 1* (TRP-1), que cataliza la transformación de DHICA (isómero de la dopaquinona) en ácido carboxílico de indol-quinona. Disminuye así la producción de melanina. Es más potente que la hidroquinona.

4.2.3. Antioxidantes

Los antioxidantes de origen natural tienen una eficacia limitada, sobre todo la **vitamina C** (antiguas cremas al limón). Reduce la melanina ya oxidada en melanina más clara por su acción reductora sobre los precursores de la melanina. Se utiliza principalmente en la actualidad en forma de ascorbil fosfato de magnesio. Es una sustancia muy bien tolerada por la piel.

Los antioxidantes clásicos (galatos, BHA, BHT) se emplean principalmente como adyuvantes y potenciadores de otras moléculas activas.

4.2.4. Corticoides

Tienen dos funciones. Actúan como antiinflamatorios y como despigmentantes. La despigmentación se debe a su actividad antimitótica pero también a su acción inhibidora de las hormonas que intervienen en la melanización (ACTH, MSH). Se utiliza principalmente la hidrocortisona al 1%, aunque en África se emplean corticoides mucho más potentes. Los sujetos a los que se les aplica sobre grandes superficies cutáneas están sometidos a una verdadera corticoterapia, acompañada de efectos secundarios conocidos y con riesgo de contraer infecciones. Su empleo está **prohibido** en cosmética.

4.2.5. Ácido azelaico

Es un ácido graso en C9 obtenido por peroxidación del ácido oleico. Se utiliza en el tratamiento del acné y se encuentra en combinación con otros principios activos. Su actividad como despigmentante no está muy bien establecida. Actuaría como inhibidor de la tirosinasa. Se ha empleado a altas concentraciones: del 10 al 35%.

4.2.6. Extractos vegetales

Son principalmente extractos **de gayuba y de arándano rojo**. Contienen arbutósidos que se descomponen en glucosa + hidroquinona o éteres de hidroquinona.

Los extractos de **té verde** actúan inhibiendo el transporte de los melanosomas maduros a los queratinocitos. Son también inhibidores de la tirosinasa.

El extracto de **matricaria** se está estudiando desde hace poco tiempo. Es un antagonista de la endotelina. Inhibe la melanogénesis inducida por los rayos UV sin afectar la acción de la tirosinasa, impidiendo que la endotelina se una a su receptor en los melanocitos. La asociación de estos dos extractos, té verde y matricaria, consigue una despigmentación rápida e intensa.

La arbutina actúa compitiendo con la DOPA a nivel de los receptores de la tirosinasa.

La aquilea, que contiene **luteolinas**, presenta una actividad muy cuestionada. Su uso está prácticamente abandonado.

La tiramina contenida en los extractos de mandarina japonesa (*Citrus unshiu*) es un inhibidor de la melanogénesis y muestra su eficacia en los cultivos de melanocitos, en los que se consigue una disminución de la producción de melanina del 32%. Melaslow® está estandarizado al 0,3% de tiramina y la dosis de utilización en el producto final es del 5%.

4.2.7. Ácido kójico

Es la 2-hidroximetil-5-hidroxi-gamma-pirona, sustancia antibiótica aislada de un *Aspergillus oryzae* y obtenida por biotecnología.

Es soluble en medio hidroalcohólico y se transforma en maltol y etilmaltol.

Actúa por inhibición de la tirosinasa formando sales con el cobre, metal indispensable para el funcionamiento del enzima. Es actualmente la molécula activa más empleada en cosmética, sola o en asociación con el ascorbil fosfato de magnesio.

4.2.8. N-acetil-4-S cisteaminilfenol

Esta molécula se utiliza en los Estado Unidos. Tiene una fuerte acción tóxica sobre el melanocito y puede, por tanto, producir despigmentaciones permanentes.

4.2.9. Adyuvantes

Aumentan y aceleran la acción de los productos anteriores. Son, en particular, los agentes de descamación como el ácido retinoico o el ácido glicólico, que aceleran la eliminación de las células pigmentadas. Van generalmente asociados a otros principios activos despigmentantes a los que facilitan la penetración.

4.3. Indicaciones de los despigmentantes

Los despigmentantes están indicados en todas las hiperpigmentaciones. Hay que reseñar que el tratamiento es largo. Se necesitan varios meses a razón de dos aplicaciones al día. Hay que asociarlos a una fotoprotección continua. Aunque el resultado es satisfactorio, las pigmentaciones pueden reaparecer al año siguiente.

4.4. Técnicas dermatológicas

Los dermatólogos tratan con éxito las manchas solares o seniles de la cara y de las manos con pulverizaciones de **nitrógeno líquido**.

Los peelings con **ácido glicólico** también consiguen buenos resultados, sobre todo cuando la pigmentación está muy dispersa.

El **láser** puede emplearse en ocasiones (ver Capítulo «Láseres»).

En cualquier caso, es necesaria una fotoprotección eficaz.

5. Efecto del sol en la piel

Depende de:

- La cantidad de energía absorbida. La radiación más energética es, en orden decreciente: UVB, UVA, visible e IR.
- La profundidad de penetración que es proporcional a la longitud de onda (Figura 20). Los IR penetran hasta la hipodermis (tratamiento de los dolores reumáticos). Los UV A hasta la mitad de la dermis, los UV B hasta unión dermoepidérmica.

Los efectos de la radiación en la piel pueden ser a corto o a largo plazo. Se deben a la absorción de fotones que excitan las moléculas biológicas. Son:

- Las reacciones rápidas que dependen de la energía recibida. Estas reacciones son principalmente reacciones de oxidorreducción en las que interviene la formación de radicales libres. Se desarrollan en primer lugar a expensas de los lípidos que constituyen las membranas celulares. La desnaturalización de las membranas por peroxidación conlleva la liberación de mediadores de la inflamación (histamina, serotonina, prostaglandinas). La vasodilatación de los capilares provoca la aparición de eritema y de edema. Estas reacciones están inducidas fundamentalmente por los UV B.
- Las reacciones a largo plazo que afectan a las proteínas y a los ácidos nucleicos. Se observa la aparición de puentes entre las moléculas proteicas que van a conducir a fenómenos de reticulación del colágeno y a un cambio en la configuración de las moléculas de elastina, la elastosis solar (parecida a la elastosis senil). Se observa una modificación del tejido conjuntivo con lo que se obtiene una piel senil de forma prematura. Estas reacciones están inducidas principalmente por los UV A.

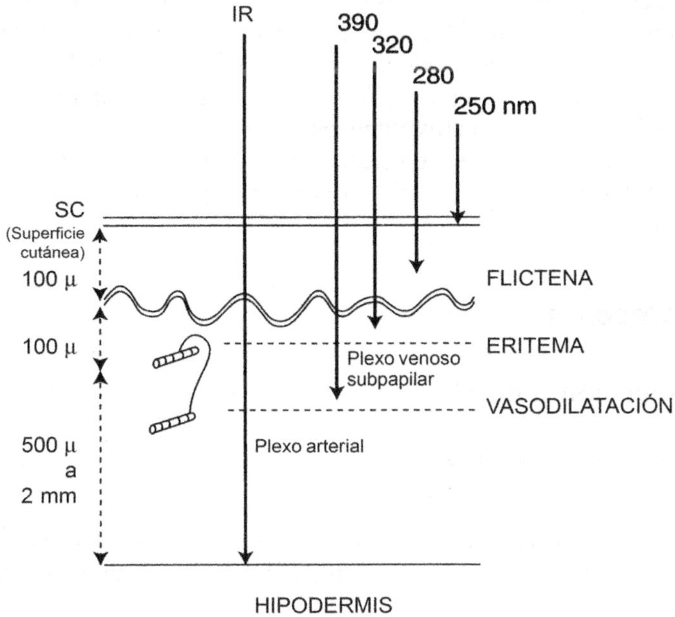

Figura 20 Penetración de la radiación IR y UV a través de la piel.

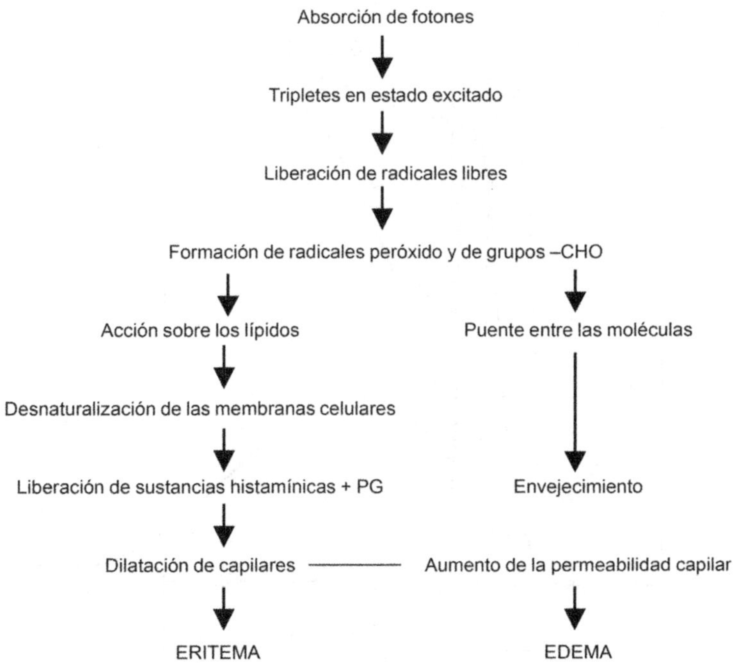

Figura 21 Reacciones inducidas por los ultravioletas.

NOTA Las radiaciones UV son la causa de la mayor parte de los cánceres cutáneos.

Las radiaciones UV provocan además modificaciones en el ADN, fundamentalmente a nivel de los dímeros de timina. Existe un mecanismo reparador del ADN, salvo en los individuos afectados de *xeroderma pigmentosum,* que están genéticamente desprovistos de dicho mecanismo, por lo que en los niños afectados de esta enfermedad que se exponen a la luz del día padecen cánceres cutáneos.

Las células de Langerhans se modifican por la radiación UV B. Su morfología se transforma, el número de sus dendritas disminuye y se produce un fenómeno de inmunosupresión.

6. Fotoprotección

6.1. Fotoprotección natural

6.1.1. *Pigmentación* (Figura 22)

En los caucásicos existen dos tipos de pigmentación.

La pigmentación directa está provocada por la radiación UVA: es el fenómeno de Meyrowski. Aparece en 6 horas, y es muy fugaz. Se debe a un aumento de la oxidación

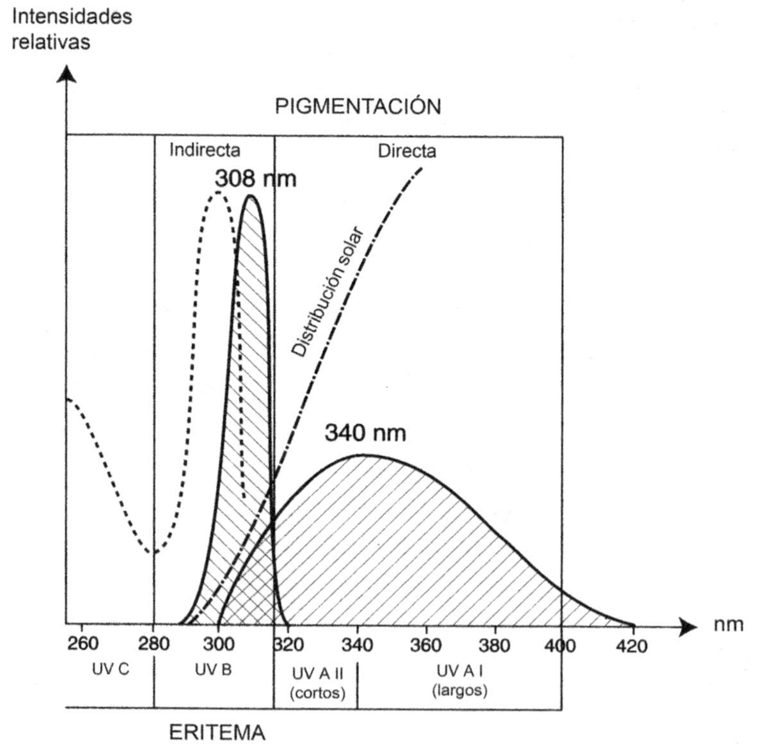

Figura 22 Bandas de longitudes de onda responsables de las diferentes pigmentaciones.

de la DOPA. No se presenta en todos los individuos. Es la pigmentación que aparece después de la exposición durante un tiempo suficiente detrás de un vidrio (lunas del coche, por ejemplo).

La pigmentación indirecta o retardada se debe a los UVB. Aparece en 48 horas y sigue al eritema. Se debe a la excitación del melanocito que provoca un aumento de la síntesis de melanina y la proliferación de los melanosomas.

6.1.2. Engrosamiento de la capa córnea

La irradiación UV B induce un aumento del número y del espesor de las diferentes capas de queratinocitos en la epidermis viva, una queratinización aumentada y un engrosamiento de la capa córnea. También se observa la aparición de «*sunburn cells*» en las capas profundas de la epidermis irradiada. Son queratinocitos en apoptosis, de forma redonda y que no tienen conexión con los queratinocitos vecinos. Todos estos fenómenos se deben a una alteración del programa de diferenciación de los queratinocitos que se encuentra retrasado y a un aumento de la proliferación asociada a un proceso de apoptosis.

Durante los tres primeros días después de la irradiación, la epidermis se vuelve queratósica, caracterizada por una capa córnea de células nucleadas. Este efecto aparece lentamente. La capa córnea vuelve a la normalidad en 10 ó 14 días.

Las radiaciones UV A repetidas conducen a un engrosamiento de la capa córnea sin aparición de *sunburn cells*.

6.1.3. Producción de ácido urocánico

Aparece en el sudor, en el que se produce en su forma *trans* a partir de la histidina por acción de una histidinasa. Absorbe las radiaciones UV a 285 nm y constituye así un filtro. Se consideró que participaba en la fotoprotección natural. Actualmente, al contrario, se sabe que interviene en el fenómeno de inmunosupresión inducida por los UV B, después de su transformación en el isómero *cis*.

6.2. Fotoprotección artificial

Existen tres grandes grupos de sustancias:

- Las pantallas que actúan por reflexión de la totalidad de las radiaciones.
- Los filtros que actúan por absorción de una parte de las radiaciones.
- Los capturadores de radicales libres que son fotoprotectores activos.

6.2.1. Pantallas

Son sustancias que reflejan la totalidad de las radiaciones. Son generalmente de origen mineral. Se utilizan dos tipos de pigmentos:

- Polvos pigmentarios de granulometría de 200 a 300 μm, entre ellos:
  - Óxido de titanio.
  - Óxido de cinc.
  - Óxidos de hierro (forman parte de la composición de tintes).

- Mica-titanio. Refleja todas las radiaciones y en particular las IR. Está formado por partículas de mica recubiertas de óxido de titanio. Se obtiene una reflexión y posterior dispersión de las radiaciones. La dispersión provoca un efecto irisado de diferentes colores según el espesor de la capa de óxido de titanio. La mica-titanio se ha utilizado habitualmente como agente nacarante.

Los polvos pigmentarios tienen un inconveniente asociado a su granulometría. Son opacos y, en consecuencia, dejan un residuo blanco en la superficie de la piel (salvo los óxidos de hierro). Esta propiedad se ha aprovechado en algunos productos de maquillaje.

- Polvos «ultrafinos» de óxido de cinc o de óxido de titanio, de granulometría de 20 a 80 nm, capaces de dejar pasar las radiaciones de longitud de onda mayor de 400 nm y de absorber y reflejar las demás. Así, permiten preparar productos transparentes protectores frente a los UVA y B. Una concentración del 1% corresponde a un punto de índice.

Hay que señalar que estos polvos ultrafinos, por muy dispersos que estén en el momento de la fabricación, tienen tendencia a aglomerarse con el tiempo, creando así «agujeros» en la capa que en origen era homogénea y continua. Se produce una bajada del índice de protección que puede llegar a ser importante en algunas formulaciones.

Los pigmentos son indispensables en las «pantallas totales»[1] puesto que su presencia permite no aumentar la concentración del filtro. En una formulación, una concentración de pigmentos del 4% permite obtener una buena protección con una cantidad razonable de filtro (6% máximo).

Los pigmentos pueden ser sustituidos por cantidades muy importantes de filtros (hasta el 17%), que son nefastas puesto que conllevan un aumento de los problemas de tolerancia y toxicidad. Por el contrario, los pigmentos son muy bien tolerados.

Los pigmentos son muy aconsejables en los productos solares llamados «totales», en particular para los bebés, los niños pequeños, las pieles sensibles o alérgicas. A pesar de ello, estas preparaciones, generalmente A/O son pegajosas y las partículas de polvo pueden introducirse en los folículos pilosos. La mayor parte, sin embargo, permanece en la superficie de la piel.

Algunas emulsiones antisolares se formulan sin filtro químico, únicamente a partir de pantallas de polvos ultrafinos de TiO_2 o de ZnO. En este caso, es necesario asegurar el mantenimiento de la dispersión en su estado inicial.

6.2.2. Filtros

Son moléculas aromáticas que poseen un grupo carbonilo que se isomeriza bajo el efecto de la energía de las radiaciones absorbidas. Estos filtros absorben una parte de las radiaciones cortas, y refleja la otra parte con una longitud de onda superior a 380 nm, visible o IR, y por tanto, inofensiva.

1. La denominación «pantalla total» está actualmente cuestionada por algunos científicos y por asociaciones de consumidores que estiman que no es cierta, que ninguna protección de este tipo es efectivamente total, ni siquiera cuando se renueva cada dos o tres horas. Sólo la tela, de cualquier tipo, puede detener todas la radiaciones actínicas.

6.2.2.1. Filtros de origen sintético

Son con diferencia los más activos. Están sometidos a reglamentaciones legislativas y están inscritos en la lista positiva que constituye **el anexo VII** de la directiva cosmética europea. Actualmente hay **26 filtros químicos** inscritos en esta lista en la que se indica cuáles son los límites de concentración y de utilización para cada uno de ellos.

Utilización de filtros químicos

Los criterios que condicionan la eficacia de un filtro son de orden fisico-químico, a saber: el coeficiente de absorción y el espectro de absorción así como la capacidad de permanencia de la molécula en la superficie cutánea, que se asocia a su estructura química. Los filtros más recientes se han concebido en este sentido. Otras exigencias son: la tolerancia y la seguridad. Todos los filtros inscritos en la lista positiva de la directiva cosmética han superado los numerosos tests toxicológicos impuestos a las sustancias químicas. Además, no deben en ningún caso atravesar la barrera cutánea en proporciones que les permitan acceder a la circulación general. Por ello, los nuevos filtros se presentan en formas totalmente insolubles que les mantienen obligatoriamente en la superficie. Por el contrario, los filtros más antiguos, en particular el PABA y sus derivados, al igual que los ésteres del ácido salicílico, que son moléculas de bajo peso molecular, son capaces de atravesar la capa córnea y el resto de la epidermis para ser absorbidas en la dermis. Las moléculas más grandes liposolubles tienen una penetración menor.

La tendencia actual es a multiplicar los filtros. Se asocian en una misma fórmula 2, 3 ó 4 filtros de diferente longitud de onda máxima para:

- Disminuir la concentración de cada filtro.
- Conseguir solapamientos en el espectro para obtener así una cobertura suficiente frente al conjunto de las radiaciones nocivas.
- Aumentar la capacidad de protección por asociación de filtros liposolubles incluidos en la fase grasa y de filtros hidrosolubles incluidos en las fase acuosa.

Algunos dermatólogos estiman que «los filtros solares son peligrosos» por el hecho de que suprimen el eritema, primer síntoma de alarma de la agresión cutánea, y permiten así soportar una dosis de UVA considerable que se vuelve así nociva por su acción a largo plazo.

En realidad, los filtros UV B no se utilizan solos en la actualidad, y van siempre asociados a filtros UV A, con lo que se consigue una protección conveniente si alcanzan una concentración suficiente.

Por el contrario, la asociación de un **antiinflamatorio** es peligrosa, puesto que disminuye el eritema, por lo que puede haber tendencia a una exposición más larga. Los antiinflamatorios deben reservarse para los productos para después del sol.

► FILTROS DE ESPECTRO ESTRECHO (FOTOPROTECCIÓN UVB)

- ***Derivados del ácido para-aminobenzoico (PABA)***

Los más frecuentes son los ésteres, principalmente el octildimetil PABA. El octildimetil PABA posee un coeficiente de absorción elevado, una buena estabilidad a la temperatura y a la luz. Se toleran relativamente bien. Se fija fuertemente a la piel. El nivel de absorción varía con el pH del medio. Es poco utilizado en los países europeos mientras que se utiliza ampliamente en los Estados Unidos. Su concentración máxima es del 8%.

El PABA, cuya concentración máxima es del 5%, es poco utilizado.

Otro derivado es el PEG-25 PABA. Es un derivado etoxilado. Su concentración máxima es del 10%.

- ***Derivados del ácido salicílico***

Son productos cuyo consumo está casi abandonado, puesto que su coeficiente de absorción es muy pequeño. Hay que utilizarlos a una gran concentración (8% mínimo) para obtener una protección media. El homosalicilato de mentilo continúa siendo, sin embargo, el producto de referencia para el cálculo de los índices de protección en los Estados Unidos. Es poco utilizado en Europa. La concentración máxima es del 10%.

El octilsalicilato, cuya concentración máxima es del 5%, ya no se emplea.

- ***Derivados del ácido parametoxicinámico***

Son muy utilizados en Europa. Son ésteres de los cuales sólo dos están autorizados por la legislación: el octil y el isoamil 4-metoxicinamato. Tienen un espectro estrecho, pero absorben la longitud de onda más nociva (308 nm) de manera muy intensa. Su coeficiente de absorción es elevado. Se toleran relativamente bien, pero se ha constatado actualmente un aumento de las alergias por el hecho de que se utilizan con mayor frecuencia. La concentración máxima es del 10%.

- ***Derivados del alcanfor bencilidénico***

Las diferentes moléculas de este grupo de clasifican entre los fotoprotectores UV B, con la excepción de uno: el Mexoryl SX®. Tienen una muy buena estabilidad a la luz y provocan pocas reacciones alérgicas. Son muy utilizadas en Europa. Son:

- *4-methyl benzylidene camphor* (Eusolex 6300®). Concentración máxima 4% (**UV B**);
- *benzylidene camphor*. Concentración máxima 2% (**UV B**);
- *benzylidene camphor sulfonic acid*. Concentración máxima 6% (**UV B**);
- *polyacrylamidomethyl benzylidene camphor*. Concentración máxima 6% (**UV B**);
- *camphor benzalkonium methosulfate*. Concentración máxima 6% (**UV B**);
- *terephtalidene dicamphor sulfonic acid* (Mexoryl SX® **UV A**). Concentración máxima 10%.

- ***Ácido fenilbencimidazol sulfónico***

El ácido fenilbencimidazol sulfónico (Eusolex® 232) es un filtro hidrosoluble muy utilizado en forma de sal. Permite potenciar la acción de los filtros liposolubles. Absorbe a 310 nm. La concentración máxima de utilización es del 8%.

- ***Octocrileno***

El octocrileno o ácido octil 2-ciano-3,3-difenilacrílico es una sustancia admitida desde hace poco en Europa, aunque ha sido autorizada hace más tiempo en los Estados Unidos. Absorbe a 303 nm. Su concentración máxima es del 10%.

► FILTROS DE AMPLIO ESPECTRO (FOTOPROTECCIÓN UVB + UVA)

- ***Benzofenonas***

Existen 12 benzofenonas en el mercado, pero sólo las benzofenonas 3, 4 y 5 están autorizadas para su uso en cosmética. Filtran los UVB y los UVA puesto que tienen dos máximos de absorción, uno hacia los 300 nm y otro hacia los 350 nm (en función de la naturaleza de la molécula, los máximos de absorción pueden ser ligeramente diferentes). Esto conlleva un coeficiente de absorción más bajo para cada una de estas longitudes de onda.

Son bien toleradas. Se asocian a menudo a otros filtros de espectro estrecho. La oxibenzona (benzofenona-3) es un producto alergénico. En el etiquetado debe mencionarse su presencia, salvo si su concentración no supera el 0,5%. No debe estar incluido en los productos de venta en farmacias.

La benzofenona-3 es liposoluble. Su concentración máxima de utilización es del 10%.

La benzofenona-4 (ácida) y la benzofenona-5 (sal de sodio) son hidrosolubles. Su concentración máxima de utilización es del 5% expresada en forma de ácido.

- ***Fenilbenzotriazoles***

Los fenilbenzotriazoles son filtros recientemente introducidos cuya protección se extiende desde los UV B al visible con una muy buena protección frente a los UV A cortos. Son:

– *drometiazol trisiloxano metilen bis-benzotriazolil* (Mexoryl® XL). Concentración máxima 15%. Es una molécula compleja que incluye una parte de silicona que permite mantener el filtro en la superficie de la piel;
– *tetrametilbutilfenol* (Tinosorb® M) es un pigmento dispersable en agua. Sus características fisicoquímicas impiden la penetración cutánea. Concentración máxima 10%.

- ***Triazina***

Una triazina, la anisotriazina (Tinosorb® S) presenta las mismas características que el Mexoryl® XL. Es un pigmento como el Tinosorb® M, pero dispersable en aceite. Concentración máxima 10%.

► FILTROS DE ESPECTRO MODERADO-AMPLIO (FOTOPROTECCIÓN UVA)

- ***Derivados del dibenzoilmetano***

Sólo filtran los **UVA** (ejemplo: Parsol 1789®).

Es poco estable porque se isomeriza de forma permanente entre las formas cetónicas y enólicas. Esta isomerización conlleva un cambio en el máximo de absorción. Se utiliza siempre en asociación con filtros UVB. Concentración máxima 5%.

- ***Derivados del bencilidén alcanfor***

El Mexoryl® SX, anteriormente citado, es un producto muy estable y particularmente eficaz frente a la radiación **UVA**. Concentración máxima 10%.

- ***Fenilbencimidazol***

El bisimidacilato es un fotoprotector **UV A** corto. Absorbe a 335 nm.

6.2.2.2. Filtros de origen natural

	λ máxima de absorción	**Coeficiente de absorción E%/cm (en nm)**
Flavonoides		
Extracto de camomila	250-340	
Extracto de hipérico	300-340	3
Actúan fundamentalmente como captadores de radicales libres		
Derivados antracénicos		
Extracto de aloe		300
(utilizado al 10% en las preparaciones)		
Aloína	300	200
(utilizado al 1% en las preparaciones)		
Extracto de arraclán	270	65
Naftoquinonas		
Nogal	270	600
Alheña		
La longitud de onda es demasiado baja para que la protección sea eficaz. Se utilizan sobre todo como colorantes		
Aceites		
Aceite de oliva	307	0,27
Aceite de coco (monoi)	298	1,92
Aceite de sésamo	281	1,95
Vaselina		0,90

A título de comparación, el coeficiente de adsorción del p-metoxicinamato de etil hexilo es de 800.

La utilización de aceites es muy popular, pero no son en absoluto protectores. Su aplicación puede provocar una cierta reflexión (brillo). Tienen principalmente propiedades engrasantes y no tienen actividad preventiva, mientras que pueden tener cierta actividad curativa, después de la irradiación, en el desarrollo del eritema.

- La «grasa para tratar» apareció en Francia como una moda venida de los Estados Unidos donde se utiliza el «*red petroleum*» como filtro solar. Es en realidad una vaselina sin ningún poder protector.
- El «Monoi»® es una mezcla de aceite de coco y aceite esencial de flores de tiara. Posee una acción protectora frente al agua de mar y se comporta como engrasante pero no tiene actividad filtrante de la radiaciones actínicas.
- El propóleo tiene, por el contrario, una capacidad de absorción de las radiaciones solares no despreciable. Es una resina formada por una mezcla de ceras producidas por las abejas para construir las colmenas. Su composición es compleja y en ella se puede encontrar un cierto número de moléculas capaces de absorber los UV B y A, (ácidos cafeico, cumarínico, ferúlico, benzoico, etc.) al igual que moléculas antisépticas y antiinflamatorias, (alcohol y aldehído cinámico, β-bisabolol, flavonoides). Se utiliza en las formulaciones de sticks antisolares.

6.2.3. Capturadores de radicales libres

Aparecen en las formulaciones acompañadas de un filtro. Tienen por finalidad proteger la piel del efecto de las radiaciones que no se han absorbido y que pueden generar radicales libres.

Son:

- La vitamina E o α-tocoferol (antioxidante).
- Los tocotrienoles β, γ, δ.
- Los ésteres como el sorbato o el acetato de tocoferol; el sorbato es más eficaz que el acetato.
- El β-caroteno, muy sensible a la oxidación, se oxida rápidamente y consume así el oxígeno libre.
- Los flavonoides (quercetina).
- La superóxido dismutasa (SOD), enzima que transforma el oxígeno reactivo en peróxido de hidrógeno, que se transforma en H_2O por acción de la catalasa. Hay que reseñar que la SOD está autorizada para su utilización cosmética mientras que la catalasa no.
- La N-acetilcisteína.
- La ubiquinona o Q10, benzoquinona liposoluble implicada en el transporte electrónico a nivel de las mitocondrias. Interviene en la oxidación del succinato y del NADH reducido gracias al sistema citocromo. En este sentido posee propiedades de estimulación celular.
- Los extractos vegetales: *Ginkgo biloba, Rosmarinus officinalis, Echinacea.*

Estos capturadores de radicales libres protegen las moléculas biológicas de los efectos de los rayos UVA en particular. Completan así la acción de los productos que sólo contienen un filtro UVB.

Sin embargo, sólo son paliativos. Es preferible filtrar convenientemente las radiaciones antes que reparar los daños. A pesar de todo, son interesantes puesto que las radiaciones no son filtradas en su totalidad, como es el caso de los productos «bronceadores».

También se pueden utilizar en tratamientos por vía oral como preparadores para el bronceado (Phytobronze...).

Los capturadores de radicales libres también se han introducido en los productos de uso corriente con el fin de proteger la piel de las radiaciones visibles y UVA largas.

7. *Formas galénicas de los antisolares*

Los productos antisolares son extremadamente numerosos. Existen alrededor de 200 productos diferentes vendidos sólo en los circuitos de parafarmacia. Todas las formas son posibles, cada una de las cuales tiene sus ventajas y sus inconvenientes.

Para todas las fórmulas galénicas será importante tener en cuenta el mantenimiento del filtro en la piel que juega un papel importante en la eficacia, tanto o más que la concentración o el coeficiente de absorción.

7.1. Productos anhidros

7.1.1. Sticks

Están generalmente reservados a la protección de los labios, pero pueden usarse también para proteger las partes más expuestas de la cara como la nariz, los pómulos o la frente, debido a su gran superficie.

Contienen filtros fotoprotectores UV A y UV B asociados a pantallas. Están formulados, como las pinturas de labios, con mezclas de ceras y de ésteres grasos. Pueden añadirse sobreengrasantes como: insaponificables de aguacate, lanolina, aceite de borraja, manteca de karité, extractos de aceite de tortuga marina... Los sticks antisolares a base de propóleo pueden también tener una acción preventiva o curativa del herpes labial.

7.1.2. Aceites

Son productos antiguos, de formulación simple y relativamente bien asentados en el mercado. Están constituidos por mezclas de aceite de parafina, de ésteres grasos sintéticos y de aceite vegetal (oliva, coco, sésamo).

Son poco protectores, salvo algunos productos que contienen hasta un 10% de filtro. El coeficiente de absorción del producto final (E%/cm) es cercano a 6.

Ventajas: son hidrófobos y resisten bien los lavados.

Inconvenientes: tienen tendencia a instalarse en la superficie de la piel debido a su fluidez y forman películas muy finas poco protectoras (inferiores a 10 μm). De hecho, la protección que aseguran es tanto más débil cuanto más fina sea la película.

7.2. Emulsiones

7.2.1. Emulsiones O/A o L/H

Son las leches, espumas y cremas diversas.

Su coeficiente de absorción está comprendido entre 15 y 40. Varía según el contenido en filtro y la composición de la emulsión. Las espumas son emulsiones fluidas propulsadas por un gas. Se consigue, en general, una protección bastante débil (coeficiente de absorción cercano a 20).

NOTA No confundir el **coeficiente de absorción**, que es un valor físico correspondiente a la absorbancia de una solución al 1% con un espesor de 1 cm, y **el índice de protección**, que es un valor obtenido *in vivo* correspondiente al factor multiplicador del tiempo de autoprotección natural de la piel.

Las emulsiones O/A contienen con mucha frecuencia parafina líquida que permite mantener la preparación en la superficie de la piel, pero también ésteres grasos sintéticos emulsionados por una base autoemulsionable o tensioactivos no iónicos derivados de la glucosa o de la sacarosa. Se añaden aceites de silicona, volátiles o no. Pueden contener pantallas, lo que permite cubrir una gama de índices de protección muy amplia.

Ventajas:
- son poco grasas;
- permiten la cobertura de toda la gama de protecciones;

Inconvenientes: es necesario asegurar que contienen un elemento que las mantenga en la superficie de la piel. La mayoría contienen polímeros catiónicos (polyquaternium 35 ó 40) que aumentan la fijación del filtro sobre la piel. En ausencia de estos polímeros, las emulsiones O/A no permanecen de forma adecuada. Se eliminan con el baño, el sudor, el roce. Las suspensiones de siliconas están actualmente en estudio. Permiten una mejor permanencia de la película grasa y del filtro en la superficie de la piel.

7.2.2. Emulsiones A/O o H/L

Son productos hidrófobos. Tienen un alto poder de protección (coeficiente de absorción entre 40 y 80 o más). Constituyen la base de las «pantallas totales». Contienen una mayor proporción de sustancias grasas que los anteriores, aunque encontramos muchos productos en común. Las emulsiones utilizadas son las derivadas de silicona o de poligliceroles que permiten obtener formas fluidas estables. Las pantallas se presentan casi sistemáticamente junto a filtros sintéticos, lo que permite alcanzar índices de protección muy elevados. Representan la fórmula más protectora frente al sol y la deshidratación.

7.2.3. Geles crema

Se trata de una forma galénica intermedia entre el gel y la emulsión fluida. Son geles que contienen una pequeña cantidad de sustancias grasas (3%) en presencia de un emulgente. La presencia de sustancias grasas enlentece la evaporación natural de la piel y suprime el efecto desecante propio de los geles clásicos.

7.2.4. Emulsiones para spray

Son emulsiones de tipo O/A en las que el tamaño de las partículas dispersas es inferior al micrómetro. Son translúcidas u opalescentes y extremadamente fluidas. Pueden tener un gas propelente, o un sistema mecánico con o sin aire como propulsor.

7.2.5. Ejemplo de formulación de alta protección 12 < IP < 19

Aqua
Octyl palmitate: éster graso sintético, principal componente de la fase grasa
Octylmethoxycinnamate: filtro, fotoprotección **UV B**
Octyl triazone: filtro, fotoprotección **UV B**
Butylmethoxydibenzoylmethane: filtro, fotoprotección **UV A**
Dimethicone: aceite de silicona, lubricante y resistente al agua
Butyleneglycol: disolvente
4-methylbenzylidene camphor: filtro, fotoprotección **UV B**
Glycyrrhetinic acid: antiinflamatorio
Propyleneglycol: disolvente
DMDM hydantoin: conservante
Tocopheryl acetate: **capturador de radicales libres**
Phenoxyethanol: conservante
Sorbitan oleate: emulgente
Disodium EDTA: complejante
Acrylate C10-30 alkyl acrylate crosspolymer: gelificante, estabilizante
Methyl, ethyl, propyl, butyl parabens: conservantes
Triethanoamine: neutralizante
Polysorbate 80: emulgente

7.3. Productos acuosos

7.3.1. Geles

Los geles no grasos a base de hidrocoloides suelen estar reservados a los cosméticos para hombres. Son productos muy desecantes que no son protectores; si contienen un elemento sustantivo (polímero catiónico) se aseguran una cierta permanencia en la piel.

7.3.2. Aerosoles

Contiene: agua, filtro solar, polímero fijador, espesante tipo PVP, por ejemplo.

Este tipo de productos posee una buena capacidad de permanencia en la piel, pero no son hidratantes.

8. Índice de protección

Llamados también factores de protección solar (FPS) o *sun protection factor* (SPF), el índice de protección (IP) se refiere principalmente al efecto fotoprotector frente a los UV B. Desde hace unos años se disponen también de métodos de determinación del índice de protección frente a los UVA.

8.1. IP para UV B

Se calcula utilizando la técnica oficial (COLIPA), practicada en Europa y que sigue la normativa americana (FDA). Esta técnica se realiza sobre voluntarios humanos y aunque aparentemente está muy detallada, según los laboratorios de experimentación, los aparatos y los experimentadores difieren, lo que puede conducir a desviaciones importantes en los resultados.

8.1.1. Principio

La técnica se basa en el método de Shulze realizado *in vivo* en paneles de 10 a 20 voluntarios.

Se aplica sobre la espalda de un sujeto una placa con agujeros de 1 × 1 cm y se expone toda la superficie a las radiaciones de una lámpara de arco de xenon, tapando cada abertura a tiempos progresivamente crecientes. La aparición de eritema se evalúa 24 horas después de la irradiación. Se determina así la dosis mínima eritematógena (DME) sin protección, y paralelamente la DME con protección.

$$IP = \frac{\text{DME con protección}}{\text{DME sin protección}}$$

La DME se expresa en julios/cm^2 pero corresponde, en la práctica, al tiempo necesario para obtener el eritema.

El índice de protección será, por tanto, el factor multiplicador del tiempo de autoprotección natural de la piel.

El tiempo de autoprotección natural es de 20 minutos para el fototipo III, a mediodía, a nivel del mar, en verano. Un producto con un IP de 6 permitirá una exposición de 120 minutos en las mismas condiciones antes de que aparezca un eritema.

Actualmente se tiende hacia otra interpretación del índice de protección que sólo le atribuye un valor de eficacia sin tener en cuenta el tiempo de exposición.

NOTA En el caso de la protección total, la DME aumenta al infinito y el índice de protección también. Por esta razón resultan absurdos los índices de protección muy elevados y la escalada de índices que han ido apareciendo en los últimos años. Por encima de 30 las cifras no tienen una significación precisa. Se puede considerar que todos los productos con un índice superior a 20 son ultraprotectores.

Los IP dan una orientación sobre al eficacia del producto. Son comparables dentro de la gama de productos de un mismo fabricante, pero generalmente no se pueden comparar gamas de dos fabricantes distintos.

Por otra parte, existe una gran variación en la respuesta en un mismo panel de sujetos y el IP representa una media sin que se conozca la variación. Por ello la cifra indicada siempre debe interpretarse dentro de un intervalo de ± 1 o incluso de ± 2.

Este valor es teórico puesto que se obtiene experimentalmente en unas condiciones diferentes a las condiciones reales de utilización. En la práctica, el producto aplicado se elimina del cuerpo con el roce, el sudor, etc.

A lo largo de la experimentación, estos elementos no intervienen, por lo que ciertos científicos recomiendan dividir los IP por 4 para obtener el valor real de la protección.

8.1.2. Condiciones experimentales

	Método FDA	Método COLIPA
Fuente	Xenón (UVA + B + IR)	Xenón (UVA + B + IR)
Sujetos	20 fototipos I, II, III	10 fototipos II, III
Aplicación	2 mg/cm^2	1,5 mg/cm^2
Tiempos de irradiación (progresión)	geométrica 1,25	geométrica 1,25
Lectura	16 a 24 h	24 h ± 4
Cálculo	media aritmética	media aritmética + SD
Referencias	homosalato 8% IP = 4,24	1) Parsol MCX 2,7% IP = 4 a 4,4 2) Escalol 507 + oxibenzona IP = 14 a 17

Clasificación	Protección mínima	2 – 4
	Protección moderada	4 – 8
	Protección extra	8 – 12
	Protección máxima	12 – 20
	Protección ultra	20 – 30

El método de la FDA (Food and Drug Administration) es el más utilizado porque:

- da cifras elevadas;
- es imprescindible para los fabricantes que quieren exportar a los Estados Unidos.

El método europeo (COLIPA) de 1994 no es muy diferente. Actualmente está en fase de revisión, por lo que aparecerá una nueva versión en el año 2003.

Todos los métodos propuestos se han criticado y se critican actualmente porque dan resultados erróneos respecto a la realidad.

En el método americano, la dosis aplicada es demasiado grande, sólo se propone un producto de referencia para cualquier índice a estudio, el producto de referencia está obsoleto, el cálculo es una media aritmética sin calcular la desviación estándar. Por el contrario, el número de voluntarios es correcto, lo que se traduce en una clasificación clara.

En el método europeo el número de voluntarios es más pequeño, la dosis aplicada sigue siendo demasiado grande. El valor medio, aunque vaya acompañado de una medida de la desviación, no asegura la protección de las pieles más sensibles.

8.2. IP para UV A

Los métodos propuestos para la determinación de los índices de protección frente a la radiación UV A se basan, como en la UV B, en la cuantificación del eritema. Sin embargo, para obtener un eritema con rayos UV A, mucho menos energéticos que los UV B, es necesario prolongar el tiempo de irradiación, aumentar la intensidad de la radiación con la utilización de lámparas de mayor potencia, utilizar fotodinamizadores como los psoralenos. Esta última técnica, que se empleó hace veinte años se ha abandonado por razones éticas, ya que este tipo de radiación puede inducir sensibilizaciones y a largo plazo, cánceres cutáneos. Los IP UV A que aparecen actualmente en los envases se obtienen por uno de los siguientes métodos.

8.2.1. Utilización de lámparas especiales

Los sujetos de fototipo I o II se irradian según el método descrito para los UV B, pero con lámparas 5 veces más potentes. Los IP se evalúan a partir de la DME.

8.2.2. Utilización de la pigmentación

Bajo el efecto de los UV A se desarrolla una pigmentación «inmediata» por efecto de la irradiación, es el IPD (*immediate pigment darkening*). Aparece con dosis de UV A entre 1 y 6 julios/cm^2 y resulta de la fotoxidación de las melaninas o de sus precursores en la piel de sujetos de fototipos II a IV. No aparece en todos los sujetos. Además, es de naturaleza fugaz. Es una dificultad en la aplicación de este método.

Otra parte de la pigmentación se desarrolla un poco más tardíamente, de 2 a 4 horas después de la irradiación bajo los efectos de dosis de irradiación de 10 a 25 julios/cm^2. Es la PPD (*persistent pigment darkening*).

Estos dos tipos de pigmentación se evalúan por colorimetría con ayuda de un colorímetro de reflexión de tres estímulos que mide los niveles rojo, verde, azul y amarillo, además de la claridad y la saturación.

Aunque probablemente sea más fiable que el método anterior, también presenta dificultades, dando como resultado unas cifras aproximadas que deben interpretarse con mucha precaución.

Ninguno de los métodos es oficial en Europa, aunque el COLIPA se ha presentado para homologación al mismo nivel que el método de evaluación de la protección frente a los UV B.

8.3. Fotoprotección IR

La radiación infrarroja potencia la acción de los ultravioleta: es la razón que justifica la protección. Provoca la aparición de un eritema inmediato cuya intensidad se mide 15 minutos después de la exposición. La duración de la exposición es de 30 minutos con un flujo de IR de 140 mW/cm^2. Se calcula el porcentaje de aumento de la dosis de IR necesaria para obtener, en la zona protegida, la misma intensidad de eritema que en la zona no protegida. Las partes no expuestas se cubren con láminas de aluminio que actúan como reflectores.

8.4. Medida de la remanencia

La remanencia del filtro en la piel y la resistencia al agua se evalúan calculando el FPS antes y después de la inmersión en 2 ó 4 baños de 20 minutos, a temperaturas comprendidas entre 23 y 32°C. La mención «resistente» se permite cuando hay una disminución del FPS inferior al 50% después de dos baños, la mención «muy resistente» se permite para el mismo resultado después de 4 baños.

9. *Productos para después del sol*

Son mezclas compuestas de:

- Un antiinflamatorio
- Un anestésico
- Una sustancia refrescante
- Un excipiente hidratante
- Un cicatrizante

9.1. Antiinflamatorios y «relajantes»

Son:

- El azuleno o el α-bisabolol, su homólogo sintético
- El ácido glicirretínico
- El β-caroteno
- Alantoína
- Los extractos vegetales que contienen flavonoides
- Los geles de aloes
- Los aceites emulgentes: aceite de coco (Monoi®), de semilla de trigo
- La decocción de malvavisco
- El biolisado de *Hafnia*. Es un lisado bacteriano purificado, sin lípidos, despigmentado y parcialmente desproteinizado de una bacteria saprofita Gram (–) del tubo digestivo: *Enterobacter hafniae*. Su acción antiinflamatoria se ha demostrado en el eritema solar, pero también en los edemas experimentales con carragenina y con aceite de crotón.

9.2. Anestésicos

La legislación es muy severa en lo que concierne a los anestésicos locales farmacéuticos, que no deben incluirse en los productos cosméticos o de higiene. Los productos con anestésicos se convierten en medicamentos. Sin embargo, en algunos casos el visado PP permite incorporar sustancias activas, y hacer referencia a la vía percutánea en el texto.

Se ha propuesto recientemente un extracto de **kawa-kawa**, planta originaria de las islas del sur del Pacífico, que tiene propiedades sedantes e hipnóticas, como sustituto de los anestésicos locales. Estos extractos utilizados por vía oral causan problemas hepáticos graves que han obligado a apartarlos del arsenal terapéutico. Su empleo no está reglamentado en este momento en lo que se refiere a su utilización por vía tópica.

9.3. Efecto refrescante

Los productos muy volátiles producen una sensación de frío cuando se evaporan. Se pueden utilizar:

- cantidades pequeñas de alcohol;
- mentol o sus derivados: lactato de mentilo, mentil PCA;
- glicerol o sorbitol por su efecto humectante;
- extractos vegetales, eficaces si están suficientemente concentrados en las preparaciones. Los extractos vegetales útiles para esta indicación están recogidos en la legislación. Algunas plantas están indicados en las quemaduras solares y se benefician de una autorización de comercialización para su venta en farmacias;
- mentoxi propano diol.

9.4. Cicatrizantes (ver Capítulo «Cicatrización y cicatrizantes»)

Los más clásicos son:

- retinol, retinil palmitato;
- alantoína;
- vitaminas E, B, PP;
- dexpantenol.

9.5. Formas galénicas

Encontramos en este campo todas las formas galénicas de aplicación tópica: aceite, gel, gel-crema, cremas, emulsiones fluidas.

La utilización de una leche cosmética, de cualquier emulsión, aunque carezca de principios activos, puede mejorar el eritema. Hay que utilizar productos muy fluidos, fáciles de aplicar en una piel sensible. Los sprays son la forma más adaptada porque evitan el contacto mecánico con la piel.

9.6. Consejos

- Ante todo hay que constatar la gravedad del eritema, al día siguiente de la exposición.
- Aconsejar aspirina o paracetamol.
- En caso de tratamiento local, las aplicaciones deben ser muy frecuentes, cada dos horas.
- No re-exponer la piel al sol al día siguiente. La insolación irá seguida de una descamación. La capa córnea lesionada se elimina.
- Si la quemadura es muy grave, aparecen las flictenas. Aparece una serosidad acumulada bajo la epidermis, despegada de la dermis. En este caso, la capa córnea y la epidermis se eliminan.
- Las cremas con vitaminas (A, E) deben utilizarse antes de la exposición como protector de la piel. Del mismo modo, la utilización de preparadores para el

broceado por vía oral o en aplicación local puede ser beneficiosa. Algunas sesiones de irradiación UV A al principio del verano pueden acelerar la melanización.

- Cuidado con los medicamentos fotosensibilizantes.
- Cuidado con las esencias de bergamota.

11

Afecciones solares

Las afecciones solares pueden manifestarse por **efectos colectivos** que aparecen en todos los individuos con mayor o menor rapidez según la sensibilidad de cada sujeto, y por **efectos no colectivos** que aparecen solamente en algunos individuos como consecuencia de fenómenos de fotosensibilización.

1. Efectos colectivos

La mayor parte de estos efectos colectivos son conocidos y se desarrollan en los siguientes capítulos. Principalmente son:

- el eritema solar;
- los problemas de pigmentación;
- la degeneración de la dermis y la epidermis.

Existen otros efectos que afortunadamente son más raros pero que van en aumento en la población occidental: el cáncer cutáneo.

► CÁNCERES CUTÁNEOS

Se deben a los UVA y UVB. Se desarrollan más fácilmente en los individuos de fototipo claro y generalmente aparecen en las zonas expuestas a la luz.

La frecuencia de aparición se relaciona con la importancia de la irradiación en los 10 años anteriores.

Se distinguen dos tipos:

- **Los carcinomas basocelulares** son tumores malignos de evolución lenta, meramente local. Son consecuencia de una exposición breve e intermitente al sol. Se desarrollan preferentemente en el tronco y en los hombros, que son zonas expuestas ocasionalmente. El único tratamiento es la exéresis.

- **Los carcinomas espinocelulares** son tumores malignos graves, de evolución muy rápida, que metastatizan con rapidez por todo el organismo. Se deben a un efecto acumulativo del sol y se desarrollan principalmente en las manos y en la cara.

Importante: en presencia de una proliferación rojiza de evolución rápida, que aparece en unas semanas, enviar rápidamente al dermatólogo.

- **Los melanomas malignos** se producen por exposiciones solares repetidas intermitentes en la infancia, pero también en la adolescencia y en la edad adulta. Se desarrollan con frecuencia en el adulto joven pero se constata una incidencia exponencial con la edad, independientemente de la exposición solar. Los fototipos claros son los más sensibles.

Son tumores que evolucionan a nivel de la unión dermoepidérmica. Están a menudo pigmentados aunque al principio pueden no estarlo. Son más peligrosos cuando se desarrollan en profundidad. El diagnóstico es con frecuencia difícil y los dermatólogos adoptan la regla ABCDE (Tabla 3).

Importante: el farmacéutico no puede hacer el diagnóstico en ningún caso. En el caso de una lesión dudosa que pueda parecerse a un melanoma enviar inmediatamente al dermatólogo.

Tabla 3 Criterios diagnósticos del melanoma maligno.

Asimetría	Una lesión benigna será habitualmente simétrica mientras que un melanoma es con más frecuencia asimétrico en relación a sus dos ejes.
Bordes irregulares	Una lesión benigna tiene bordes nítidos y contornos armoniosos. Un melanoma tendrá límites y contorno irregulares.
Color no homogéneo	Una lesión benigna tiene generalmente un solo color, mientras que en el melanoma aparecen placas más oscuras, claras, negras, rojizas, o incluso blancas.
Diámetro superior o igual a 6 mm	
Extensión	Mientras que el tamaño de una lesión benigna generalmente es estable, el melanoma se caracteriza por un aumento progresivo de su superficie.

► *XERODERMA PIGMENTOSUM*

Esta afección muy grave se manifiesta en los sujetos que carecen de sistema de reparación del ADN. Aparecen tumores cutáneos muy numerosos y precoces en los niños, que generalmente no alcanzan la edad adulta.

El tratamiento consiste en la utilización de fotoprotectores internos como los antipalúdicos de síntesis, asociados a pantallas totales de uso externo, pero sobre todo evitando toda exposición solar e incluso en algunos casos, la exposición a la luz. Además, se efectúa una exéresis inmediata a medida que aparecen los tumores.

2. *Efectos no colectivos*

2.1. De origen endógeno

2.1.1. Porfirias cutáneas

El agente sensibilizante es, en este caso, la porfirina, presente de forma natural a nivel de la piel. Aparecen bullas, vesículas, ulceraciones.

► TRATAMIENTO: fotoprotectores internos.

2.1.2. Pelagra

Se caracteriza por un eritema asociado a una inflamación de los labios y una boquera. Se desarrolla paralelamente a una miastenia (vitamina B_6) y una polineuritis (vitamina B_1).

Está causada por una carencia de vitaminas B_1, B_2, B_6 y PP.

Las causas raramente se relacionan con un déficit alimentario en los países industrializados, sino con problemas del metabolismo del triptófano, que es precursor de las vitaminas B.

► TRATAMIENTO: vitamina PP + B_1, B_2, B_6.

2.2. De origen exógeno desconocido – lucitis idiopática

Agrupan una serie de fotodermatosis en las que el agente sensibilizante es desconocido. Afectan a grupos poblacionales definidos.

2.2.1. Lucitis estival benigna

Es una respuesta cutánea anormal a las radiaciones UV A que se caracteriza por una expresión aumentada y prolongada de moléculas proinflamatorias, como las ICAM-1, en la superficie de los queratinocitos. Afecta a mujeres embarazadas y a mujeres jóvenes que toman anticonceptivos orales. Se manifiesta en forma de pápulas asociadas a prurito en el momento de la primera exposición al sol. Los signos desaparecen a medida que la piel se va pigmentando.

Si el fenómeno aparece con frecuencia, se puede evitar utilizando productos antisolares con pantallas o filtros UV A en cantidad suficiente.

2.2.2. Lucitis polimorfa

Afecta principalmente a las mujeres a partir de los 30 años. Se manifiesta algunos días o incluso algunas horas después de la exposición y en períodos muy cortos de exposición. Los signos que aparecen son: prurito, eritema, edema con infiltrados linfocitarios. Es una reacción alérgica.

El fototest es negativo.

NOTA El fototest es una reproducción experimental de las lesiones bajo el efecto de las radiaciones UV (UVA + UVB). Para ello, se expone al sujeto a dosis crecientes de radiación UVA + UVB cada día o cada dos días durante al menos una semana.

► TRATAMIENTO: PUVAterapia o antipalúdicos de síntesis (cloroquina).

2.2.3. Urticaria solar

Es una fotodermatosis rara y cuya prevención resulta difícil. Está desencadenada por las radiaciones UV A. La erupción es bastante rápida: algunos minutos después del inicio de la exposición. Desaparece al interrumpir la exposición.

Los signos clínicos son puntos rojos, pequeñas pápulas en ocasiones asociadas a edema. Las lesiones son siempre pruriginosas.

El fototest es positivo para todas las longitudes de onda.

► TRATAMIENTO: Los fotoprotectores externos son eficaces si la fórmula contiene filtros de amplio espectro UV A y UV B asociados a pantallas. Los antihistamínicos anti-H1 como cetirizina o loratadina disminuyen la sensibilidad del sujeto, pero no son eficaces en el eritema. Se recomienda la exposición a los UV A en 6 sesiones al día durante 3 días, además de 3 sesiones por semana de PUVAterapia durante 8 semanas.

2.2.4. Lucitis remanente o dermatosis actínica crónica

Es consecuencia de una fotosensibilización permanente.

► TRATAMIENTO: evitar todas las sustancias alergénicas.

La utilización de productos antisolares de IP muy elevado que contengan preferentemente pantallas minerales.

La administración de antihistamínicos por vía oral.

Cortico-PUVAterapia.

2.3. Afecciones dermatológicas agravadas por el sol

Algunas dermatosis, aunque no estén desencadenadas por el sol, están agravadas por la exposición solar:

- el herpes se desencadena por el frío pero se agrava con el sol;
- la rosácea, problema de vascularización, se agrava con la exposición solar.

2.4. Dermatitis de origen exógeno conocido

Son las fotosensibilizaciones inducidas por la utilización de sustancias fotosensibilizantes.

Los efectos se manifiestan en las zonas descubiertas, pero pueden extenderse a zonas cubiertas. Aparecen unas horas después de la exposición. Pueden presentar distintos aspectos:

- aspecto de insolación, con eritema + edema;
- aspecto de vesículas y de grietas (engrosamientos de la capa córnea) asociadas a prurito;
- aspecto de pápulas liquenoides, gruesas, duras al tacto, muy pruriginosas.

Se acompañan de una pigmentación importante.

La reacción remite y desaparece después de interrumpir la exposición al sol y al agente sensibilizante. Pero existe una posibilidad de remanencia del agente sensibilizante en la dermis, por lo que se puede reactivar con cada exposición solar hasta la eliminación total del agente.

Se distinguen dos tipos de dermatitis:

- Las **dermatitis fototóxicas**:
  - dermatitis del campo por terpenos contenidos en algunas plantas;
  - dermatitis en colgante (alrededor del cuello) por la utilización de colonias que contienen bergapteno.
- Las **dermatitis fotoalérgicas** que se deben generalmente a medicamentos.

Tabla 4 Principales fotosensibilizantes y fototóxicos terapéuticos.

	Fototóxico	Fotoalérgico	Aspecto
Sulfamidas	+	+	Eczema/liquen
Fenotiazinas	+	+	Pigmentación/ eczema/urticaria
Ciclinas	+		Eritema
Negram®	+		Bullas
Amiodarona	+		Pigmentación
Griseofulvina	+	+	Eczema/pigmentación
Alquitrán	+		Eczema/eritema
Salicilanilidas halógenas		+	Pigmentación/eczema/ eritema
Psoralenos	+	+	Pigmentación
Antimaláricos	+	+	

3. *Fotoprotectores por vía interna*

Algunas afecciones solares sólo pueden tratarse con fotoprotectores por vía interna.

3.1. Vitamina A

Se utiliza en el tratamiento de las porfirias, las urticarias y los eritemas solares. Protege las membranas lisosomales.

Se puede utilizar el β-caroteno, su precursor. Sin embargo, no consigue buenos resultados en el eritema solar.

3.2. Antiinflamatorios

Aspirina, indometacina. Son curativos pero no preventivos.

3.3. Ácido para-aminobenzoico (PABA)

Se encuentra en la composición de un medicamento: Paraminan® en comprimidos. Su eficacia está muy cuestionada a pesar de que su acción es rápida (concentración sérica a las 2 horas).

3.4. Nicobion® o vitamina PP

Sólo es útil en el tratamiento de la pelagra.

3.5. Antipalúdicos de síntesis

Se trata principalmente de la cloroquina, que se acumula en gran medida en los tejidos. La protección está aumentada cuando se combina con antiinflamatorios.

Están indicados particularmente en las lucitis graves.

3.6. PUVAterapia

Se asocia la exposición a los rayos ultravioletas A y la toma o la aplicación de metoxipsoralenos. La PUVAterapia provoca un aumento del espesor del *stratum corneum* y un aumento de la pigmentación. Es inmunodepresora (como el sol). Por esta razón resulta eficaz en la psoriasis. Está indicada en las lucitis polimorfas con un porcentaje de éxito del 80%.

3.7. Talidomida

Se reserva para uso hospitalario en los casos graves.

NOTA La cantaxantina contenida en las «pastillas para broncear» no protege frente a las fotorreacciones. Sin embargo, se asocia al β-caroteno para el tratamiento de las lucitis estivales con cierta eficacia.

12

Intolerancia a los cosméticos

Un medicamento puede presentar una cierta toxicidad representada por sus efectos secundarios, y su permanencia en el mercado está condicionada por la relación beneficio-riesgo.

El objetivo primero de un producto cosmético o de un producto de dermofarmacia es el de no provocar un daño. La seguridad del producto es incluso más importante que su eficacia, lo que justifica el gran número de test que se realizan para asegurar su inocuidad.

Un producto cosmético nunca es tóxico salvo en algunos casos de mal uso. Hablaremos, por tanto, de «tolerancia» o de «intolerancia» en vez de hablar de toxicidad. Por el contrario, los ingredientes que forman parte de los productos acabados pueden presentar una cierta toxicidad que es necesario conocer para poder, en su caso, regularizar su uso. El SCCNFP (Scientific Committee for Cosmetic and Non Food Products), reunión de expertos en toxicología, se encarga de examinar la literatura relacionada con las moléculas nuevas y las antiguas que, en un momento dado, pueden haber provocado una determinada reacción.

El fabricante garantiza la **seguridad** del producto terminado (PT). Para ello, debe tener en cuenta:

- El perfil toxicológico general de los ingredientes: test realizados sobre las materias primas (MP) por los fabricantes, bibliografía sobre estas MP, informes sobre la utilización a lo largo del tiempo de MP comunes, test realizados por el fabricante sobre el PT.
- El modo de empleo detallado del PT. El fabricante sólo está protegido, en caso de accidente, si el producto no se ha usado en las condiciones adecuadas (mal uso). Por ejemplo: tragar un champú. Es necesario redactar de manera clara e inteligible el modo de empleo del PT.

- La inscripción de una MP en el anexo III de la directiva (lista restrictiva) o en el anexo II (productos prohibidos).
- En caso de un mal uso, el envío de la fórmula integral a los tres centros toxicológicos de París, Lyon y Marsella permite identificar los ingredientes responsables.

1. *Toxicidad general*

Actualmente, la toxicidad general de los ingredientes cosméticos se estudia con mucho detalle y es objeto de todos los test toxicológicos clásicos: DL_{50}, toxicidad subcrónica, toxicidad crónica, mutagénesis, carcinogénesis, teratogénesis con dosis diez o cien veces superiores a la dosis de utilización, previos a la realización de los test cutáneos propiamente dichos. La reglamentación aplicada es la de las sustancias químicas.

La toxicidad general de los productos terminados es mínima en las condiciones normales de utilización.

1.1. Toxicidad *per os*

Esta toxicidad revela una **utilización anormal** de los cosméticos. Los accidentes más frecuentes son la ingestión de champús por los niños. Estos productos no son muy tóxicos.

En orden decreciente de toxicidad, encontramos:

- Detergentes catiónicos.
- Detergentes aniónicos, peligrosos por la abundante espuma que producen.
- Detergentes anfóteros.
- Detergentes no iónicos.

El tratamiento se instaura en cada caso:

- Si la cantidad ingerida es importante no hay que dar de beber para evitar la espuma, ni provocar el vómito.
- Si la cantidad ingerida en pequeña, enjuagar la boca y el esófago con agua.
- En cualquier caso, telefonear al centro toxicológico que posee la fórmula de todos los cosméticos, que indicará el tratamiento más adecuado.

Otras intoxicaciones (raras):

- Suicidio con tintes capilares.
- Intoxicaciones etílicas con colonia (20% de alcohol).
- Ingestión de productos cáusticos: líquido para las cutículas, depilatorios.

1.2. Toxicidad por inhalación

Estos accidentes ocurren en los ambientes profesionales. Sin embargo, la utilización de aerosoles en habitaciones pequeñas y poco ventiladas puede causar problemas, principalmente en los niños. Además, pueden producirse broncoespasmos en los sujetos asmáticos provocados por partículas finas dispersas en el aire.

Así, las lacas capilares, muy utilizadas en las peluquerías, pueden producir una acumulación de resina en los pulmones (muy rara).

Es posible la intoxicación por inhalación de talco en aerosol en los recién nacidos, por lo que es preferible el talco en frasco empolvador (partículas más gruesas).

1.3. Toxicidad por vía transcutánea

En general, los cosméticos no deben atravesar la piel en su totalidad. Por tanto, no deben encontrarse en la sangre. Sin embargo, muchas moléculas pequeñas atraviesan la barrera cutánea y son absorbidas a nivel de la dermis. Algunos ejemplos son el ácido salicílico, la cafeína, las diaminas aromáticas, los aminofenoles, el PABA. Estos compuestos no son del todo inofensivos, e incluso algunos han resultado mutagénicos por el test de Ames.

Hay que tener en cuenta que mutagénesis no es lo mismo que carcinogénesis y que el test de Ames es difícilmente extrapolable al hombre.

El test de Ames permite evidenciar el carácter mutagénico de un producto. Se utiliza un mutante de *Salmonella typhimurium* que se ha transformado, mediante la mutación, en histidín-dependiente. En presencia de una molécula mutágena, se produce la reversión de la mutación y la cepa puede crecer de nuevo en ausencia de histidina. Se cultiva el mutante en un medio sin histidina. En presencia de la molécula mutágena se produce un desarrollo de la bacteria.

Este test, de muy fácil realización, se utiliza para establecer un screening de las moléculas mutágenas.

Actualmente, la toxicidad de diversos ingredientes útiles en la formulación de productos cosméticos está sometido a una vigilancia muy estrecha. Las sustancias clasificadas como «CMR» (Carcinógenas, Mutágenas, Reprotóxicas) según los test preliminares son eliminadas o sometidas a estudios más profundos.

2. *Toxicidad local*

2.1. Irritación

El fenómeno de la irritación se manifiesta cuando la integridad morfológica y/o funcional de las células epidérmicas se ve afectada. La irritación es el mecanismo de reacción de estas células.

2.1.1. Descripción

Se hace referencia clásicamente a una escala de la intensidad de la reacción de la irritación que permite hacer una descripción rápida, que es la siguiente:

- Efecto jabón: eritema ligeramente brillante que aparece en 24 horas. La piel permanece seca.
- Efecto champú: de aparición rápida con desarrollo de eritema y edema acompañados de una desecación de la piel.

- Efecto crotón: después de la aplicación de aceite de crotón, sustancia cáustica, se observa una irritación intensa con vesículas que estallan liberando un exudado. Finalmente puede acabar formándose una escara.
- Efecto corrosivo: de aparición muy rápida, se produce una destrucción irreversible de las células epidérmicas con aparición de zonas necróticas.

La irritación supone el 70-80% de las reacciones debidas a productos cosméticos, que son los efectos más benignos. Debe diferenciarse de la reacción alérgica, cuyas características no son las mismas (Tabla 5).

Tabla 5 Características comparativas de la ortoergia y de la alergia.

Irritación (ortoergia)	**Alergia**
Frecuencia	
70 a 80% de las reacciones de intolerancia	20 a 30% de las reacciones de intolerancia
Características	
Fenómeno colectivo	Fenómeno individual
Aparición rápida	Retardado
En la zona de contacto	A distancia
Proporcional a la concentración	No proporcional a la concentración
Sensación de escozor, quemazón, superficie brillante	Prurito eczema
Histología	
Infiltrado de polimorfonucleares	Infiltrado de linfocitos
Mecanismo	
Tóxico	**Inmunológico**
Lugar: epidermis	Dermis
Destrucción del manto hidrolipídico y de las células del *stratum corneum*	No hay destrucción celular

2.1.2. Factores de irritación

Se relacionan con el **producto** en cuanto a:

- su naturaleza química;
- su concentración;
- su duración de aplicación.

También se relacionan con el **individuo**.

La epidermis es resistente a la agresión en mayor o menor grado. Para una misma cantidad de producto irritante algunos sujetos reaccionan intensamente, mientras que otros no reaccionan de ningún modo. Se establece la noción de **umbral**. Este concepto en ocasiones puede confundir la irritación y la alergia, en la que el sujeto reacciona con pequeñas cantidades.

La irritación se puede observar después de una aplicación única o bien después de aplicaciones repetidas. Es el fenómeno de «*skin fatigue*».

2.2. Alergia

Es una hipersensibilidad retardada de tipo IV. Representa actualmente del 20 al 30% de las reacciones de intolerancia a los productos cosméticos. Es una reacción individual en el curso de la cual el producto (hapteno) se combina con las proteínas de la piel para constituir el alergeno. La reacción se produce a distancia del punto de contacto (por ej., la alergia a los tintes capilares produce un eczema en los brazos y el tronco). No es proporcional a la concentración. Una pequeña cantidad puede ser suficiente para desencadenar la reacción (aplicación desencadenante). Después de la inducción de la sensibilización cantidades más o menos importantes pueden favorecer o retardar la aparición de esta sensibilización.

Los fabricantes están actualmente muy pendientes de la reacción alérgica. En efecto, la reacción de irritación aparece rápidamente en los test clásicos mientras que el efecto de la sensibilización puede ponerse de manifiesto después de la comercialización, cuando la utilización está muy extendida.

2.2.1. Grupos de alergenos más corrientes

2.2.1.1. Terpenos

Se encuentran en los perfumes y en los extractos vegetales.

Los perfumes se prueban, en algunos casos, para evaluar su potencial alergénico. Actualmente se utilizan esencias sin terpenos, esencia de bergamota sin furocumarina, etc. Algunos fabricantes proponen perfumes hipoalergénicos.

Los extractos vegetales son particularmente preocupantes. Contienen, en su mayoría, una cierta cantidad de aceites esenciales que incluyen terpenos o derivados terpénicos.

Algunas sustancias vegetales como el bálsamo de Perú, rico en benzoato de coniferilo, han sido excluidas de muchas formulaciones.

2.2.1.2. Grupo PARA

Son moléculas con dos funciones aminadas situadas en posición para. En este grupo encontramos los componentes principales de los tintes capilares:

- parafenilen diamina (PPDA);
- paratoluen diamina (PTDA);

Estos productos pueden provocar reacciones alérgicas cruzadas con las sulfamidas y los anestésicos locales. Además, pueden provocar sensibilizaciones adquiridas. La reacción se manifiesta tardíamente, después de varios años sin reacción.

Es necesario suprimir este tipo de colorantes o utilizar tintes claros en los que el PPDA o el PTDA estén menos concentrados o totalmente ausentes, a favor de otras moléculas colorantes.

Se encuentran en este grupo los colorantes azoicos que dan origen a los derivados para mediante la ruptura del doble enlace –N=N–.

2.2.1.3. Formaldehído (formol)

En estado puro se utiliza como conservante. Su presencia está autorizada en productos cosméticos y en los productos de higiene hasta una concentración del 0,2% salvo en los productos para la higiene bucal, en los que la concentración máxima autorizada se reduce al 0,1%.

Los «**dadores de formol**», también utilizados como conservantes, son sustancias que liberan progresivamente formol.

Se encuentran como las siguientes denominaciones INCI:

- dimetilol dimetil (DMDM) hidantoína (Glydant®);
- metenamina 3-cloroalil clorhídrico (Dowicil 200®);
- bromo-2-nitro-2-propanodiol (Bronopol®);
- 5-bromo-5-nitro-1,3-dioxano (Bronidox®);
- imidazolidin urea (Germall 115®);
- hexametilen tetramina (Methenamine®).

El formol también se emplea en las preparaciones destinadas a reblandecer las uñas, a una concentración máxima del 5%.

La sensibilización con formol es frecuente puesto que se encuentra en numerosos componentes de los materiales que nos rodean: plásticos, barnices, aislantes térmicos.

Después de haber ocupado el primer puesto en la lista de los productos alergénicos en cosmética, el formol se encuentra actualmente en el cuarto puesto, ya que se ha generalizado la costumbre de evitar este compuesto.

2.2.1.4. Amonios cuaternarios

Son conservantes y antisépticos. Sólo el cloruro de benzetonio y los cloruros, bromuros y sacarinatos de benzalconio están autorizados como conservantes en los productos cosméticos a una concentración máxima del 0,1%. El primero se limita a algunos productos y para los demás es necesario evitar el contacto con los ojos. Se admite el alquiltrimetil amonio a la misma concentración, sin límites en su utilización.

Los amonios cuaternarios se encuentran como tensioactivos catiónicos en algunos suavizantes textiles.

2.2.1.5. Conservantes diversos

- La mezcla de cloro-5-metil-**2-isotiazolinona**, metil isotiazolinona y cloruro de magnesio o **Kathon CG®** está autorizado para la conservación de productos cosméticos a la concentración del 0,0015%. Es un excelente conservante indispensable para la conservación de formulaciones frágiles. Ha sido víctima de su propio éxito y es responsable de un cierto número de reacciones alérgicas.

- El **1,2-dibromo-2,4-dicianobutano** (Tektamer®) está autorizado como conservante a una concentración máxima del 0,1% salvo en los productos de protección solar, en los que esta concentración se reduce al 0,025%.
- El **glutaraldehído** está prohibido en los aerosoles y su presencia debe indicarse en el etiquetado si su concentración supera el 0,05%.

2.2.1.6. Colorantes

- **Las fluoresceínas** son sustancias muy utilizadas en cosmética, más particularmente en la formulación de las barras de labios. Antes se utilizaron en forma de sales de sodio hidrosolubles, que daban lugar a rojos indelebles por coloración de la mucosa labial, a la que se fijan fuertemente, lo que dio lugar a la aparición de numerosas alergias.

En forma de ácido estas sustancias son liposolubles y permanecen en la superficie de las mucosas sin penetrar en ellas. Cada vez son más utilizadas en forma de lacas insolubles lo que disminuye todavía más la posibilidad de penetración. (Las lacas son colorantes solubles que se encuentran en un soporte inerte de aluminio).

- **Los óxidos de cromo y de níquel** producen coloraciones verdes y azules respectivamente, y se utilizan para productos de maquillaje para la cara y los ojos. Aunque son insolubles, estos óxidos liberan trazas metálicas que permiten el desarrollo de procesos de sensibilización; igualmente posible por el uso de bisutería a base de aleaciones que contienen cromo o níquel.
- **Los colorantes azoicos** pueden constituir alergenos extremadamente variados, teniendo en cuenta la importancia cuantitativa de este grupo.

2.2.2. Otros alergenos

► PROPILENGLICOL

Por su papel como solvente e hidratante, se encuentra frecuentemente en emulsiones, barras de labios a concentraciones en ocasiones superiores al 5%, por lo que la sensibilización es fácil.

► ALCOHOLES DE LANOLINA

La lanolina, menos alergénica que muchos de sus derivados, vuelve a utilizarse en la actualidad.

Sin embargo, ni la lanolina ni sus alcoholes deben utilizarse en pieles patológicas.

► TRIETANOLAMINA LIBRE (TROLAMINA)

Se libera a partir de amidas grasas y se utiliza como neutralizante, en ocasiones en exceso. Interviene en la saponificación de la estearina y en la neutralización de los carbómeros. Se encuentra en cremas, tintes, cremas de afeitar, etc.

La sensibilización por TEA es poco frecuente pero es una materia prima muy utilizada por lo que hay un cierto número de casos de sensibilización.

► ETILÉN DIAMINA

Se encuentra en cremas dérmicas, sirviendo la aminofilina como neutralizante de resinas sintéticas.

NOTA La sensibilización a las aminas conlleva un rechazo de todos los ingredientes que contienen la función amina, proteínas y aminoácidos entre otros.

► COCOAMIDOPROPILBETAÍNA (CAPB)

Es uno de los componentes principales de los champús llamados «suaves» o «de uso frecuente». Como tensioactivo anfótero va asociado a tensioactivos aniónicos. Se ha sospechado que existe una impureza responsable de las reacciones alérgicas, que pueden llegar a ser muy graves. Las investigaciones se orientan actualmente hacia una amina liberada a lo largo del período de conservación del producto o que sirve de intermediario en la síntesis.

► GALATOS

Son antioxidantes muy ampliamente utilizados en cosmética, en farmacia, en alimentación y en otras industrias. La sensibilización a los galatos es, sin embargo, rara.

2.3. Test de irritación y de sensibilización

2.3.1. Test in vivo

La posibilidad de reacción a un producto debe ser estudiada por el fabricante antes de la comercialización. Para ello existe el recurso oficial (JO 1972) referente a los ensayos sobre animales. Los principales estudios realizados en los últimos 15 años han sido:

2.3.1.1. Test de irritación ocular o test de Draize

El test se realiza en 3 **conejos** albinos por instilación en un ojo, sirviendo el otro ojo como blanco. No se permite realizar este test con productos de pH inferior a 2 o superior a 11. Se observan los efectos 1 horas después, y 1, 2... 7 días después de la instilación. Se evalúa, por una notación codificada, el lagrimeo, la conjuntivitis, el hinchazón, la opacidad de la córnea.

El **test en humanos** se realiza en las mismas condiciones bajo la supervisión de un oftalmólogo. Se observan quemaduras, picor, prurito, lagrimeo.

2.3.1.2. Test de irritación cutánea primaria o test de Draize

Este test se realiza en tres **conejos**. Se deposita el producto puro o diluido (en las condiciones de utilización) en una zona de la piel, escarificada o no, con un parche oclusivo para aumentar la penetración. Se observa: eritema y edema, que se clasifican y se les da una nota. Cuanto mayor sea la nota, mayor es la capacidad irritante del producto.

Este test se realiza cada vez más **en el hombre** por el método del «parche simple». Se aplica la sustancia no diluida bajo un parche oclusivo, sin escarificación, durante 4 horas; en paralelo se aplica una sustancia de referencia. Se pueden realizar variaciones. El protocolo no es oficial.

2.3.1.3. Test de irritación por aplicaciones iterativas

Este test se realiza en 6 **conejos** con un producto de ensayo y otro de referencia. El producto se aplica de forma repetida en una zona no escarificada durante 28 días consecutivos, de forma que se puedan poner de manifiesto las reacciones debidas a la acumulación del producto. Se observa: eritema, edema, escaras, engrosamiento del pliegue cutáneo, velocidad de crecimiento del pelo.

Este test se realiza **en el hombre** cada vez con mayor frecuencia. Se pueden realizar 10 a 21 aplicaciones sucesivas de una duración de 24 horas. Hay múltiples variantes para este test, que no es oficial.

2.3.1.4. Test de irritación de la mucosa

Este test se realiza en 10 **hámsteres dorados**. Se aplica el producto en la mucosa de la mejilla del hámster diariamente durante 14 días. Se observa: irritación, lesiones.

Este test permite juzgar, en particular, la tolerancia de las barras de labios.

Raramente se realiza en el hombre.

2.3.1.5. Test de sensibilización o test de Magnusson y Kligman

Este test, que se realiza en 6 **cobayas** (animal más sensible que el conejo), comprende:

- una fase de inducción. El producto se aplica todos los días durante tres semanas en la espalda del animal, que se ha hecho reactivo por 2 inyecciones de antígeno de Freund (suspensión de micobacterias en aceite de parafina);
- una fase de reposo de 2 semanas;
- una aplicación desencadenante; una sola aplicación sobre una parte diferente (un flanco).

El resultado se lee a las 48 horas. Se evalúa el eritema, el edema macroscópicamente controlado por cortes histológicos.

NOTA Se puede realizar el mismo test con paneles de sujetos sensibilizados, en el medio hospitalario y bajo supervisión de dermatólogos alergólogos.

También puede realizarse en paneles de sujetos sanos con todas las consideraciones éticas que pueda conllevar esta práctica, y a pesar de todos los recursos a los procedimientos impuestos por la ley Huriet para la protección de las personas que se someten a experimentaciones.

Los test en animales están actualmente muy cuestionados. La mayoría de las industrias han renunciado a los estudios con animales, excepto la industria farmacéutica para el estudio de nuevas moléculas antes de la realización de ensayos clínicos. Estos estudios se han mantenido ante la falta de métodos alternativos fiables.

En la industria cosmética se tiende a recopilar bibliografía sobre el conjunto de las materias primas que forman parte de las formulaciones. Por ello se utilizan con frecuencia las mismas materias primas durante muchos años. De esta manera se acumula una gran cantidad de información que se completa con los test realizados en animales en años anteriores. Así se puede prever la inocuidad de las formulaciones que pasan a los ensayos «*in-use-test*», es decir, los ensayos de consumo o en paneles de voluntarios.

Los test realizados en el hombre, parecidos a los ensayos clínicos, dan una idea del potencial irritante de la fórmula definitiva, pero no permiten la determinación del poder alergénico en un sujeto normal debido al número insuficiente de sujetos (20 ó 30 máximo).

Para la determinación del potencial alergénico es necesario realizar los ensayos clínicos en un medio hospitalario en paneles de sujetos alérgicos, bajo control médico.

2.3.2. *Test* in vitro *o métodos alternativos*

Un **método alternativo** se define como:

Un método que no implica el uso de animales o, en su defecto, un método que reduce significativamente el número de animales utilizados o un método que reduce significativamente el sufrimiento de los animales.

Los métodos alternativos están llamados a sustituir a los test en animales, pero no están exentos de problemas de correlación con las experimentaciones *in vivo,* que no están todavía resueltos. Permiten principalmente cuantificar la citotoxicidad de una sustancia. Se basan en cultivos celulares, huevos embrionados, córneas de vaca aisladas, fragmentos de piel, sustratos proteicos, etc.

Existen tres métodos en Francia que recientemente han sido reconocidos como oficiales. Son aplicables a la evaluación de la **irritación ocular**. Son:

*2.3.2.1. Test HET-CAM (*Hen's eggs test – chorio-allantoidic-membrane*)*

► PRINCIPIO

Se evalúa la agresión a la membrana corio-alantoidea del huevo después de depositar el producto. Se observa: hemorragias, petequias, coagulación.

► MÉTODO

Se incuban 4 huevos embrionados a 37°C durante 9,5 días. Entonces se deposita el producto sobre la membrana corio-alantoidea durante 20 segundos. Se procede posteriormente a un aclarado con NaCl al 0,9%.

Es un método «oficial» muy utilizado, pero que debe completarse con otro estudio.

2.3.2.2. Método del gel de agarosa

► PRINCIPIO

Determinación de la **citotoxicidad** del producto 24 horas después de su aplicación en la superficie de un gel de agarosa en contacto con una monocapa celular. Se mide el diámetro medio de la zona de lisis celular revelada por la coloración. Este diámetro se asocia a la capacidad de difusión del producto en el gel de agarosa.

► MÉTODO

Se utilizan fibroblastos en cultivo clásico. Después de la adhesión conveniente de los fibroblastos, se procede a la eliminación del medio de cultivo, que se reemplaza por un gel de agarosa al 1%.

Se deposita en la superficie un disco de papel absorbente de 6 mm de diámetro empapado del producto.

Se incuba a 37°C durante 24 horas.

Se retira el disco y el gel. Quedan las células, que se colorean con:

- rojo neutro durante 3 horas, o
- azul de metileno/eosina durante 15 minutos, o
- MTT durante 1 hora (sal de tetrazolio).

Después de eliminar el exceso de colorante se mide el diámetro de la zona no coloreada.

Blanco positivo: solución de SDS al 3% (dodecil sulfato de sodio)

Blanco negativo: medio de cultivo.

2.3.2.3. Método de alargamiento del rojo neutro

▶ PRINCIPIO

Se utiliza un cultivo monocapa de fibroblastos de córnea de conejo. El rojo neutro colorea todas las células vivas. Si el producto en estudio mata las células, las células muertas liberan el colorante. Al aclarar, el rojo que no está fijado desaparece. Se lisan las células vivas con una solución ácida. Se mide mediante espectrofotometría a 540 nm la absorbancia de la solución coloreada obtenida.

▶ MÉTODO

Se efectúa un cultivo celular clásico. Se utilizan 200.000 células por cultivo.

Después de la eliminación del medio de cultivo éste se reemplaza por una solución de rojo neutro al 0,4%. Se incuba durante 3 horas a 37°C.

Se elimina el colorante, que se sustituye por medio de cultivo.

Se procede a la adición del producto a estudio:

- durante 60 segundos para un producto normal;
- durante 30 segundos si se trata de un tensioactivo.

Después de 5 aclarados sucesivos, se añade la solución de lisis celular (ácido acético al 1% en etanol de 50°).

Se mide la absorbancia a 540 nm y se calcula la mortalidad según fórmula:

$$\% \text{ de mortalidad} = 100 - \frac{\text{d}^{\circ} \text{ de los botes de ensayo}}{\text{d}^{\circ} \text{ de los botes blancos}} \times 100$$

Se determina la concentración que consigue el 50% de mortalidad. El blanco positivo es una solución de SDS al 0,05%, 0,1%, 0,2%.

2.3.2.4. Test del MTT

Este método es aplicable a la evaluación de la irritación cutánea primaria.

El MTT o sal de tetrazolio es incoloro. Se transforma en cristales de azul de formazan por acción de una enzima miticondrial. Colorea únicamente las células vivas. Los cristales son solubles en isopropanol ácido.

▶ PRINCIPIO

Se ponen en contacto fragmentos de piel humana (fragmentos de piel extraídos quirúrgicamente) con el producto a estudio y se colorea con MTT.

Las células que permanecen vivas se lisan y la intensidad de la coloración obtenida se mide por espectrofotometría.

▶ MÉTODO

Los fragmentos de piel procedentes de la cirugía plástica se colocan en un líquido de cultivo y se ponen en contacto con el producto a estudio durante 18 horas. Después del aclarado se sustituye el líquido por otro medio de cultivo que contiene MTT. Se procede entonces a la lisis de las células vivas y a la solubilización de los cristales de formazan mediante isopropanol ácido.

La lectura de la coloración obtenida se realiza por espectrofotometría a 640 nm y se calcula:

$$\% \text{ de viabilidad} = \frac{\text{d}^{\circ} \text{ del producto}}{\text{d}^{\circ} \text{ del blanco}} \times 100$$

Este método no es oficial.

2.3.2.5. *Test* in vitro

Los test *in vitro* (**skintex, eyetex**) están ampliamente extendidos en el mercado. Se utilizan las proteínas más parecidas a las de la córnea (extractos de semilla de Cap).

Se mide la coagulación de las proteínas por efecto de la sustancia a estudio. Este ensayo sustituye al test de la irritación ocular en el conejo. Los fabricantes de este test aseguran una correlación del 90% con los test *in vivo*.

2.3.2.6. *Test LLNA*

El método es aplicable para la evaluación de la sensibilización.

▶ PRINCIPIO

El test LLNA (local lymph node assay) se basa en la proliferación de los linfocitos en los nódulos linfáticos auriculares del ratón. La proliferación se aprecia por la incorporación de metiltimidina tritiada.

Aunque se utilicen animales, este test forma parte de los métodos llamados alternativos, debido al pequeño número de animales que se emplean (4 ratones).

▶ MÉTODO

El período de inducción consiste en una aplicación diaria del producto a estudio en la cara dorsal de una oreja durante 3 días consecutivos. Cinco días después de la primera aplicación los ratones reciben una inyección intravenosa de timidina tritiada. Cinco horas después de la inyección, se sacrifican los ratones, se extraen los nódulos y se prepara una suspensión de células nodales. Después de media hora aproximadamente se mide el nivel de incorporación de la timidina tritiada mediante un contador de centelleo. Se expresa como número de desintegraciones radioactivas por minuto (DPM).

2.4. Fotosensibilización

El término engloba la **fototoxicidad** y la **fotoalergia**.

2.4.1. Mecanismo de la foto-irritación (fototoxicidad)

La foto-irritación es una reacción exagerada a las radiaciones actínicas (UVA + visible). La célula epidérmica se modifica por el producto fotorreactivo. Se vuelve extremadamente sensible a la irradiación, lo que provoca la reacción de foto-irritación, es decir, de fototoxicidad en presencia de la radiación actínica.

2.4.2. Mecanismo de la fotoalergia

El producto está asociado a una proteína de la piel que da lugar a la formación del hapteno que conduce a la sensibilización del sujeto.

En el sujeto sensibilizado la reacción sólo se desarrolla en presencia de radiaciones.

2.4.3. Productos fototóxicos y fotoalergénicos

Muchas moléculas, terapéuticas o no, son fotosensibilizantes. Entre las que aparecen en los productos para aplicación tópica encontramos principalmente antisépticos utilizados en los desodorantes de todo tipo y en los jabones líquidos.

Son:

- el hexaclorofeno y los derivados difenilo, principalmente el bitionol (prohibidos en cosmética);
- las salicilanilidas (en menor grado), prohibidas en cosmética;
- la 6-metilcumarina (aromas, perfumes), prohibida en cosmética;
- algunos filtros solares: la oxibenzona o la benzofenona-3, y en menor grado, los derivados cinámicos, el butilmetildibenzoilmetano. Comienzan a aparecer algunos casos de fotoalergia al octocrileno;
- el almizcle (perfumes);
- los psoralenos (puvaterapia, cremas solares).

2.4.4. Test de fotosensibilización

El principio y el método son los mismos que los de los test de sensibilización pero se procede a la exposición a la luz ultravioleta artificial (UV A + UV B) durante 3 minutos a lo largo del período de inducción y en el momento de la aplicación desencadenante, y se utilizan longitudes de onda que cubren un espectro de 320 a 450 nm.

Tienen los mismos problemas éticos que los precedentes.

2.5. Comedogenicidad

2.5.1. Mecanismo

La comedogenicidad es la capacidad de una sustancia de inducir la secreción de la glándula sebácea con aparición de un comedón y de una hiperqueratosis. Es un fenómeno similar al acné.

Estas reacciones están provocadas por algunos cuerpos grasos y por productos lipófilos. Los fabricantes estudian el poder comedogénico de las materias primas que utilizan. Las sustancias más conocidas por su poder comedogénico potencial son:

- el aceite de almendra dulce;
- la manteca de cacao;
- el ácido oleico;
- los ésteres grasos sintéticos líquidos (por ejemplo, el miristato de isopropilo). Son comedógenicos a concentración elevada pero a concentraciones entre el 5 y el 10% tienen escasa capacidad comedogénica, siendo éstas las concentraciones habitualmente empleadas;
- el escualeno, componente del sebo responsable del mantenimiento de los comedones;
- los insaponificables, en particular, el aceite de aguacate.

NOTA Los aceites de vaselina no son comedogénicos, pero pueden generar foliculitis si no están bien purificados.

2.5.2. Test de comedogenicidad

La aplicación cotidiana de un producto o de una materia prima comedogénica puede conllevar la aparición de comedones o aumentar la secreción sebácea. Por ello, es necesario detectar las materias primas más comedogénicas con el fin de evitar su empleo.

El test se realiza por aplicación cotidiana del producto en estudio durante 45 días en la oreja de un ratón o de un conejo.

Se observa: el engrosamiento de la epidermis, el estado de las glándulas sebáceas por examen histológico (en este caso, se realiza una biopsia o el animal es sacrificado), el número de comedones.

El test puede realizarse en un **panel de sujetos** acnéicos (maximalización) o de sujetos sanos. La evaluación es clínica o mediante «*sebutapes*», discos de plástico translúcido aplicados sobre la piel. Se vuelven transparentes por el efecto de los cuerpos grasos de los comedones o de las glándulas sebáceas hipersecretoras.

No existen, hasta el momento, test *in vitro*.

3. Consejos en caso de intolerancia

- Para determinar si se trata de un irritación o de una alergia es necesario responder a algunas preguntas como:
  - el tiempo transcurrido hasta la aparición;
  - la presencia de prurito (el picor orienta hacia la reacción alérgica); las otras sensaciones orientan hacia la irritación.

- En cualquier caso:
  - suprimir el producto involucrado;
  - saber que las reacciones irritantes no son raras con los productos cosméticos aunque todos se hayan probado anteriormente, ya que existen diferencias en el umbral de sensibilidad de los sujetos.
- En caso de una reacción alérgica:
  - suprimir el producto y constatar la regresión de los signos clínicos;
  - proponer la pulverización de agua termal (Avene, Roche Posay...) que calman las irritaciones y los picores;
  - no dar corticoides para la cara aunque sean muy eficaces y de acción rápida (ocasionalmente Locoïd® o Locapred®);
  - aconsejar antihistamínicos por vía oral: Primalan®, Polaramine®...;
  - para las reacciones oculares, el principio activo más eficaz es el ácido cromoglícico y su sal sódica (lista II);
  - para las reacciones a los tintes capilares, utilizar un aclarado capaz de oxidar los residuos de aminas aromáticas compuesto de:

H_2O_2	110 vol	50 ml
NaCl		150 g
H_2O		c.s.p. 1 litro

Este aclarado se aplica 4 veces de forma consecutiva:

- desaconsejar el sol si se trata de una fotorreacción;
- no aconsejar una pomada antibiótica;
- no dar una pomada con sulfamidas;
- no dar una pomada con amonios cuaternarios;
- no dar un stick con bálsamo de Perú;
- no dar una pomada con aceites esenciales y productos antisépticos alergénicos.

4. Cosmetovigilancia

4.1. Definición

La cosmetovigilancia tiene por objeto la vigilancia del riesgo de efectos secundarios atribuibles a la utilización de un producto cosmético en las condiciones normales de empleo.

Conlleva principalmente:

- el registro de cualquier efecto indeseable;
- la explotación y la evaluación de esta información;
- la realización de acciones correctivas.

Ejerce por intermediación de:

- dermatólogos;
- hospitales;

– oficinas de farmacia;
– fabricantes.

4.2. Sistemas de cosmetovigilancia

• El **GERDA** (Grupo de estudio y de investigación en dermatología y alergología) se creó en 1996 **la Revidal**.

Está formado por 70 médicos dermatólogos y alergólogos, independientes de la industria.

• El **VIGIPIL** se creó en el año 2000 por dermatólogos. Se ocupa de los efectos secundarios que aparecen como consecuencia de actos dermoestéticos (peeling, láser, rellenos). Es independiente de la industria.

• **IRIS** (Instituto de Investigación y de Innovaciones Científicas) es una red privada formada por 400 dermatólogos y alergólogos en toda Europa de los que 80 se encuentran en Francia.

Engloba la cosmetovigilancia de la industria cosmética.

• Se ha creado en el año 2001 un **grupo de trabajo «Seguridad en el empleo de los productos cosméticos»** en el seno de la comisión de cosmetología de la AFSSAPS.

4.3. Procedimiento de información

Se lleva a cabo según las reglas que todavía no están oficialmente definidas, pero que con más frecuencia son:

4.3.1. En caso de accidente

- Dermatólogos, hospitales, farmacéuticos avisan a la AFSSAPS que alerta al fabricante en función del número de casos y de la gravedad de las reacciones observadas.
- El fabricante retira el producto del mercado (de ahí la importancia del número de lote).
- El producto se analiza por el fabricante y por los laboratorios de Sanidad en cuanto a la fisocoquímica, bacteriología, tolerancia.
- Los análisis permiten realizar un diagnóstico del responsable de la reacción.

4.3.2. En caso de incidente

Los fabricantes reciben las reclamaciones de los usuarios antes que el dermatólogo. Los grandes grupos tienen su propio servicio de cosmetovigilancia.

Ellos mismos realizan un informe interno.

4.3.3. En caso de accidente grave

Es indispensable alertar a los centros toxicológicos que poseen las fórmulas integrales de todos los productos cosméticos que se encuentran en le mercado. Los centros toxicológicos se encuentran en París, Lyon y Marsella.

13

Champús y jabones líquidos

1. Anatomía y fisiología del cabello

El bulbo está formado por células vivas. El tronco del pelo, formado por queratina, es una parte muerta.

En el folículo piloso se vierten las secreciones sebáceas. A nivel de las axilas y el pubis se vierten las secreciones de las glándulas apocrinas.

Los melanocitos se sitúan a nivel de la matriz. Son los responsables de la coloración del cabello.

La matriz del pelo corresponde a la capa de células basales.

1.1. Anatomía y fisiología del cabello

1.1.1. Estructura

El tronco piloso está formado, del exterior al interior, por:

- La cutícula, la capa más externa, formada por queratina amorfa que se dispone formando escamas. Es transparente.
- El córtex representa el cuerpo del cabello. También está formado por queratina y constituye la parte mayoritaria del cabello; su diámetro puede variar según las etnias de 40 a 100 μm.
- La médula es el espacio central, hueco, a excepción de algunas células difusas.

Esta estructura es responsable de la gran resistencia del cabello a la tracción.

1.1.2. Ciclo de crecimiento

El cabello humano crece siguiendo tres fases continuas. Cada cabello tiene vida propia y evoluciona independientemente de los cabellos vecinos, a diferencia de los anima-

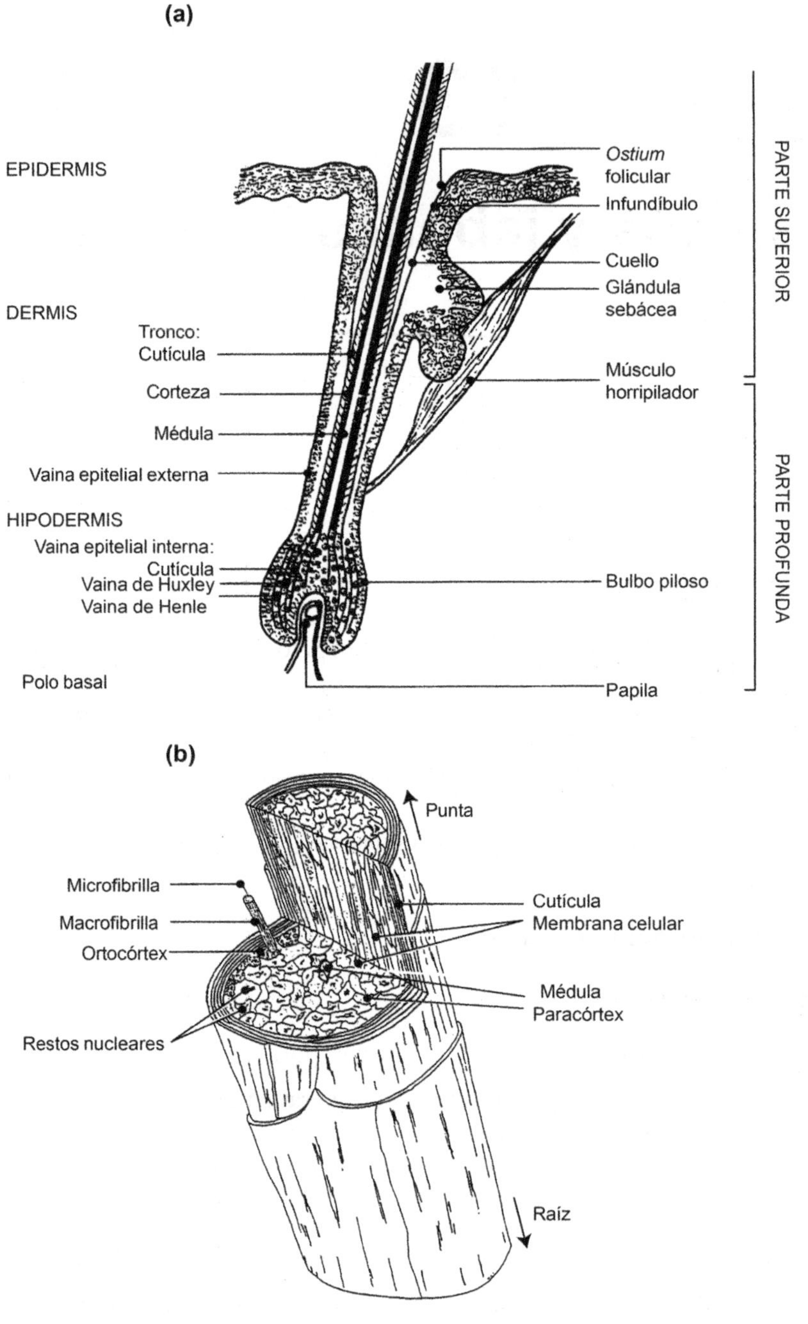

Figura 23 Estructura del cabello.

(a) folículo capilar; (b) estructura del tronco capilar.

les en los que se observan períodos de muda en los que todos los pelos evolucionan de forma sincrónica y caen al mismo tiempo.

- 1.ª FASE: FASE ANÁGENA (a)

Dura varios años: en las mujeres, de 3 a 5 años, y es más corta en los hombres. Durante este período el cabello crece de 0,5 a 1 cm al mes.

- 2.ª FASE: FASE CATÁGENA (b)

Es una fase de reposo, que dura de algunas semanas a varios meses. El crecimiento se detiene y el bulbo piloso se atrofia.

- 3.ª FASE: FASE TELÓGENA (c)

Dura 2 a 3 semanas. El bulbo piloso está totalmente atrofiado y asciende por la vaina del folículo. El pelo está listo para caer. Se forma paralelamente un nuevo cabello que sustituye al anterior.

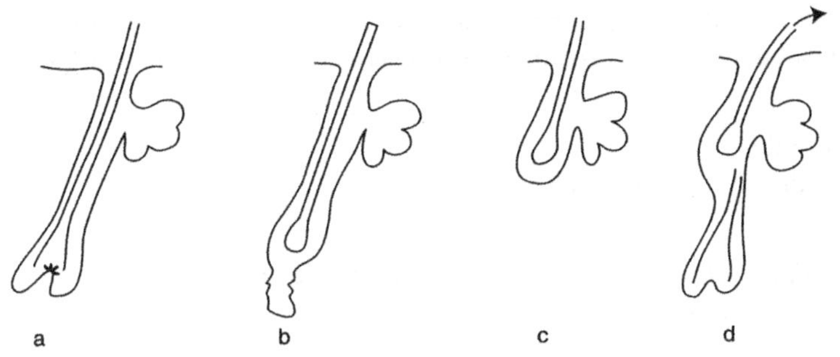

Figura 24 Esquema del ciclo de crecimiento.

1.2. Tricograma

La evaluación del estado del cabello se realiza con un examen particular llamado tricograma. Se extraen unos cincuenta cabellos que se analizan al microscopio, principalmente a nivel del bulbo. En función del estado del bulbo piloso se puede determinar en qué fase se encuentra el cabello. La relación número de pelos en fase anágena/número de pelos en fase telógena debe ser igual a 4 para un cabello normal. Si la relación es inferior a 3 existe riesgo de alopecia.

1.3. Glándula sebácea

La glándula sebácea asociada al folículo piloso secreta el sebo que se extiende por capilaridad a lo largo de la fibra capilar. El cabello está así recubierto de una película grasa que atrapa las suciedades y retiene desechos queratínicos. Además, las fibras de queratina están cargadas negativamente cuando están limpias. Atrae las fibras cargadas (+) que son suciedades de origen diverso.

La limpieza de la suciedad se ha efectuado durante mucho tiempo con jabones, productos antiguos que tienen el inconveniente de precipitar en presencia de aguas calcáreas y dejar restos insolubles blancos muy poco estéticos en la superficie del tronco capilar. Desde hace cincuenta años se utilizan champús a base de detergentes que se eligen y se dosifican en función del tipo de champú deseado.

2. *Champús*

Los champús son los productos de higiene más vendidos en las grandes superficies de distribución, puesto que el consumidor no estima que sea necesario un consejo para adquirir este producto, la oferta es extremadamente variada y los precios no suponen un inconveniente.

Sin embargo, el sector de la distribución farmacéutica conserva una parte no desdeñable del mercado gracias a los champús tratantes y a los champús para bebés.

Un champú debe necesariamente despegar, emulsionar y poner en suspensión las suciedades fijadas en la superficie de los cerca de 150.000 cabellos de una cabellera normal. En consecuencia, **la composición clásica** de un champú contiene tres componentes básicos:

- un detergente;
- un regulador de la viscosidad;
- agua.

Además se añaden aditivos como conservantes, nacarantes, colorantes, perfumes y accesoriamente, principios activos.

2.1. Detergentes

Se eligen entre los tensioactivos aniónicos, anfóteros y en ocasiones, no iónicos.

2.1.1. Tensioactivos aniónicos

Son surfactantes específicamente detergentes, espumantes, cuya parte hidrófila está cargada negativamente.

Los principales representantes son:

- El lauril sulfato de sodio, de amonio o de trietanolamina (TEA) han sido los primeros detergentes sintéticos utilizados. Como característica destaca ser muy detergente, muy espumoso, pero muy descamante e irritante. Su uso se ha abandonado actualmente en la mayoría de los champús debido a su poder irritante. De hecho la solución de lauril sulfato de sodio al 10% se utiliza como irritante experimental.
- El lauril éter sulfato de sodio, de magnesio, de amonio, de TEA, poseen las mismas propiedades que el lauril sulfato pero son menos irritantes. Estos productos se encuentran en la composición de los champús corrientes.

- Las parafinas y olefinas sulfonato pueden sustituir los lauril sulfato y los lauril éter sulfato. Son buenos espumantes y detergentes. Son menos irritantes que los derivados sulfatados.
- Los sulfosuccinatos, sulfoacetatos, alquilsarcosinatos, isetionatos, tauratos. Son tensioactivos suaves, tan espumantes como los anteriores, pero con un poder irritante menor.

2.1.2. Tensioactivos anfóteros

► ESTRUCTURA

La parte hidrófila está cargada negativa o positivamente en función del pH. Son catiónicos en medio ácido y aniónicos en medio alcalino.

► FUNCIÓN

Aseguran la limpieza gracias a la carga (–) y el acondicionamiento gracias a la carga (+). La fibra de queratina está cargada negativamente. Generalmente, estas cargas se neutralizan con las partículas de suciedad cargadas positivamente. El tensioactivo anfótero elimina las cargas (+) y anula las cargas (–) de la queratina que son inmediatamente neutralizadas por las cargas (+) del anfótero. Con ello consigue un efecto lavante, acondicionador y antiestático.

Los anfóteros poseen las **propiedades** de los dos tipos de tensioactivos, aniónicos y catiónicos, es decir, que son a la vez espumantes, detergentes, (propiedades de los aniónicos), bacteriostáticos, acondicionadores (propiedades de los catiónicos).

Son:

- los derivados betaínicos como la cocoil amido propilbetaína (CAPB);
- los derivados imidazólicos (Miranols®).

Son productos caros. La calidad y el precio del champú dependen de la proporción aniónico/anfótero.

Ejemplo de proporciones:

Aniónicos	100%	75%	25%	0%
Anfóteros	0%	25%	75%	100%
	Gama inferior			Champú de bebé
	Barato			Uso frecuente

(Por razones técnicas la mezcla 50/50 es poco utilizada)

2.1.3. Tensioactivos no iónicos

Presentan buena tolerancia cutánea y gran resistencia a las variaciones de pH. Sin embargo, pocos compuestos de este grupo son adecuados. La mayor parte de los surfactantes no iónicos no poseen propiedades espumantes, y además, destruyen la espuma formada por los aniónicos. Algunos se utilizan a pesar de todo, sin presentar inconvenientes. Son principalmente los derivados del metilglucósido. Producen suficiente espuma y aportan al champú suavidad y buena tolerancia.

NOTA Todos los tensioactivos considerados aquí, con algunas excepciones, se encuentran en el mercado en forma de solución al 30% y los porcentajes que aparecen indicados en las fórmulas corresponden a la solución. El porcentaje de materia activa será, por tanto, tres veces menor. Generalmente, un champú contiene entre el 6 y el 10% de materia activa detergente.

2.2. Reguladores de la viscosidad

2.2.1. Cloruro de sodio

Es el agente espesante de los tensioactivos aniónicos en solución micelar. Aumenta el tamaño de las micelas y aumenta así la viscosidad. Da buenos resultados con los alquil y los alquiléter sulfato.

2.2.2. Alcanolamidas

Están formados por una gran cadena grasa y por un grupo –CO-NH-R. Van a menudo asociados a cloruro de sodio. Son productos irritantes por la formación frecuente de aminas libres en el período de almacenamiento. Se encuentran bajo las denominaciones de cocamida DEA o ricinamida DEA porque las cadenas grasas proceden respectivamente del aceite de coco y del aceite de ricino, y porque la amina condensada es la dietanolamina.

2.2.3. Espesantes diversos

Son gelificantes o espesantes específicos de los champús que contienen un importante porcentaje de anfóteros o de aniónicos difíciles de espesar:

- carboximetilcelulosa;
- hidroxietilcelulosa;
- diestearato de PEG 6000;
- derivados etoxilados de la glucosa;
- derivados acrílicos.

Todos ellos son productos no iónicos y, por tanto, no irritantes. Se incorporan en porcentaje variable, del 0,5 al 5%.

2.3. Aditivos

2.3.1. Conservantes

Son indispensables incluso en los medios que podrían considerarse como desfavorables para el crecimiento bacteriano. Son:

- el formol, a concentraciones inferiores al 0,2%. No debe usarse en los champús tratantes para bebés debido a su poder alergénico;
- los dadores de formol como Bronidox®, Bronopol®, Dowicil 200®, Germall 115®, Glydant®...

- los parabenes: 4-hidroxibenzoato de metilo sódico y 4-hidroxibenzoato de propilo sódico;
- las mezclas: Phenotip®, Nipastat®.

Estas sustancias son generalmente bien toleradas puesto que los productos acaban siendo aclarados.

2.3.2. Nacarantes

No están presentes de forma sistemática. Sirven principalmente para enmascarar un polvo insoluble mantenido en suspensión o un ligero defecto de miscibilidad de los tensioactivos. Son nacarantes anfifílicos como los estearatos de dietilenglicol mezclados con tensioactivos aniónicos para formar las bases de los nacarantes listos para su empleo. Los nacarantes clásicos, mica-titanio y oxicloruro de bismuto, son poco empleados en los champús para evitar el riesgo de sedimentación.

Después de un período de unos diez años en el que todos los champús estaban nacarados, se han desarrollado los champús transparentes, y también los champús llamados «claros», transparentes e incoloros.

2.3.3. Colorantes

Las soluciones de detergentes están coloreadas de amarillo pálido de forma natural. No dan lugar a mezclas particularmente estéticas. Se ha recurrido a la coloración, que debe ser acorde al perfume elegido. Los colorantes habitualmente introducidos en las formulaciones de champús son los colorantes hidrosolubles de tipo azoico o trifenilmetano. Aunque se incorporen en muy pequeña cantidad pueden dar lugar a reacciones alérgicas.

2.3.4. Perfumes

Los perfumes liposolubles se solubilizan en la mezcla de tensioactivos o son primeramente convertidos en hidrosolubles mediante la mezcla con una proporción al menos tres veces mayor de un tensioactivo no iónico. Los perfumes mejor considerados varían con las épocas. Se han desarrollado olores frutales y marinos... La presencia de perfumes, a pesar de su ínfima cantidad y del aclarado, pueden dar lugar a reacciones de sensibilización. Por ello se recurre a composiciones perfumadas hipoalergénicas.

3. Champús «tratantes»

Aunque algunos pueden encontrarse en los circuitos de gran distribución, siguen siendo productos de farmacia y de parafarmacia cuya adquisición requiere generalmente un consejo.

3.1. Champús suaves o champús para bebés

Deberían estar formulados a base de tensioactivos anfóteros de tipo imidazolínico, o al menos, betaínicos. (No siempre se da el caso, y en ocasiones se encuentran en el mercado champús para bebés que contienen lauriléter sulfato en gran cantidad). La formulación es la misma que los champús para uso frecuente. Pueden contener lipoproteínas, moléculas anfifílicas con propiedades suavizantes.

Estas lipoproteínas están formadas por una gran cadena grasa asociada a hidrolizados de proteína como colágeno o gelatina, queratina, caseína. Tienen un ligero poder detergente y se califican como «detergentes fisiológicos» puesto que no son decapantes y respetan la capa hidrolipídica.

Además, los champús suaves tienen poca cantidad de moléculas activas (muy diluidas). Tienen todas las características necesarias para no ser irritantes.

NOTA Se han aconsejado durante mucho tiempo los champús con **saponinas** como sustitutos de los detergentes sintéticos habituales. Las saponinas proceden de la madera de Panamá o de la saponaria. Disminuye la posibilidad de que aparezcan reacciones alérgicas y sobre todo, la sensibilización.

Inconveniente: son poco detergentes y puede haber una gran tentación de «dopar» con un tensioactivo aniónico, algo que algunos fabricantes han llegado a hacer...

3.2. Champús para cabello graso

El cabello graso se debe a la hipersecreción sebácea observada en el hombre y en la mujer a partir de la pubertad. La seborrea remite en las mujeres en la edad adulta pero puede reaparecer en la menopausia. Los champús para cabello graso deberán limpiar suficientemente pero sin irritar la glándula sebácea, lo que puede hacer aumentar la secreción. Se caracterizan por la naturaleza de los detergentes y por los principios activos que pueden contener. Se utilizan detergentes decapantes como el lauril sulfato o lauriléter sulfato asociados a principios activos:

- azufre orgánico para regular la secreción sebácea (S-carboximetilcisteína o extractos vegetales azufrados);
- azufre coloidal;
- argilo para adsorber los cuerpos grasos;
- esencia de cedro;
- aceite de enebro (la brea está actualmente prohibida en cosmética).

Es necesario respetar la forma de utilización. Un champú para cabello graso debe aplicarse alternando con un champú suave para no irritar el cuero cabelludo. Como todos los champús tratantes, debe mantenerse durante al menos cinco minutos para poder manifestar su acción.

3.3. Champús para cabello seco

Los cabellos se vuelven secos por una hiposecreción sebácea, siendo ésta el resultado de tratamientos capilares agresivos: decoloraciones, permanentes, que eliminan la capa lipídica con la consiguiente aparición de un cabello seco, frágil y poroso.

También puede tener influencia un componente genético en algunos individuos de cabello fino.

Se puede conseguir una mejoría con la utilización de sobreengrasantes. Deben ser empleados con moderación puesto que conllevan una pérdida de volumen. Son:

- derivados de la lanolina;
- derivados del aceite de ricino;
- lecitinas;
- aceites animales (visón);
- aceites vegetales (camelia, oliva, etc.).

Todas estas sustancias lipófilas se vuelven hidrosolubles por etoxilación o por solubilización micelar.

Las lipoproteínas calificadas de detergentes fisiológicos son anfifílicas y se incorporan fácilmente a otros tensioactivos. Estas sustancias alisan la fibra capilar depositando una película en su superficie. Una concentración demasiado grande hace que los cabellos se vuelvan blandos y pesados.

También se obtiene una mejoría con la utilización de polímeros catiónicos filmógenos que recubren el cabello y le dan volumen.

3.4. Champús anticaspa

Como la piel que recubre el resto del cuerpo, el cuero cabelludo está recubierto de células descamantes; la eliminación por lavado de estas células no es tan frecuente como en el resto del cuerpo. Los cepillados son generalmente insuficientes, sobre todo cuando la cabellera es abundante, de forma que se produce una acumulación de corneocitos incluso cuando no se produce ninguna modificación del proceso de queratinización. En algunos casos este proceso se ve alterado por la aparición de una hiperqueratosis.

Se distinguen dos tipos de caspa:

- la caspa seca o pitiriasis simplex en la que aparece un polvo blanco fino;
- la caspa grasa o pitiriasis esteatoide, en la que los corneocitos se aglomeran en placas grasas formando costras sobre las que se desarrolla una levadura: *Pityrosporum ovale* o *Malassezia furfur*.

Este germen, al igual que las bacterias que secretan lipasas, hidroliza los triglicéridos del sebo, dando lugar a ácidos grasos libres oxidables e irritantes. Esta irritación del cuero cabelludo provoca un aumento de la secreción sebácea y una hiperqueratosis agravada que contribuye a la proliferación del germen.

Parece admitido que *Malassezia furfur* no es la causa de la caspa pero que contribuya a mantenerla.

Los champús anticaspa deben romper este círculo. Por ello es razonable incluir:

- **Antisépticos** que actúan sobre los gérmenes responsables del mantenimiento de la caspa.
- **Antioxidantes**, que cortan la cadena de oxidación de los ácidos grasos e impiden la formación de peróxidos irritantes.
- **Queratolíticos**, que eliminan la acumulación de sustancias queratínicas y facilitan así la eliminación de la caspa.

Algunas moléculas están dotadas de estas tres propiedades indispensables. Otras sólo poseen una u otra de estas propiedades. En orden cronológico de los activos utilizados, encontramos:

- **Amonios cuaternarios**, los más antiguos. (Atención: precipitan con los ingredientes aniónicos). Son surfactantes catiónicos tóxicos y alergénicos en mayor o menor grado. Son exclusivamente antisépticos y su uso está abandonado actualmente.
- **Difenoles halogenados**: el hexaclorofeno se ha sustituido por el triclosán (Irgasan DP 300®) no tóxico. Tiene acción exclusivamente antiséptica.
- **Undecilenato de cinc**. Posee acción funguicida y ligeramente queratolítica. No es tóxico, pero es poco activo y poco utilizado.
- **Piritionato de cinc**. Es una sal insoluble en agua (cinc omadina) de toxicidad reducida. Pero, en función del pH del medio en el que se incorpora, puede dar lugar a piritionato sódico, sal hidrosoluble y tóxica. Por ello no debe considerarse inofensivo. Sin embargo, es uno de los productos más activos frente a la caspa debido a su actividad queratolítica y antiséptica.
- **Octopirox** o pirictona-olamina. Es una molécula considerada no tóxica con la misma eficacia que el cinc omadina: queratolítico y antiséptico.
- **Sulfuro de selenio**. Al 2,5%, es el Selsun® en forma de loción. Es un medicamento incluido en la lista I. Es queratolítico, antiséptico y muy tóxico. Debe aplicarse una vez por semana alternando con un champú con aceite de enebro (Item® o Ramet®) por ejemplo. Selsun Blue® contiene un 1% de sulfuro de selenio, dosis máxima autorizada en los productos cosméticos. Es un producto de higiene. Es extremadamente eficaz.
- **Ketoconazol** es un antifúngico ampliamente empleado como molécula terapéutica. Su utilización en cosmética no está todavía prohibida aunque los derivados azólicos son responsables del desarrollo de resistencias cruzadas. Forma parte de la composición de medicamentos (Ketoderm®) al 2% dispensados exclusivamente bajo prescripción médica, y en la composición de champús anticaspa comercializados en Francia y en el extranjero a concentraciones en ocasiones superiores. Se encuentra en una situación ambigua no del todo aclarada.

3.5. Champús secos

Están formados por mezclas de polvos adsorbentes: carbonatos de sodio, almidón, caolín, talco. La formulación en aerosol es interesante puesto que el propelente puede ser un solvente de grasas y favorecer así la fijación de las grasas sobre los adsorbentes. De cualquier modo, la supresión de los freones y su sustitución por butano licuado disminuye este efecto.

Para uso veterinario estos champús secos se presentan en polvo y contienen, entre otros, acaricidas y/o insecticidas.

3.6. Champús 2 en 1

Son champús que limpian mediante un decapado ligero y que reparan la fibra de queratina. El acondicionador, generalmente un polímero catiónico, se incorpora al champú en pequeña cantidad.

Inconveniente: No es posible modular la acción del acondicionador en función de la cantidad de cabello. Los cabellos finos pierden su volumen.

3.7. Champús antipiojos

Se consideran medicamentos. Se benefician de una autorización L. 658-11. Los principios activos empleados son diversos, desde los más antiguos como las permetrinas (Spray Pax®) y el lindano (Aphtiria®, Elentol®, Scabecid®, Elenole®) hasta los más recientes: malathion (Prioderm®, Para Plus®) o d-fenotrina (Itax®, Item®, Parasidose®).

El lindano, y sobre todo el malathion, son sustancias tóxicas. Es por tanto necesario tomar precauciones de uso.

NOTA Por el contrario, los sprays de repelentes clásicos no son medicamentos.

4. Jabones líquidos

Los jabones líquidos son de tres tipos:

- jabones líquidos simples;
- jabones líquidos dermatológicos;
- jabones líquidos antisépticos.

4.1. Jabones líquidos simples

Son, en realidad, jabones líquidos para el cuerpo. Pueden llamarse geles limpiadores, jabones para el cuerpo... Generalmente no contienen antisépticos. La fórmula es como la de los champús suaves y los tensioactivos utilizados son aniónicos suaves y/o anfóteros. Se clasifican en la categoría de productos cosméticos o productos de higiene.

Algunas fórmulas raras de jabones líquidos simples están formadas efectivamente por jabón. El jabón, en este caso, es un jabón de potasio al que se ha añadido adyuvantes: espesantes, glicerol, y en algunos casos, detergentes.

Ejemplos de fórmulas

Jabón líquido a base de jabón

- Aqua: diluyente
- Palm kernel oil: aceite de palma, sobreengrasante
- Potassium hydroxyde: alcalinizante
- Propylene glycol: solvente
- Stearic acid: base de saponificación
- Glycerin: hidratante
- Hydroxyethylcellulose: espesante
- Fragance: perfume
- Tetrasodium etidronate: agente complejante
- Sodium methylparaben: conservante

Jabón líquido a base de detergente

- Aqua: diluyente
- Sodium laureth sulfate: detergente aniónico
- Disodium laureth sulfosuccinate: detergente aniónico suave
- TEA lauryl sulfate: detergente aniónico
- Cocamide DEA: espesante
- Laureth-12: alcohol graso oxietilenado, sobreengrasante
- Propylene glycol: solvente
- Glycerin: hidratante
- Fragance: perfume
- Tetrasodium EDTA: agente complejante
- Citric acid: ajustador del pH
- Phenoxyethanol: conservante
- Methyl, ethyl, propyl, butyl paraben: conservantes
- Sodium chloride: espesante
- CI 17200: colorante

4.2. Jabones líquidos dermatológicos antibacterias

A la acción tensioactiva de un champú suave se añade un efecto antibacteriano por adición de un antiséptico. Los productos utilizados están inscritos en la lista positiva de conservantes de la directiva cosmética europea, pero los límites de concentración pueden superarse puesto que la sustancia no está siendo utilizada como conservante sino como activo antiséptico. Este caso sale del campo de aplicación de la directiva.

Estos jabones dermatológicos contiene principalmente:

- Fenoxipropanol al 0,7 ó 2%
- Octopirox al 0,5 ó 1%
- Sales de cinc: pirrolidoncarboxilato, sulfato, cisteato, gluconato de cinc
- Hexamidina al 0,1%
- Digluconato de clorhexidina al 0,5%
- Ácido salicílico al 2%
- Extractos vegetales y aceites esenciales antisépticos

Están indicados en la limpieza de pieles con tendencia acneica, del cuero cabelludo con tendencia a la caspa y en ocasiones, para uso íntimo.

No son medicamentos. Están clasificados, al igual que los anteriores, como productos cosméticos, a pesar de su denominación de «dermatológico».

4.3. Jabones líquidos antisépticos

Son **medicamentos** formulados en una base tensioactiva, en ocasiones decapante, y que contiene uno o varios antisépticos.

Los antisépticos utilizados son los siguientes:

- **Derivados yodados** en forma de yodóforos, que son combinaciones de yodo con un agente orgánico solubilizante. Se produce una liberación lenta y progresiva de yodo según un equilibrio entre la concentración de yodo libre y yodo complejado.

Únicamente la polivinilpirrolidona yodada (PVP-I) o povidona yodada ha obtenido una autorización de comercialización como medicamento (Bétadine Scrub®). Atención: riesgo de alergia al yodo.

- **Derivados mercuriales** en forma de organomercuriales, como el mercurobutol o tert-4-(cloromercuro)-2-fenol. Su acción es lenta y reversible. Se fija a la pared celular y a los componentes citoplasmáticos de la célula bacteriana.
- **Las sales de cinc y de cobre** en forma de sulfato son antisépticos muy antiguos pero eficaces. El agua de Dalibour ha sido sustituida por el Ramet Dalibour®. Las sales de cinc y de cobre coagulan las proteínas. El coágulo constituye una barrera que impide la colonización bacteriana.
- **Los derivados de la quinoleína**, como el oxiquinol o la hidroxi-8-quinoleína. Son antisépticos y antifúngicos y actúan como quelantes de iones metálicos necesarios para el funcionamiento de los enzimas celulares.
- **Los ácidos** benzoico, láctico, bórico, salicílico son solamente bacteriostáticos. Para ser activos deben estar en una concentración incompatible con una buena tolerancia cutánea, pero su presencia en pequeñas cantidades potencia la acción de otros antisépticos. El ácido bórico no puede utilizarse en niños de menos de 30 meses.
- **Las carbanilidas**. En este grupo químico el tricloro-3,4,4'-carbanilida o triclocarban es el más utilizado. Es bacteriostático frente a bacterias Gram (+). La reducción bacteriana alcanza el 85-90% en 5 días de tratamiento. El triclocarban hace precipitar las proteínas del citoplasma. El calor lo degrada en derivados metahemoglobinizantes; por esta razón aparece una coloración gris azulada en la piel sobre la que se aplica. No diluir con agua caliente (> 50°C) los jabones que contienen este compuesto (Septivon®, Solubacter®).
- **La clorhexidina** pertenece a la familia de la biguanidas. La buena solubilidad de sus sales en agua garantiza un empleo constante. Se utiliza principalmente el diclorhidrato, el diacetato, el digluconato de clorhexidina. El carácter catiónico de la clorhexidina le confiere una buena capacidad de fijación a la piel. Su acción es rápida por fijación a la membrana bacteriana, alteración de dicha membrana y penetración (Hibiscrub®, Mercryl Lauryle®).
- **La hexamidina** es una diamina aromática activa sobre gérmenes Gram (+) y fungistática. Es un antiséptico catiónico y su modo de acción es similar al de la clorhexidina (Cytéal®).
- **Derivados fenólicos halogenados**. La halogenación de los derivados fenólicos refuerza la actividad antimicrobiana pero también su toxicidad. Aumenta la lipofilia, lo que explica su actividad. El uso de hexaclorofeno, muy habitual en cosmética anteriormente, se ha abandonado. Está incluido en el anexo II de productos prohibidos en cosmética y en lista I de moléculas terapéuticas. Sólo está presente en una especialidad: Acnestrol®. Se ha sustituido por el triclosán, particularmente apreciado por su falta de toxicidad, y por el diclorofeno. El **clorocresol** es más utilizado en farmacia que en cosmética.
- **Los amonios** cuaternarios de cadena alquílica media (C14) son fundamentalmente bactericidas. Son activos en medio alcalino pero presentan numerosas incompatibilidades y son más irritantes y alergénicos (Mercryl Laurylé®).

Las indicaciones de los jabones líquidos antisépticos son:

- limpieza y antisepsia de la piel y de las mucosas sanas o lesionadas, así como el tratamiento de afecciones dermatológicas bacterianas o susceptibles de sobreinfectarse.
- lavado quirúrgico de las manos.
- ginecología.
- tratamiento de algunas dermatosis: psoriasis, queratosis, dermatosis seborreicas, pruritos.

También se utilizan para la limpieza del material quirúrgico antes de su esterilización.

5. Jabones sólidos y pastillas dermatológicas

5.1. Jabones sólidos

Un jabón es una sal de un ácido graso resultante de la hidrólisis alcalina de triglicéridos de origen animal o vegetal. Los jabones tienen dos características principales: son tensioactivos aniónicos y son alcalinos. En presencia de agua la sal libera una parte de la base neutralizante, que conduce a un pH cercano a 10.

► COMPOSICIÓN

Un jabón sólido se presenta en pastillas más o menos elaboradas. Está formado por:

- una gran proporción de estearato de sodio que procede de la saponificación del sebo y de aceites semi-concentrados como el aceite de palma o el aceite de coco;
- laurato de sodio que procede de la saponificación del aceite de coco y que confiere el poder espumante;
- cargas como el óxido de titanio o en ocasiones el caolín, que dan un aspecto opaco y blanco al jabón;
- antioxidante y EDTA;
- un colorante;
- un perfume.

► DIFERENTES TIPOS

El jabón llamado «de Marsella» se obtiene a partir del sebo que contiene principalmente estearato y palmitato de sodio y muy pocos aditivos. Por ello es preferible y aconsejable, aunque el pH de las soluciones sea muy elevado y que no resulta conveniente para todas las pieles. Es muy duro y resistente, sobre todo cuando está seco.

El jabón al aceite de oliva resulta de la saponificación del aceite de oliva por el hidróxido de sodio. Está formado principalmente de oleato de sodio y puede contener una pequeña cantidad de aceite no saponificado, lo que le confiere un efecto sobreengrasante.

El jabón de glicerina contiene una fuerte proporción de glicerol no eliminado en la saponificación. Es un jabón transparente, puesto que la presencia de glicerol impide la cristalización de los estearatos que opacifican los jabones clásicos. Es menos desecante para la piel que el jabón de Marsella.

Los jabones grasos contienen una cierta proporción de cuerpos grasos no saponificados: derivados de lanolina, derivados de aceite de ricino, lecitina, aceite de almendra dulce, aceite de borraja, etc. Limitan la aparición de irritaciones observadas con los jabones clásicos.

Los jabones desodorantes o jabones antisépticos son relativamente poco numerosos y sólo deberían utilizarse en casos particulares y para la limpieza de partes concretas del cuerpo (manos, axilas). Es perjudicial destruir sistemáticamente la flora cutánea en el conjunto de la superficie corporal. Contienen antisépticos clásicos ya citados para los jabones líquidos, triclocarban o triclosán.

NOTA Los jabones de cualquier tipo, con la excepción de los jabones antisépticos o desodorantes, no son alergénicos.

5.2. Pastillas dermatológicas

Las pastillas dermatológicas o «*syndets*» (por *synthetic detergent*) parecidos a los jabones, se utilizan como jabones, pero no son jabones en el sentido químico del término. Están formadas principalmente por detergentes aniónicos suaves (isetionatos, alquilsulfosuccinato de sodio), asociadas o no a tensioactivos anfóteros (cocamidopropilbetaína). No son sensibles a la hidrólisis y presentan, en solución, un pH de 6-6,5 que no modifica el pH cutáneo.

Además de los detergentes, las pastillas dermatológicas contienen adyuvantes análogos a los de los jabones: opacificantes, plastificantes, colorantes, perfumes, y sustancias destinadas a diluir la proporción demasiado grande de tensioactivos.

Como para los jabones, se encuentran diferentes tipos de pastillas dermatológicas: antisépticas, exfoliantes, azufradas.

Se utilizan en sustitución de los jabones para la higiene de las pieles muy sensibles y a menudo se aconsejan para la limpieza de bebés. Deben ser cuidadosamente aclaradas, lo que no siempre resulta fácil, especialmente con agua dulce.

NOTA Están desprovistas de efecto irritante, pero no son la solución a todos los problemas de intolerancia. Puesto que contienen detergentes aniónicos pueden inducir reacciones de sensibilización en algunos sujetos.

Hay muchas marcas que ofrecen pastillas dermatológicas: Aderma®, Lysanel®, Dermagor®, Sensiclean®, Hyphac Plus®, Uriage®.

Ejemplo de fórmula:

- Hydrogenated vegetable oil: aceite vegetal hidrogenado, cuerpos grasos sobreengrasantes, factor de consistencia.
- Sodium cocoyl isethionate: detergente aniónico.
- PEG-75: polietilenglicol sólido, factor de consistencia.
- Glycerol: agente hidratante.
- Cocamide DEA: alcanolamida, tensioactivo no iónico, espesante.
- PPG-5 ceteth-20: éter de alcohol cetílico y de propilenglicol oxietilenados, tensioactivo no iónico.

- Stearic acid: agente acidificante, factor de consistencia.
- Disodium lauryl sulfosuccinate: detergente aniónico.
- Citric acid: agente acidificante.
- Cetyl alcohol: alcohol cetílico, alcohol graso sobreengrasante, factor de consistencia.
- Titane dioxide: dióxido de titanio, opacificante.
- Sodium chloride: cloruro de sodio, estabilizante.
- Aqua.
- Perfume.

14

Alopecia, productos anticaída y depilatorios

1. *Caída del cabello*

1.1. Causas

Son numerosas y diferentes en los hombres y en las mujeres.

1.1.1. En las mujeres

La caída del cabello puede estar provocada por:

- efectos mecánicos: las trenzas muy cerradas, los moños, las colas de caballo que tiran de la raíz, aceleran la caída de los cabellos en fase telógena;
- efectos químicos: las decoloraciones, permanentes pueden hacer más frágil el tronco capilar y favorecer su eliminación por el cepillado;
- factores circulatorios: si el bulbo piloso no está suficientemente irrigado se ralentizan las mitosis;
- factores hormonales: la caída del cabello se manifiesta en el embarazo o en la menopausia;
- factores psíquicos. Un estrés intenso puede provocar la caída de la totalidad del cabello.

1.1.2. En los hombres

En la caída del cabello influyen principalmente factores hereditarios, generalmente hormonales. Es la principal causa de alopecia androgenogenética. La caída del cabello se debe a una sensibilidad particular del folículo pilosebáceo a la dehidrotestosterona, formada a partir de la testosterona por efecto de la 5-α-reductasa.

1.1.3. En todos

La caída del cabello está provocada por la mayoría de los antimitóticos y por algunos tipos de intoxicaciones.

1.2. Formas de alopecia

1.2.1. Alopecias normales

- En el hombre la alopecia androgenogenética afecta primeramente las sienes, y después se extiende al vértice, la parte superior del cráneo. La corona no se ve tan afectada porque los bulbos pilosos de esta zona son menos sensibles a la dehidrotestosterona (DHT). Este fenómeno explica la eficacia de los implantes. En efecto, se extraen bulbos de la corona para implantarlos en la parte superior del cráneo.
- En la mujer, la alopecia seborreica es rara. Se trata de una alopecia progresiva, endocrina, que comienza en la menopausia o después de una depresión.
- En ambos sexos, la senilidad conlleva una atrofia progresiva de los bulbos pilosos, lo que provoca una disminución de la cabellera.

1.2.2. Alopecias patológicas

► PELADERA

El bulbo piloso está intacto pero las mitosis se detienen momentáneamente como consecuencia de:

- un impacto emocional;
- una disfunción tiroidea;
- un tratamiento anticanceroso. Al acabar el tratamiento se reanudan las mitosis y el cabello vuelve a crecer.

► TIÑAS

Los hongos responsables afectan al tronco del cabello o lo cortan a nivel del cuero cabelludo. El bulbo permanece intacto.

1.3. Tratamiento de las alopecias androgenogenéticas

Actualmente se tiende al escepticismo en lo que se refiere a los tratamientos, incluso con el minoxidilo.

1.3.1. Minoxidilo

El minoxidilo es ante todo un hipotensor; su acción sobre la caída del cabello se descubrió durante su utilización en esta indicación. Tiene una eficacia real mientras se mantiene el tratamiento, pero la eficacia cesa al suspenderlo. De cualquier modo, evita la caída del cabello inmediatamente después de la reimplantación. Es un **medicamento** que sólo se puede dispensar bajo prescripción médica. El tratamiento es costoso e implica dos aplicaciones diarias de una solución hidroalcohólica durante varios meses. Permite ralentizar o detener la caída, lo que conlleva el aumento del número de cabellos.

1.3.2. *Aminexilo*

El aminexilo es un derivado del minoxidilo pero que no posee las propiedades terapéuticas. No se considera una molécula medicamentosa y los productos que la contienen entran en el grupo de los productos de higiene. Combate la fibrosis folicular y se comporta como inhibidor de la lisil hidroxilasa. Su eficacia en la caída del cabello es idéntica a la del minoxidilo.

1.3.3. *Progestosol®*

El Progestosol® es un producto que contiene progesterona. Actúa como antagonista de la testosterona. En forma de loción se dispensa sin prescripción médica para el tratamiento de afecciones seborreicas del cuero cabelludo. Los resultados son variables según los sujetos.

1.3.4. *Finasterida*

La finasterida es el último producto incorporado y parece prometedor. Inicialmente se utilizó en el tratamiento del adenoma de próstata, y su acción sobre el cabello se descubrió por casualidad, al igual que el minoxidilo. Es un inhibidor de la 5-α-reductasa, que transforma la testosterona en dehidrotestosterona (DHT). En consecuencia, es capaz de disminuir la secreción sebácea que agrava las alopecias androgenogenéticas.

1.3.5. *Asociación cistina-vitamina B_6*

La asociación cistina-vitamina B_6 administrada por vía oral está aconsejada para disminuir la fragilidad de las uñas y del cabello. Es un adyuvante.

1.3.6. *Vitaminas*

Teniendo en cuenta que la carencia de vitaminas provoca una degeneración del cabello o una hiperseborrea, se utilizan las vitaminas B_2, B_5, B_6, B_8 para combatir la caída del cabello con una eficacia relativa.

1.3.7. *Tricopéptidos*

Estos péptidos de queratina supuestamente regulan la secreción sebácea. Su eficacia está por demostrar.

1.3.8. *Tricosacáridos*

Son capaces de estimular los queratinocitos del bulbo piloso. Se han llevado a cabo numerosos estudios clínicos con resultados positivos, pero los ensayos efectuados *ex vivo* en cultivos de bulbos pilosos dan resultados negativos.

1.3.9. Extractos vegetales

Los extractos vegetales (*Solanum tuberosum*, *Cananga odorata*, *Vitis vinifera*, *Lentinus edodes*, *Serenoa serrulata*) o incluso: extractos de ortiga, de mijo, de *Gingko biloba*, de cola de caballo, contiene polifenoles antirradicales y factores de crecimiento que pueden regular la secreción sebácea y activar la circulación capilar.

1.3.10. Derivados de silicio

Los derivados de silicio (metilsilanetriol, metilsilanol manuronato) son regeneradores del tejido conjuntivo peribulbar.

1.3.11. Oxiésteres de glicerol

Los oxiésteres de glicerol o aceites vegetales peroxidados asociados a derivados de silicio estimulan la irrigación sanguínea a nivel del folículo piloso y favorecen la renovación capilar.

NOTA Todos estas sustancias activas frenan en mayor o menor grado la caída y se presentan en forma de lociones alcohólicas o hidroalcohólicas; la presencia de alcohol favorece la penetración a través del cuero cabelludo. Es prácticamente imposible constatar una acción positiva sobre el crecimiento del cabello.

Ejemplos de formulación

Loción capilar anticaída hidroalcohólica

- Aqua: base de la formulación
- Alcohol: base de la formulación
- Aminexil: principio activo
- B_5 vitamin: tónico capilar
- B_6 vitamin: tónico capilar
- B_3 vitamin: tónico capilar
- Carbomer: espesante
- Pentasodium pentetate: complejante
- Benzophenone-4: filtro solar
- Fragance: perfume

Loción capilar anticaída en emulsión:

- Cyclomethicone: silicona volátil, base de la formulación
- Alcohol: base de la formulación
- Hexylene glycol: disolvente, base de la formulación
- Aqua: base de la formulación
- Pinus pinaster: extracto de pino, antiséptico
- Crotamiton: acaricida
- Dimethicone copolyol: tensioactivo solubilizante
- Fragance: perfume
- Glycyrrhizic acid: antiinflamatorio

- Saw palmetto: extracto vegetal
- Sodium chloride: estabilizante de la emulsión

1.4. Técnicas quirúrgicas

Es necesaria una fuerte motivación por parte del sujeto y una amplia experiencia por parte del cirujano.

- La **reimplantación de los cabellos** de la corona en la parte superior del cráneo es una técnica muy empleada. Actualmente se utilizan cultivos de folículos pilosos para hacer un screening de los productos, pero también para evitar la extracción dolorosa de los implantes.
- La **técnica de la insuflación** consiste en insuflar aire en el cuero cabelludo a nivel del vértex, lo que hace que se despegue la piel. Se tira de la piel para unir las dos partes recubiertas de pelo y se elimina el excedente de piel glabra.

2. Depilatorios

El interés de la dermofarmacia por estos productos no radica en que puedan venderse en la farmacia, sino en los incidentes que pueden provocar, lo que hace necesario el consejo del farmacéutico. Destruyen el pelo por acción química sobre la queratina. Reducen los puentes disulfuro de la cistina y alteran la estructura de las proteínas.

La diferencia de composición entre la queratina del pelo y la de la epidermis explica la escasa acción sobre la piel.

La queratina del pelo está formada por una proteína helicoidal compuesta por cistina (14-16%), ácido glutámico, serina, arginina, prolina, treonina, leucina y una proteína no helicoidal que contiene un 30% de cistina y es responsable del alto contenido en azufre de cabello y del pelo.

La queratina de la epidermis es rica en glicina pero pobre en cistina, por lo que el ataque de los mercaptanos es menor.

2.1. Principios activos

2.1.1. Sulfuros

Se han utilizado durante mucho tiempo en forma de sulfuro de sodio. En presencia de agua y en medio muy alcalino, el sulfuro se hidroliza para dar lugar a H_2S. Esto supone una serie de inconvenientes: pH muy alcalino (12-13), olor nauseabundo, se desarrolla un color verdoso por formación de sulfuros metálicos en presencia de trazas de metales.

► MECANISMO DE ACCIÓN

Los sulfuros son reductores. En su presencia se produce una ruptura de los puentes disulfuro de la queratina con formación de H_2S como intermediario y de NaOH, según las reacciones:

$Na_2S + H_2O \rightarrow NaHS + NaOH$
R–S–S–R + NaHS → 2R–SH + Na–S–S–Na
cistina **cisteína**

2.1.2. Mercaptanos

Se encuentran en la composición de todos los productos modernos.

- Ácido tioglicólico HS–CH_2–COOH es el más utilizado, pero también se encuentran.
- Ácido tioláctico HS–CH(–CH_3)–COOH
- Tioglicerol HS–CH_2–CHOH–CH_2OH

▶ MECANISMO DE ACCIÓN

Son reductores como los sulfuros.

R–S–S–R → R–SH + R–SH

cistina **cisteína**

La acción de los reductores afecta preferentemente a la queratina del pelo, que es la que contiene una importante proporción de cistina.

El pH óptimo es 11. El ácido forma sales con las sustancias alcalinas: hidróxidos de calcio o de estroncio, menos agresivos que la sosa. Se utilizan estos mercaptanos en forma de tioglicolato de calcio, de estroncio o de amonio.

NOTA Estos mismos productos se utilizan en las permanentes pero a pH 8 y en forma de tioglicolato de amonio. La deformación producida por el ácido tioglicólico en medio alcalino se fija por un oxidante en medio ácido ($H_2O_2 + H_3PO_4$).

Esta segunda operación restaura los puentes disulfuro destruidos por la primera.

La base utilizada es NH_4OH, base débil y volátil que limita el pH a 9. A partir de pH 10, se puede obtener una acción depilatoria.

2.2. Formulación

El excipiente debe ser compatible con un pH elevado. Se mezclan:

- cuerpos grasos: alcohol cetílico, esteárico, aceites minerales;
- emulgentes;
- espesantes: alcoholes polivinílicos, silicatos;
- suavizantes: lanolina, talco, etc.

Ejemplo de fórmula

Aqua
Thioglycolic acid: mercaptano

Cetearyl alcohol: espesante lipófilo
Sorbitol: hidratante
Calcium oxide: base alcalina
Ceteth-2: emulgente lipófilo
Butyrospermum parkii: manteca de karité, suavizante, sobreengrasante
Sodium hydroxide: neutralizante
Stearic acid: componente de un jabón después de la neutralización
Stearyl alcohol: espesante
Ceteareth-33: emulgente hidrófilo
Triethanolamine: base orgánica
Cetyl alcohol: espesante
Fragance: perfume

Es preferible un depilatorio de acción rápida, incluso si es más agresivo, a un depilatorio más suave que necesitará más tiempo de contacto con la piel. No hay que superar los 10 minutos de contacto.

NOTA Los depilatorios químicos permanecen, en su mayor parte, en la superficie de la piel y sólo se introducen muy parcialmente a lo largo del tronco capilar. El pelo no se destruye en profundidad, por lo que el crecimiento no se enlentece.

2.3. Acondicionamiento

A lo largo del proceso de envasado no debe entrar aire en el envase. La presencia de un reductor y de un oxidante neutraliza la acción del reductor. Por ello conviene:

- evitar los tubos de plástico;
- utilizar tubos de aluminio con recubrimiento interior;
- emplear tubos tipo «sándwich» compuestos de una capa de aluminio entre dos capas de polietileno o polipropileno. Así, el tubo se puede aplastar pero guarda su forma y no se abre hacia el exterior;
- emplear la forma aerosol. Permite una muy buena conservación del producto pero conlleva precios más elevados.

NOTA Los productos que se encuentran en las grandes superficies de distribución tienen una excelente relación calidad/precio (la marca Veet® es líder de mercado). La promoción de productos de venta en farmacias resulta difícil.

2.4. Tolerancia

Los principios activos utilizados no son sensibilizantes, excepto el tioglicerol. Se puede observar, por el contrario, reacciones de irritación debidas a pH muy alcalinos.

Cuando se produce una reacción de irritación:

- aclarar cuidadosamente con un chorro de agua para disminuir el pH;
- utilizar un jabón ligeramente ácido (pastilla dermatológica) y aclarar sin frotar;
- secar evitando roces;

- aplicar talco para mantener muy seca la zona;
- evitar roces con la ropa;
- no utilizar desodorante.

La irritación debe desaparecer en 2 ó 3 días, en caso contrario, o si hay alguna manifestación anormal, conviene consultar al dermatólogo.

2.5. Otros métodos

2.5.1. Ceras

Son productos que se encuentran en las grandes superficies de distribución. Las ceras calientes reciclables se calientan a una temperatura superior a 60°C, lo que evita la contaminación viral. Cuando las ceras se utilizan en el domicilio, pueden causar quemaduras si la temperatura de fusión no está suficientemente controlada. Existen aparatos especiales (Calor® o equivalentes) que regulan convenientemente la temperatura de calentamiento y permiten así evitar los accidentes.

Las ceras contienen colofano, producto alergénico, y aunque el contacto es breve, pueden producirse reacciones en algunos sujetos.

Las ceras tibias con polímeros sintéticos y las ceras llamadas «de azúcar», que son mezclas de sacarosa o derivados y ácido cítrico sustituyen cada vez más a las ceras calientes.

2.5.2. Aparatos mecánicos

Son también productos que se encuentran en las grandes superficies de distribución. Las cuchillas y otros aparatos que permiten eliminar una gran cantidad de pelo simultáneamente no tiene peligro. La acción mecánica puede provocar una ligera irritación que desaparece espontáneamente.

El afeitado tiene la reputación de favorecer y acelerar la reaparición del pelo. Se ha considerado el efecto de irritación en las mitosis de los queratinocitos, pero su efecto es limitado. Por el contrario, cada pelo tiene vida propia (ver Capítulo «Champús y jabones líquidos»), pero cuando se afeita con frecuencia, todos los pelos se encuentran al mismo nivel, y pueden crecer al mismo tiempo, lo que da la impresión de que son más numerosos.

2.5.3. Epilación eléctrica

La verdadera epilación eléctrica que destruye el bulbo pilosos por introducción hasta el infundíbulo de una fina aguja que vehiculiza una corriente eléctrica de poca intensidad es un acto invasivo, que debe llevarse a cabo exclusivamente por dermatólogos. En realidad, muchos esteticistas lo practican. Los riesgos en el manejo de las agujas es primordial.

2.5.4. Epilación electrolítica

También se denomina en ocasiones epilación eléctrica. Consiste en aplicar en la superficie de la piel una corriente eléctrica de poca intensidad en presencia de una solución electrolítica que empapa el pelo. La débil corriente se vehiculiza a la raíz del pelo. La epilación electrolítica no es definitiva pero la repetición de esta práctica puede debilitar el crecimiento.

NOTA No confundir epilación (arranca el pelo), y
depilación (destruye el pelo)

2.5.5. Epilación láser (ver Capítulo «Láseres»)

2.5.6. Enlentecimiento del crecimiento del cabello

La eficacia de la mayoría de los productos con esta propiedad es dudosa. Para ser eficaces es necesario que el producto penetre hasta el infra-infundíbulo y ralentice las mitosis.

Se ha propuesto recientemente una mezcla de extracto de sabal, de epilobio y de calabaza, con propiedades antiandrogénicas por inhibición de la 5-α-reductasa. El extracto de epilobio provocaría una desestabilización de la hélice α de la queratina. Asociado al extracto de sebal, provocaría una inhibición competitiva de la fijación a los receptores androgénicos. Con un 5% de mezcla se obtendría una disminución del 37% en el número de pelos después de dos ciclos sucesivos de epilación.

La eflornitina o 2-(difluorometil)-DL-ornitina en un inhibidor de la ornitina dicarboxilasa. Se ha utilizado para combatir el hirsutismo y podría actuar como enlentecedor del crecimiento del pelo.

La investigación avanza en torno a la epilación enzimática. Pero la queratina, proteína muy resistente, resiste la acción de los enzimas proteolíticos e incluso, bajo ciertas condiciones, la acción de la queratinasa. El problema de la conservación del enzima podría regularse con enzimas inmovilizados, encapsulados o incorporados en emulsiones múltiples, que protejan los principios activos.

15

Láseres

Las siglas LASER significan *light amplification by stimulated emission of radiation* (amplificación de la luz por emisión estimulada de radiaciones) las radiaciones a las que se refiere son radiaciones electromagnéticas.

El espectro de ondas electromagnéticas es extremadamente amplio. Comprende desde las longitudes de onda más elevadas de las ondas de radio a las más cortas de las ondas cósmicas; entre ambos extremos, y en orden decreciente de longitud de onda, encontramos: las ondas de TV, las microondas y las ondas radar, el infrarrojo, el visible, el ultravioleta, los rayos X, los rayos γ.

1. Principio

Un láser simple está formado por una cavidad óptica con espejos en ambos extremos de un medio activo sólido, líquido o gaseoso. Los átomos o moléculas de este medio se excitan a niveles de energía superiores. La excitación se produce por una descarga eléctrica o por una espiral luminosa.

El retorno al nivel de energía inicial se acompaña de la emisión de fotones idénticos cuya longitud de onda depende del medio utilizado.

Gracias a los espejos opuestos se obtiene un haz estrecho de una luz intensa monocromática (formada por una sola longitud de onda), coherente (en la misma fase) y unidireccional, lo que le confiere una potencia luminosa excepcional por concentración de fotones en un espacio muy estrecho.

2. Diferentes tipos de láser

Los diferentes tipos de láser se clasifican según el estado físico del medio utilizado.

2.1. Láser de sólidos

Se emplea una matriz cristalina que contiene iones metálicos que absorben y reemiten los fotones.

- **El láser Neodimio-YAG** está constituido por un cristal de granate de itrio-aluminio (*yttrium-aluminium garnet*) con iones de neodimio. Producen una radiación a 1.064 nm, en el infrarrojo cercano. Puede ser extremadamente potente (100 W) pero para uso médico se emplean potencias inferiores, de 15 a 30 W. Incluso en estas condiciones sigue siendo muy potente.
- **El láser YAG-erbio** emite a 2.940 nm. Es un láser muy potente utilizado en dermatología para realizar abrasiones dérmicas.
  NOTA Neodimio y erbio son metales raros del grupo de los lantánidos (llamados también «tierras raras»).
- **El láser de rubí** utiliza un cristal de rubí que emite una longitud de onda de 694 nm en la parte roja del espectro visible. Este láser no funciona de forma continua, sino a pulsos. Los impulsos tienen una duración de 1 μs a 1 ms. El rayo emitido es mejor absorbido por las sustancias de color oscuro que por las de color claro.
  El láser de **rubí Q-switch** (de impulsos desencadenados) permite obtener una fototermólisis selectiva de la melanina. Emite siempre a 694 nm, con una duración de los impulsos desencadenados de 10 a 50 ns.
- **El láser de alexandrita** utiliza un cristal de una variedad de crisoberil (óxido de aluminio y de berilio); la alexandrita es también una piedra preciosa de color verde esmeralda a la luz del día y de color rojo violáceo a la luz artificial.

2.2. Láser de gas

En este caso el cristal se sustituye por un gas (argón, criptón).

- En el **láser de argón** el medio activo es argón ionizado. Emite a 488 y a 514 nm, que corresponde a un color verde-azulado. El haz se transmite hasta la pieza manual por una fibra óptica. Es un láser muy potente (10 a 15 W).
- En el **láser de CO_2** el medio activo es una mezcla de gas carbónico, azoato de helio; se excita la molécula entera, no sólo un átomo. La emisión se sitúa en el infrarrojo a 1.060 nm. La luz del láser de CO_2 es invisible. No se puede transmitir por fibra óptica.
- En el **láser de He-Ne** el medio activo es una mezcla de helio y de neón. Su luz es visible. Se suele acoplar al anterior para formar un medio de marcación. Emite a 632 nm.
- En el **láser de vapor de cobre** el medio activo está formado por dos vapores de cobre que emiten a 510 y a 578 nm.

2.3. Láser de colorantes (líquidos)

Utilizan la fluorescencia de algunos colorantes en solución como rodamina 6G o están formados por soluciones de colorantes no fluorescentes excitados por un láser sólido o un lámpara. La longitud de onda emitida es regulable.

- El láser de colorante continuo utiliza rodamina 6G «impulsado» por un láser de argón. Emite longitudes de onda comprendidas entre 540 y 577 nm e incluso hasta 630 nm. Tiene una mejor especificidad por la hemoglobina que el láser de argón y una absorción menor por la melanina. La penetración es más profunda puesto que la penetración crece con la longitud de onda.
- El láser de colorante a pulsos (discontinuo) se estimula por una lámpara de xenón. La duración del impulso es muy breve (450 µs) y el tiempo entre los impulsos es de 1 a 3 s.

3. Características

El láser se caracteriza por:

- La **longitud de onda** del haz, que depende del medio activo. De la longitud de onda depende su interacción con uno u otro tipo de molécula. La gama de longitudes de onda utilizadas es muy amplia y se va desde 200 nm (UV) a 10 µm para el láser de CO_2. El láser de colorantes cubre una banda bastante ancha de frecuencias de los que es posible seleccionar una longitud de onda (585 nm, por ejemplo). El láser neodimio-YAG emite una radiación a 1.064 nm, el láser de helio-neón a 632,8 nm, el láser de CO_2 a 10.600 nm.
- La **potencia**. El láser de CO_2 puede conseguir una potencia de 15.000 W, el láser de neodimio-YAG de sólo 1.500 W o 100 W, o incluso de 15 a 30 W. Los microláser no superan algunas decenas de watios. De la potencia depende la acción sobre las moléculas. Esta acción puede ser muy intensa. De esta forma el láser se puede utilizar para cortar piezas de acero y son capaces de alcanzar rápidamente la temperatura de fusión de cualquier elemento. Por ello hay que tener en cuenta el peligro que conlleva una utilización incorrecta.
- La **duración**. El láser puede funcionar de forma continua (láser de CO_2) o por impulsos que pueden ir de 1 Hz a 10 KHz o incluso algunos MHz.

4. Modo de acción

Es variable según el tipo de láser; la absorción por los tejidos depende de la longitud de onda emitida.

El **láser de argón** es absorbido por la hemoglobina. Produce una emisión de calor que puede ser muy intensa y que provoca la coagulación de lo tejidos. Existe también una absorción por parte de la melanina epidérmica que es tanto más importante cuanto más pigmentada esté la piel.

Por su longitud de onda (10.600 nm), el agua absorbe muy fuertemente la radiación del **láser de CO_2**. No existe una diana selectiva. Actúa principalmente por efecto térmico y la penetración es débil.

El **láser de colorantes** tiene una excelente especificidad por la hemoglobina y una absorción menor por la melanina.

El **láser de YAG-neodimio** se absorbe poco por el agua, la melanina o la hemoglobina. Sin embargo, tiene una penetración muy importante y provoca una necrosis por coagulación, por lo que tiene un efecto hemostático.

El **láser de rubí** se absorbe mejor en las zonas oscuras que en las zonas claras, por lo que se utiliza en las lesiones pigmentadas.

5. Utilización del láser

5.1. En dermatología

- Eliminación de angiomas planos.
- Eliminación de angiomas estelares.
- Destrucción de otras imperfecciones cutáneas.
- Coagulación de telangiectasias (varicosidades).
- Depigmentación de las manchas seniles, el melasma (máscara del embarazo).
- Tratamiento de la rosácea.
- Tratamiento de lesiones vasculares en general.

5.2. En estética

Todos los tipos de láser útiles en estética deben ser de poca potencia.

5.2.1. Para epilación

Se trata de un láser a impulsos de clase 3A, de tipo neodimio-YAG que emite a 1.064 nm. La frecuencia de los impulsos es de 1 Hz. La duración del impuso es de 10 µs. La cantidad de energía emitida en cada emisión puede regularse, de 0,7 a 2,5 J. La potencia es de **20 W**.

► PRINCIPIO

El rayo láser se dirige sobre el pelo que se desea eliminar a través de una fibra óptica. Es absorbida por el pelo y el bulbo piloso que se destruye por fotocoagulación. Los capilares de alimentación del bulbo piloso también se destruyen. El rayo láser activo va guiado por un rayo láser rojo de tipo helio-neón que emite a 638 nm, con una potencia de 0,5 mW.

► APARATAJE

Comprende:

- Una consola con distintos mandos de reglaje.
- Una pieza móvil unida a la consola por un tubo flexible. Contiene:
  - Una videocámara de tamaño reducido que agranda 30 veces la visión y orienta el centrado del rayo guía.
  - Un sistema de absorción de los residuos de destrucción de los pelos por carbón activo.
  - Una lámpara cuya luz facilita la labor.
- Un monitor unido a la consola por un cordón que permite al operador visualizar su trabajo.

▶ UTILIZACIÓN

Antes de cualquier utilización se recomienda afeitar los pelos que se van a tratar, para facilitar la visualización. Los pelos oscuros son más fáciles de localizar y destruir que los pelos claros. Un pelo epilado en un primer tratamiento puede reaparecer después de un tiempo. Por tanto, será necesario efectuar una segunda operación. Sólo el 20-30% de los pelos se elimina en cada sesión. Generalmente es necesario efectuar 3 sesiones.

▶ SEGURIDAD

No existen riesgos mecánicos ni eléctricos puesto que no hay contacto con la epidermis de la persona tratada. La cantidad de luz emitida es mínima. El punto de focalización, punto de energía máxima, se encuentra en el interior de la pieza móvil. Aunque se encuentre muy próximo a la piel, no se alcanza nunca el máximo de energía. La cantidad de energía emitida será insuficiente para alcanzar los tejidos subcutáneos. En cualquier caso, deben tomarse precauciones serias para evitar el contacto del rayo con los ojos, cualquiera que sea la potencia del rayo.

▶ PRECAUCIONES

- Resulta necesario seguir una formación especial para practicar la epilación láser.
- Es obligatorio el uso de gafas protectoras por los operadores y los clientes.
- Debe controlarse regularmente el aparataje, las fibras ópticas, el emisor, el rayo guía.
- No se aconseja la epilación láser en las pieles negras, en las que se puede producir la destrucción de una pequeña cantidad de melanina, lo que provocaría una hipocromía de las zonas tratadas.
- Los aparatos combinados láser-corriente de alta frecuencia que se utilizan en presencia de un gel no están bien definidos. Es imposible situar la verdadera actividad del láser. La actividad se debe principalmente a la corriente de alta frecuencia. El láser puede ser, en este caso, peligroso o ineficaz. No hay una selección, ni una destrucción individual del pelo, la sonda, muy larga y claramente inadaptada a un efecto láser está en contacto directo con la piel a través de un paño embebido en una solución. Además es necesario efectuar, como complemento a las sesiones de láser una depilación a la cera!

5.2.2. *Efectos bioestimulantes*

Este efecto se obtiene gracias a los láser de gas (helio-neón o CO_2). Tienen una acción específica sobre los fibroblastos y las síntesis del colágeno, mejorando así la calidad del tejido conjuntivo.

Por su longitud de onda situada en el infrarrojo lejano (10.600 nm), el haz del láser de CO_2 se absorbe muy fuertemente por el agua, y por tanto, por los tejidos. El efecto térmico del haz en los tejidos es débil. En cualquier caso, el láser de CO_2 es generalmente muy potente y su uso está reservado al ámbito quirúrgico. Sólo se pueden utilizar en estética los microláser de este tipo, con muchas reservas.

6. Legislación

La utilización del láser en estética no está regulada hasta el momento. El láser se utiliza generalmente en indicaciones quirúrgicas y no debe salir del ámbito médico.

16

Dentífricos

1. Generalidades

1.1. Morfología y fisiología dentaria

Los dientes están encajados en las encías, formadas por tejido óseo alveolar, tejido conjuntivo y ligamentos.

- **La pulpa** es un tejido conjuntivo laxo que contiene colágeno, mucopolisacáridos. Está rodeada de vasos linfáticos, capilares y fibras nerviosas.
- **La dentina o marfil** es un tejido óseo lamelar, capaz de renovarse incluso en el adulto.
- **El cemento** forma una capa muy fina de tejido óseo estratificado, unido al hueso alveolar por los ligamentos.
- **El esmalte** en un tejido mineralizado en un 80%. Está formado por apatita (fosfato de calcio cristalizado). Está fuertemente unido a la dentina. No es renovable. Protege la dentina cuando está en buen estado y no se ha deteriorado.
- **El recubrimiento gingival** lo compone la encía libre fibro-mucosa que se vuelve adherente a partir del cuello. El **cuello** es el punto de unión entre el esmalte y la encía. La encía está sometida a agresiones mecánicas y microbiológicas.

1.2. Placa dental

Se produce como consecuencia del depósito de componentes de la saliva, en particular el fosfato de calcio y la mucina, glicopéptido responsable de la viscosidad de la saliva. La saliva contiene entre otras sustancias, enzimas, γ-globulinas y lisozima. La placa dental es una película acelular formada por glicoproteínas que da lugar a una especie de pegamento que fija desechos celulares y alimentarios. La placa dental es un medio rico que facilita el desarrollo de microorganismos. Pueden aparecer:

- infecciones en las encías;
- caries favorecidas por la acidificación del medio;
- sarro (calcificación de la placa dental).

La placa es perjudicial no sólo por favorecer el crecimiento microbiológico, sino también en el plano estético por fijación de colorantes, el alquitrán del tabaco...

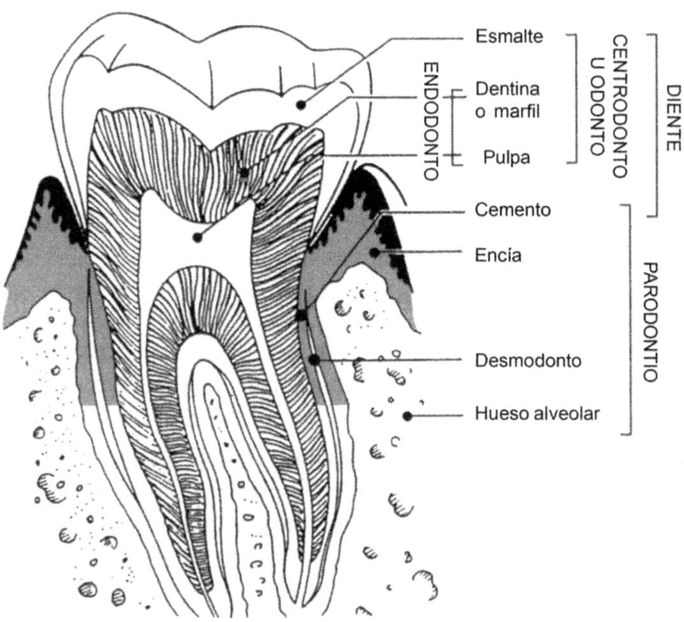

Figura 25 Estructura de una pieza dentaria.

1.3. Formación del sarro

Es rápida. En 36 horas aparecen formas filamentosas de bacterias y una precipitación de fosfato cálcico favorecida por el pH alcalino y por la saliva.

El sarro es amarillo; retiene colorantes, nicotina, alquitrán, etc.

Es muy duro y difícil de eliminar, principalmente si es subgingival a nivel de la encía libre. Es causa de gingivitis y de piorrea dental.

2. Patologías dentales

2.1. Caries dental

Puede desarrollarse muy pronto, incluso en los dientes de leche. Es una destrucción de las partes duras del diente, en particular del esmalte pero también de la dentina, por los ácidos formados a partir de los azúcares. Los azúcares se degradan por acción de los microorganismos presentes en la cavidad bucal. Algunas caries superan muy rápidamente todas las etapas de destrucción del diente. Otras evolucionan mucho más lentamente.

2.2. Enfermedades de las encías o del parodontio

Con el envejecimiento se produce una retracción progresiva y normal de la encía. Los dientes tienen tendencia a descarnarse. Las infecciones de la encía aumentan y aceleran este fenómeno. Las irritaciones y las infecciones bacterianas conducen a una encía roja, inflamada y que sangra con facilidad.

3. Productos de higiene dental

3.1. Dentífricos comerciales

Algunos profesionales afirman que el cepillado es el elemento más eficaz y que la acción del dentífrico es superflua. Los dentífricos, sin embargo, parecen mejorar considerablemente los efectos del cepillado y lo facilitan.

3.1.1. Composición del dentífrico de base

Un dentífrico se compone generalmente de los siguientes elementos:

- **Una carga abrasiva**, que representa el 15-35% de la formulación. Es variable en cantidad y naturaleza según los dentífricos. Se utiliza: alúmina, fosfato de calcio anhidro o hidratado, carbonato de calcio precipitado, sílices o aluminosilicatos. Los sílices no son más abrasivos que los demás componentes puesto que la abrasividad está asociada a la granulometría y a la homogeneidad del polvo. Para regular esta abrasividad, se asocian varios tipos de abrasivos, se añade un espesante polisacárido (alginato o carragenato). El espesante engloba las partículas abrasivas que se vuelven así menos agresivas.
- **Un gelificante**. Se utilizan polisacáridos clásicos, alginatos o carragenatos, pero también goma xantano.
- **Humectantes** que confieren cierta plasticidad a la pasta. Se introducen en un 5-20% en la formulación. Se utiliza sobre todo el glicerol y el sorbitol, a menudo asociados en partes iguales.
- **Un detergente** que sirve de espumante. Permite despegar más fácilmente la placa dental. Se utiliza generalmente el laurilsulfato de sodio.

- **Agua** en pequeña cantidad para mantener una viscosidad importante.
- **Aditivos**: edulcorantes (sacarianto de sodio), colorantes, aromatizantes, conservantes.
- **Derivados fluorados**. Son fluoruros minerales u orgánicos o monofluorofosfatos hasta una cierta concentración, por encima de la cual el dentífrico se convierte en medicamento.

3.2. Dentífricos tratantes (de venta en farmacias)

Son en su mayoría medicamentos. Todos contienen uno de los siguientes principios activos.

3.2.1. Fluoruros y monofluorofosfatos

Durante largo tiempo se han reservado exclusivamente para los dentífricos medicamentosos puesto que los fluoruros y sus derivados están incluidos en la lista de sustancias peligrosas (lista II). Actualmente forman parte de la lista restrictiva de la directiva cosmética europea (anexo III) con una concentración límite de 0,15% en flúor. Por encima de esta concentración el producto se considera medicamento.

Encontramos fluoruros en todos los dentífricos, en forma de sales de sodio o fluoruros de aminas. Se asocian generalmente fluoruros y monofluorofosfatos puesto que estos últimos son más estables en presencia de abrasivos cálcicos.

Los fluoruros actúan por formación de fluoroapatita, más dura y más resistente a los ataques ácidos que la apatita. También tienen una acción bacteriostática.

Los **fluoruros de aminas** son mucho más activos que los otros. Forman en la superficie del diente una capa monomolecular catiónica que impide la fijación del sarro. Impiden así la formación del sarro. Impiden la difusión de los ácidos a nivel del esmalte.

Inconvenientes: son más caros y tienen un sabor desagradable.

3.2.2. Antibióticos

Se emplea principalmente la **espiramicina** (Rodogyl®) para el tratamiento de las gingivitis crónicas en ciclos de 8 a 10 días por vía oral, asociada a un tratamiento local. La tirotricina es poco efectiva.

3.2.3. Antisépticos

► HEXETIDINA (HEXTRIL®)

Es un antiséptico de amplio espectro. No se han desarrollado resistencias bacterianas en los anaerobios. Esta sustancia es bacteriostática para los aerobios. Tiene una afinidad particular por las proteínas de la mucosa bucal, por lo que tiene una duración de acción larga: superior a 12 horas.

También tiene un efecto antiinflamatorio y descongestionante. Es un buen producto, muy activo.

► DIGLUCONATO DE CLORHEXIDINA (ELGIDIUM®, PAROGENCYL®, PAROEX®)

El derivado es más soluble que la propia clorhexidina. Presenta un amplio espectro con una actividad sobre bacterias Gram (+) y Gram (–). Tiene propiedades catiónicas como los amonios cuaternarios. El pH del dentífrico debe ser alcalino porque su actividad decae en medio ácido.

Inconveniente: gusto amargo, en ocasiones aparición de manchas pardas en la superficie de los dientes.

► ETACRIDINA + RICINOLEATO DE SODIO (PYOREX®)

► FORMOL (ARTHRODONT®, EMOFORM®)

Es un excelente tratamiento para las gingivitis puesto que el formol es un buen antiséptico, desensibilizante de la encía, descongestionante, hemostático. Se encuentra en pequeña cantidad (del orden del 0,25%) pero esta concentración es superior a la concentración máxima autorizada en los productos de higiene bucal (0,1%) como conservante en productos cosméticos.

Inconvenientes: raramente sensibilizaciones, pero cuando aparecen la reacción alérgica es muy importante puesto que el formol penetra rápidamente a través de la encía.

► TRICLOSÁN (SENSODYNE®, TRICLOSÁN)

El triclosán es un excelente antiséptico activo frente a bacterias Gram (+). No es ni sensibilizante ni irritante.

3.2.4. *Inhibidores del sarro*

- Sorbitol.
- Pirofosfatos que impiden la precipitación de las sales cálcicas de fósforo.
- Polifosfonatos.

3.2.5. *Antiinflamatorios*

Pueden ir asociados a antisépticos.

- Azuleno.
- Insaponificables de maíz (Pyoralène®).
- Ácido glicirretínico asociado a formol (Arthrodont®).
- NaCl (Selgine®) que actúa por ósmosis para reducir los edemas de la encía y disminuir los fenómenos inflamatorios. Aumenta la producción de saliva y la resistencia del parodontio.

3.2.6. *Desensibilizantes de las encías*

Son productos anestésicos (no confundir con fenómenos de desensibilización alérgica).

- El formol coagula las extremidades de las fibras sensitivas.
- El nitrato de potasio (Sensodyne®, Émoform®).

3.3. Enjuagues bucales

En ocasiones se denominan también «elixires dentífricos». Son soluciones acuosas o ligeramente alcohólicas que contienen antisépticos y glicerina.

Se utilizan principalmente en aquellos sujetos que se quejan de mal aliento. Actualmente parece que los enjuagues bucales tienen acción anticaries y se utilizan después del cepillado para mantener una cierta concentración de flúor en la cavidad bucal.

El mal aliento puede tener varios orígenes:

- Problemas gástricos.
- Producción local de mercaptanos con emisión de un olor sulfurado. Los enjuagues bucales antisépticos pueden evitar el desarrollo de la placa dental y limitar los ataques bacterianos. Son paliativos o complementarios. No constituyen verdaderos agentes de limpieza. A pesar de todo pueden facilitar la limpieza por efecto humectante y desengrasante de la placa.

Se pueden incluir en esta categoría las soluciones pre-cepillado (Plax®).

Ejemplo de formulación:

- Aqua: disolvente
- Glycerin: hidratante
- Alcohol: disolvente
- Sodium benzoate: antiséptico
- Sodium hydrogenocarbonate: base efervescente
- Allantoin: cicatrizante
- Sodium salicylate: antiséptico
- Sodium laurylsulfate: humectante
- Citric acid: base efervescente
- Xanthan gum: espesante
- Sodium saccharinate: edulcorante
- Fragance
- CI 47005

3.4. Productos antimanchas

Suelen ser polvos a base de:

- Fosfato de calcio ligeramente abrasivo.
- Bicarbonato de sodio. Se debe utilizar una vez por semana como máximo para no deteriorar el esmalte.

Contienen una pequeña cantidad de tensioactivo detergente, humectante, espumante, que completa la acción del producto mineral.

Algunos dentífricos contienen también bicarbonato de sodio (Elgydium Bicar®).

3.5. Cepillos de dientes

Los cepillos duros no son recomendables porque son demasiado traumáticos para la encía. Los cepillos flexibles asociados a un dentífrico adecuado son suficientes para eliminar la placa.

Evitar los cepillos de cerdas porque este material es hueco y difícil de limpiar.

NOTA Recomendar una visita anual al dentista para eliminar el sarro y controlar la ausencia de cualquier afección.

Deben cuidarse los «dientes de leche» porque constituyen un nido de bacterias muy favorable para la aparición de caries en los dientes que saldrán posteriormente. Para las caries de repetición en los niños, aconsejar Elmex®.

4. Abrasividad de los dentífricos

Es necesaria una cierta abrasividad para realizar un limpieza adecuada del esmalte. Una superficie lisa fija menos la placa dental. Sin embargo, si el dentífrico es demasiado abrasivo el esmalte disminuye su grosor y ya no se reconstituye. Existe una gran variación en la abrasividad según los dentífricos y los fabricantes están obligados a realizar tests de abrasividad. La Asociación dentaria francesa emite una etiqueta de calidad que asegura la calidad del dentífrico en tres puntos:

- abrasividad;
- aptitud para prevenir caries;
- inocuidad.

17

Desodorantes y antitranspirantes

Estos productos, que se encuentran en todos los circuirtos de gran distribución, tienen como objetivo eliminar los olores corporales e impedir una excesiva secreción de las glándulas sudorales (ver Capítulo 2).

Los olores corporales proceden principalmente de la descomposición del sudor apocrino y secundariamente del ecrino. La descomposición del sudor se debe a la presencia en la piel de microorganismos como *Propionibacterium*, *Brevibacterium*, *Corynebacterium*, *Micrococcus*, *Staphylococcus* con formación de ácidos grasos de cadena corta, ácido valeriánico, caprílico, caproico, el ácido 3-metil-2-hexanoico, los ácidos 2-metil C_6-C_{10}, los ácidos 4-etil C_5-C_{11}. El manto hidrolipídico también se descompone y los componentes responsables del olor son principalmente los del sebo, el colesterol y los ésteres de colesterol. Además, se han aislado esteroides andrógenos en la secreción axilar: 5α-androstenol y 5α-androstenona que también se pueden encontrar en la orina. Su concentración es 30 veces mayor en el sudor masculino que en el femenino.

Son posibles varias vías para alcanzar el objetivo propuesto:

- impedir la secreción sudoral. Es la función de los antitranspirantes que son, por este motivo, desodorantes;
- suprimir la acción de los microorganismos. Esta es la función de los antisépticos presentes en numerosos desodorantes;
- desodorizar el sudor formado por complejación, fijación, adsorción. Es la función de los desodorantes no antisépticos.

1. *Antitranspirantes*

Llamados también antiperspirantes, están destinados a suprimir o a limitar la producción excesiva de sudor axilar y palmoplantar.

1.1. Modo de acción

Contienen principalmente sales de aluminio o de zirconio, que provocan una ligera inflamación del canal sudoríparo, vía de excreción del sudor ecrino, y del folículo piloso, vía de excreción del sudor apocrino, lo que genera una hiperqueratosis. Como resultado se produce una disminución del diámetro de la luz de los conductos, que se obstruyen interrumpiendo así la secreción. Los astringentes, otros activos utilizados, tienen una acción análoga provocando directamente una retracción del canal.

1.2. «Activos» antitranspirantes

- **El clorhidrato de aluminio** (ACH) es el compuesto más frecuentemente utilizado (Locron®, Microdry®). Se hidroliza en presencia de agua con liberación de ácido clorhídrico provocando un pH muy bajo de las disoluciones, a veces cercana a 2,5. Llega a ser, por tanto, muy irritante. No son objeto de una legislación particular en Europa, pero su utilización resulta delicada. No debe aplicarse sobre una piel dañada y debe interrumpirse su empleo inmediatamente en caso de prurito.

  La legislación americana limita su concentración al 15% con la obligación de mencionar en el etiquetado «Atención, puede ser irritante». No está recomendado en los aerosoles.
- **El complejo ACH-propilenglicol** (Réhydrol®) se maneja mejor porque no es hidrolizable. Se considera como GRAS (*generally recognised as safe*) en los Estados Unidos hasta una concentración del 25%.
- **Los hidroxicloruros de aluminio-zirconio** ($Al_x Zr(OH)_y Cl_z$) están sometidos a una reglamentación (Rezal 67®). La concentración máxima autorizada en Europa y en los Estados Unidos es del 20%. La relación Al/Zr debe estar comprendida entre 2 y 10, la relación Al + Zr/Cl debe estar comprendida entre 0,9 y 2,1. Su empleo está prohibido en Europa en los aerosoles. Son más activos que el ACH.
- **Los complejos aluminio-zirconio-glicina** (Rézal 36 GP®) también están regulados. La concentración máxima autorizada en Europa es del 5,4% en zirconio.
- **El sulfofenato de cinc** se puede utilizar a una concentración máxima del 6%.
- **El undecilenato de cinc**, así como el U-Co-Al lipoaminoácido constituido de un hidrolizado de colágeno combinado con un ácido undecilénico y una sal de aluminio, no están regulados.
- **El alumbre de potasio** se emplea como astringente en numerosos polvos antitranspirantes podológicos. Su utilización no está regulada en Europa.
- **El formol** (del 2 al 5%) asociado a alcanfor (2%) y a diversos aceites esenciales antisépticos permite asegurar una acción desodorante por destrucción de microorganismos y, mediante la combinación con proteínas de la piel, consigue reducir el diámetro de los canales sudoríparos. Las preparaciones que lo contienen no son productos cosméticos (Éphydrol® crema).

1.3. Formas galénicas

Los antitranspirantes se presentan en diversas formas galénicas: aerosoles, cremas, sticks, roll-on, polvos, como marcas de dermofarmacia: Akiléine®, Dryfoot®, Étiaxyl®,

Klorane®, Éphydrol®, Zirconal® entre otras, pero también están presentes en circuitos de gran distribución, frecuentemente en forma de aerosol.

- **Las soluciones** de ACH son a menudo hidroalcohólicas y pueden alcanzar concentraciones elevadas, del 20 al 25%. Se acondicionan en frascos provistos de una bola o «**roll-on**» que dispensa, mediante el roce con la piel, la cantidad deseada. El producto es irritante y se recomienda no aplicarlo durante más de tres o cuatro días consecutivos seguidos de una interrupción de varios días, o aplicarlo uno de cada dos días. No está aconsejado para pieles frágiles, pieles sensibles o reactivas, ni para los sujetos con antecedentes de dermatitis atópica. Una formulación para pieles sensibles no debe contener más del 10% en ACH.

  Las soluciones se presentan con frecuencia en forma de **aerosol** con propelentes tipo gas licuado, como mezclas de propano, butano, isopropano. A las soluciones de ACH (10%) se añaden ciclometiconas que limitan la obstrucción de las válvulas por evaporación del solvente.

  También se utilizan **vaporizadores** clásicos sin otro propelente que el aire. Las soluciones contienen con frecuencia sales de aluminio o complejos Al-Zr-Gly, un bactericida y un agente fungistático.
- **Los sticks** son cada vez más frecuentes, sobre todo en las presentaciones para hombres. A diferencia de los sticks desodorantes, no pueden estar formulados a base de jabón de sodio transparente debido a la acidez de las soluciones de ACH. Por lo tanto, se formulan a partir de ceras o de cuerpos grasos concretos que se vuelven opacos. Desde hace poco, sin embargo, existen en el mercado sticks antitranspirantes transparentes a base de emulsiones submicrónicas transparentes gelificadas.

Ejemplo de formulación de stick opaco

- Cyclomethicone: silicona volátil, lubricante
- Al-Zr-Gly complex: antitranspirante
- PPG-14 butyl ether: éter butílico de propilenglicol, emoliente, factor de consistencia
- Stearyl alcohol: alcohol estearílico, factor de consistencia
- Hydrogenated castor oil: aceite de ricino hidrogenado, factor de consistencia
- Talc: lubricante
- PEG-8 distearate: diestearato de polietilenglicol: espesante, factor de consistencia
- BHT: butil hidroxi tolueno, antioxidante
- Fragance: perfume

- **Las cremas** deberían ser la forma de elección en los antitranspirantes. De hecho, la presencia de cuerpos grasos y de gelificantes limita las reacciones de irritación y el modo de aplicación facilita el contacto del producto con los orificios de excreción del sudor, favoreciendo así su actividad. Sin embargo, son poco apreciados por temor a los depósitos de grasa en la ropa.
- **Los polvos** se reservan a los cuidados podológicos. Son generalmente mezclas de talco, almidón, caolín y otras sustancias. Se presentan en frascos empolvadores o en forma de aerosol.

Ejemplo de formulación de polvo

- α-cetoglutaric acid: desodorante no antiséptico
- Tannic acid: astringente, antitranspirante

- Benzoic acid: antiséptico
- Methyl, propyl, butyl paraben: conservantes
- Alun: astringente, antitranspirante
- Allantoin: cicatrizante
- Starch: almidón, base de la formulación
- Zinc oxide
- ACH: hidroxicloruro de aluminio, antitranspirante
- Magnesium stearate antiagregante
- Talcum: base de la formulación
- Fragance: perfume

1.4. Otros métodos

Existen otros métodos además de la aplicación tópica para combatir la hiperhidrosis. Están indicadas en los casos críticos y bajo supervisión médica. Son:

- los anticolinérgicos: activos terapéuticos que forman parte de especialidades farmacéuticas;
- la cirugía;
- la ionoforesis, que consiste en facilitar la penetración de principios activos en solución para transferir iones con la ayuda de una corriente eléctrica continua de poca intensidad, alrededor de 20 mA. El sujeto sumerge manos y pies en un recipiente que contiene una solución salina y se aplica la corriente durante unos 10 minutos. Las sesiones se repiten de dos a tres veces por semana durante varias semanas hasta la obtención de un resultado apreciable.

2. Desodorantes antisépticos

Actúan destruyendo las bacterias presentes en la superficie de la piel a nivel de las zonas axilares, las manos y los pies.

2.1. Principios activos

Son todos halogenados y liposolubles, lo que les confiere excelentes propiedades bactericidas pero favorece su acumulación en la capa córnea con la posibilidad de penetración lenta, pero continua y, en algunos casos, de toxicidad.

2.1.1. Derivados halogenados de salicilanilida

Los derivados halogenados de la salicilanilida, como la tribromosalicilanilida, utilizados durante mucho tiempo están actualmente prohibidos en cosmética debido a su poder sensibilizante. Están incluidos en el anexo II de la directiva cosmética europea.

2.1.2. Derivados halogenados de carbanilida

Los derivados halogenados de la carbanilida están representados por el triclocarbán (TCC) o halocarbán o Irgasan CF3®.

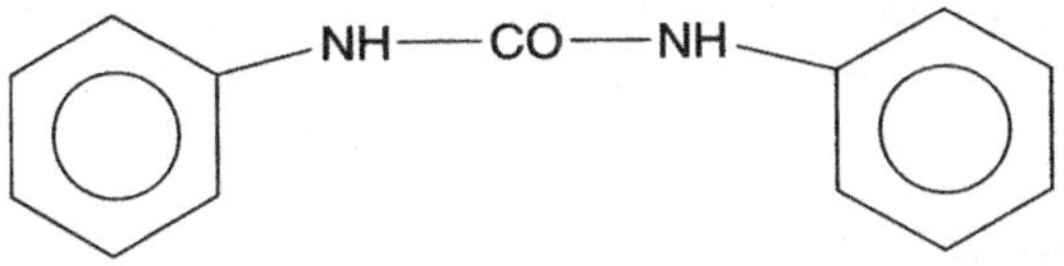

Triclocarbán

2.1.3. Derivados de clorofenoles

El representante más conocido es el **hexaclorofeno**, excelente antiséptico activo principalmente frente a bacterias Gram (+) pero capaz de atravesar la barrera cutánea y desarrollar reacciones neurotóxicas. Su presencia en el talco para bebés, como consecuencia de un error de manipulación, causó en 1972 la muerte de varios lactantes. Desde entonces está prohibido en los productos de higiene no medicamentosos y en los productos cosméticos.

El **diclorofeno** está autorizado pero su concentración está limitada al 0,5% y en el etiquetado debe aparecer la mención «contiene diclorofeno».

El **bromoclorofeno** actualmente no está sometido a ninguna reglamentación pero su empleo sigue siendo escaso.

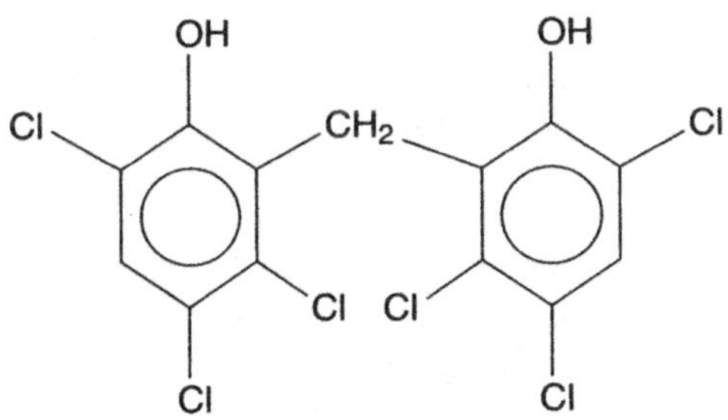

Hexaclorofeno

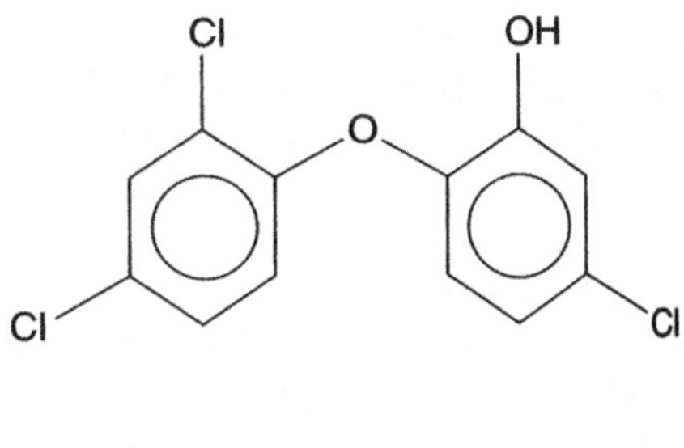

Triclosán

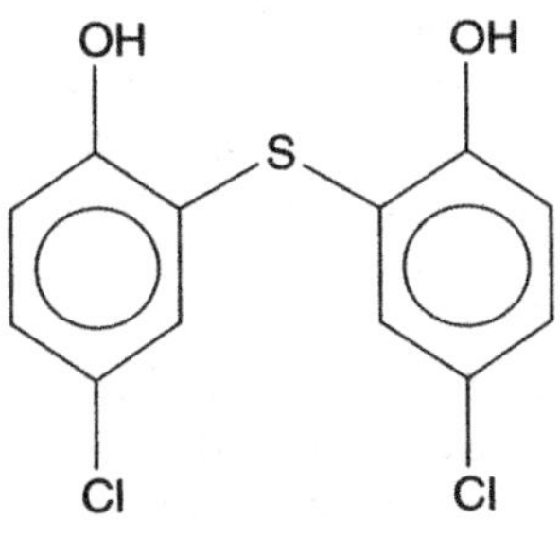

Fenticlor

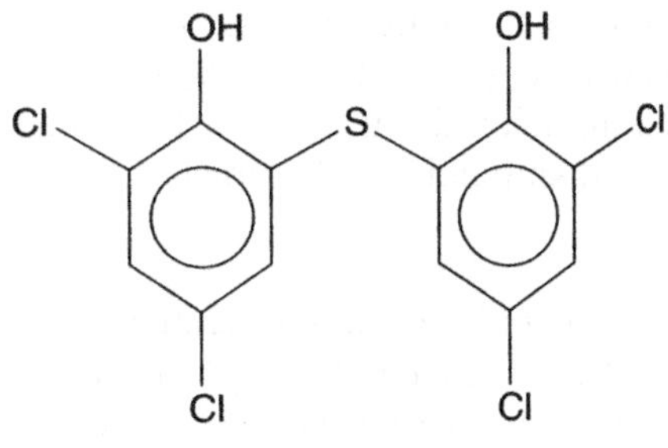

Bitionol

El **triclosán** o Irgasan DP 300® ha sustituido con éxito al hexaclorofeno en todos los productos de higiene y en los productos cosméticos. Es un excelente antiséptico desprovisto de poder irritante y sensibilizante. Tendría incluso la propiedad de disminuir las reacciones de irritación debidas al laurilsulfato de sodio. Es el antiséptico más utilizado actualmente en todas las formulaciones de desodorantes.

El **fenticlor** (autorizado) se confunde a menudo con el **bitionol** (prohibido) teniendo en cuenta la similitud de la estructura química de las dos moléculas, que sólo se diferencian en el número de átomos de cloro fijados. Es poco utilizado y no se conocen suficientemente los riesgos de sensibilización de este tipo de moléculas.

2.1.4. Antisépticos no halogenados

La clorhexidina en forma de acetato o de gluconato se utiliza en ocasiones en las soluciones, al igual que los amonios cuaternarios.

2.1.5. Aceites esenciales

Forman parte de la composición de perfumes, introducidos en gran cantidad en los desodorantes no antisépticos. En realidad, estos aceites esenciales son parcialmente antisépticos.

2.2. Formas galénicas

► AEROSOLES

Son, sin duda, las formas más extendidas en el mercado francés. Están formados por un solvente, el más habitual es el alcohol desnaturalizado, en el que se disuelven los antisépticos a concentraciones cercanas al 3%. Una pequeña cantidad de miristato de isopropilo contribuye a ralentizar la velocidad de evaporación del solvente a fin de disminuir la sensación de frío en la piel. La formulación se completa con un perfume, y el conjunto, que representa alrededor del 10% del contenido, se completa con un 90% de una mezcla de gases licuados o simplemente isobutano licuado.

► STICKS

Al igual que los aerosoles, están ampliamente extendidos en el mercado. Los sticks desodorantes son jabones transparentes a base de estearato de sodio cuya cristalización se ha suprimido por la presencia de glicerol y/o propilenglicol y/o alcohol. También contienen antisépticos, un lubricante graso (lanolato de isopropilo, por ejemplo), en ocasiones un gelificante y un perfume. Son productos de pH elevado que se quedan en contacto permanente con la piel. Por ello existe la posibilidad de que se produzcan irritaciones debidas al excipiente más que al principio activo. Sin embargo, son bien tolerados, teniendo en cuenta que el pH de la zona axilar a la que están destinados es ya bastante alcalino.

La duración de su acción está limitada en el tiempo. La evaporación del alcohol provoca la disminución del diámetro del stick que tiene tendencia a salir de su envase.

► ROLL-ON O BOLAS

El contenido puede ser idéntico al de los aerosoles. Algunos no contienen alcohol, el antiséptico se encuentra en pequeña cantidad y puede estar solubilizado en agua con la ayuda de tensioactivos no iónicos. La evaporación de la solución se enlentece, dando una sensación de humedad en las axilas, muy desagradable.

▶ TOALLITAS

Es la última forma que ha aparecido en el mercado. El soporte es una pieza celulósica no tejida embebida de una solución de igual composición que la de las soluciones de los aerosoles o los roll-on. El acondicionamiento debe ser perfectamente hermético con capas de aluminio-plástico para evitar la evaporación del solvente. La duración de la acción de esta nueva presentación es limitada, puesto que las capas protectoras no siempre son totalmente impermeables o herméticas.

2.3. Desodorantes de uso íntimo

Las sustancias que más se emplean son el **triclosán** y el acetato de clorhexidina, y en ocasiones amonios cuaternarios. Estos últimos pueden presentar un cierto poder alergénico y es preferible evitar el contacto de estas sustancias con las mucosas, en las que la penetración es más fácil que en la piel.

Las formas más frecuentes son las **toallitas**, que presentan muchas ventajas prácticas, principalmente las de ser de un solo uso. La forma aerosol, muy extendida anteriormente, tiende a desaparecer en favor de las formas clásicas, jabones líquidos, o toallitas que contienen un antiséptico a concentración inferior al 3%.

La presencia de un antiséptico en las formas de uso íntimo debe estar limitada para no alterar la flora saprofita y favorecer el desarrollo de gérmenes indeseables. Además, el pH de estos productos debe respetar el pH natural por la misma razón.

Ejemplo de formulación de toallitas

- Aqua: base de la formulación, solvente
- Alcohol denat: solvente
- Nonoxynol-14: tensioactivo no iónico, solubilizante
- Hamamelis virginiana: extracto de hamamelis, astringente suave
- Quaternium-15: antiséptico
- Chlorhexidine diacetate: antiséptico
- Sodium benzoate: conservante
- Benzoic acid: conservante

3. Desodorantes no antisépticos

Su acción se basa en el enmascaramiento, la complejación o la fijación del olor. La utilización de antioxidantes previene la degradación de los ácidos grasos insaturados que puedan estar presentes y potencia la acción de otras sustancias activas.

3.1. Activos

3.1.1. Enmascarantes

Son principalmente:

- **Etil lactato**, liposoluble
- Dietil tartrato
- Trietil tartrato

3.1.2. *Complejantes*

El ácido α-cetoglutárico juega un papel importante en la biogénesis de las proteínas, puesto que en presencia de la glutamato deshidrogenasa se transforma en ácido glutámico. Esta reacción también puede producirse casi directamente a expensas del amoniaco. Por ello puede tener una cierta acción desodorante.

El **ricinoleato de cinc** o Grillocin, liposoluble, es una macromolécula que tiene la propiedad de hacer desaparecer los olores por complejación.

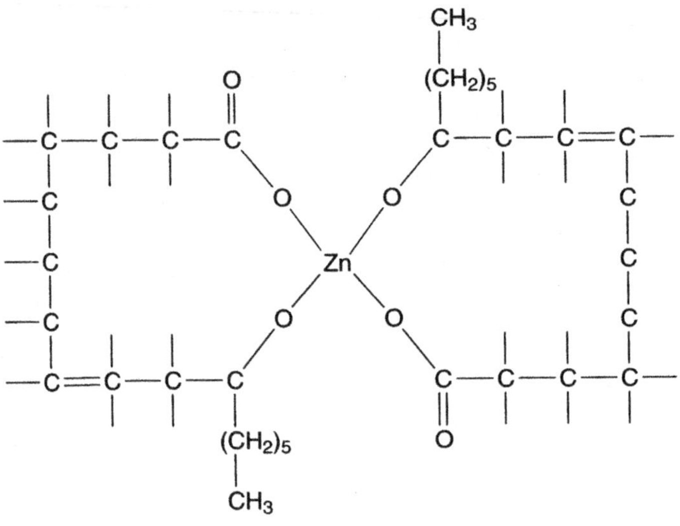

3.1.3. *Fijadores*

El óxido de cinc en polvo es a la vez adsorbente y antiséptico.

La octoxiglicerina o 3-((2-etil hexil)oxi)-1,2 propanediol o Sensiva SC 50® es también emoliente e hidratante, solubilizante y fijador para perfumes. La concentración utilizada es del 0,3%.

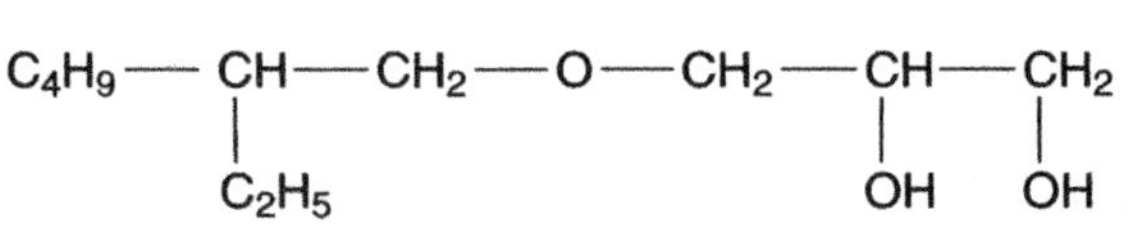

Las ciclodextrinas son macromoléculas con forma tórica, capaces de incluir en su centro moléculas llamadas «invitadas», lipófilas, para aislarlas del medio ambiente.

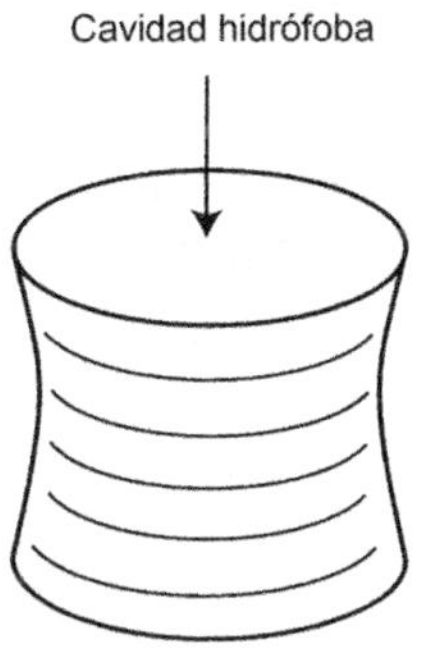

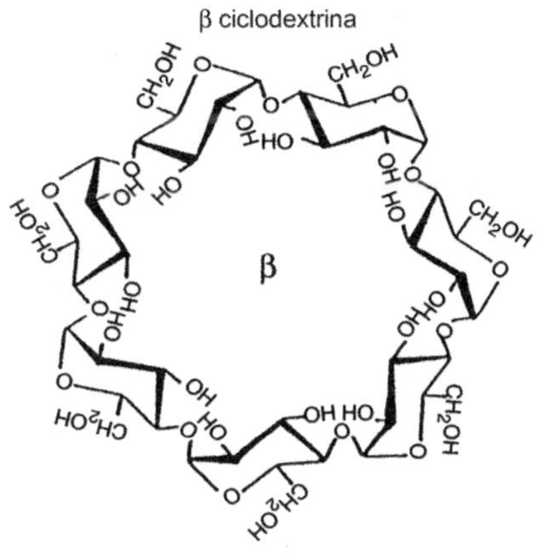

3.2. Formas galénicas

Son las mismas que las de los desodorantes antisépticos.

18

Productos para las uñas

1. Morfología de la uña

La placa o limbo recubre una parte de la epidermis que es el lecho epidérmico de la uña. La placa y el lecho están unidos.

Está formada por queratina dura, rica en puentes disulfuro. Las fibras de queratina se orientan perpendicularmente al sentido de crecimiento de la uña. Esta queratina está poco hidratada (3% de agua) y contiene muy pocos lípidos (0,15 a 0,75%), pero está recubierta de una capa hidrolipídica. Al igual que en la piel, el contenido en agua y la capa hidrolipídica no deben modificarse.

La placa es permeable hasta cierto punto. Fija los colorantes exteriores, incluso algunos colorantes absorbidos por vía oral. Los tratamientos de las uñas no se dirigen exclusivamente a la matriz, sino también a la placa.

Las manchas blancas de la placa corresponden a defectos en la queratinización. Están formadas por queratohialina (precursor de la queratina). No se deben a una falta de calcio, como se cree.

Las estrías longitudinales están asociadas al envejecimiento, y son por lo tanto normales, pero pueden estar más o menos acentuadas y ser relativamente poco estéticas.

La lúnula es una parte no irrigada, por lo que tiene un color blanco.

Es muy marcada en el pulgar y puede estar ausente en los otros dedos.

La uña crece alrededor de 3 mm al mes.

El crecimiento de la uña no depende del contenido en calcio de la alimentación.

La estructura y la coloración de la uña pueden en ocasiones ayudar al diagnóstico de algunas enfermedades.

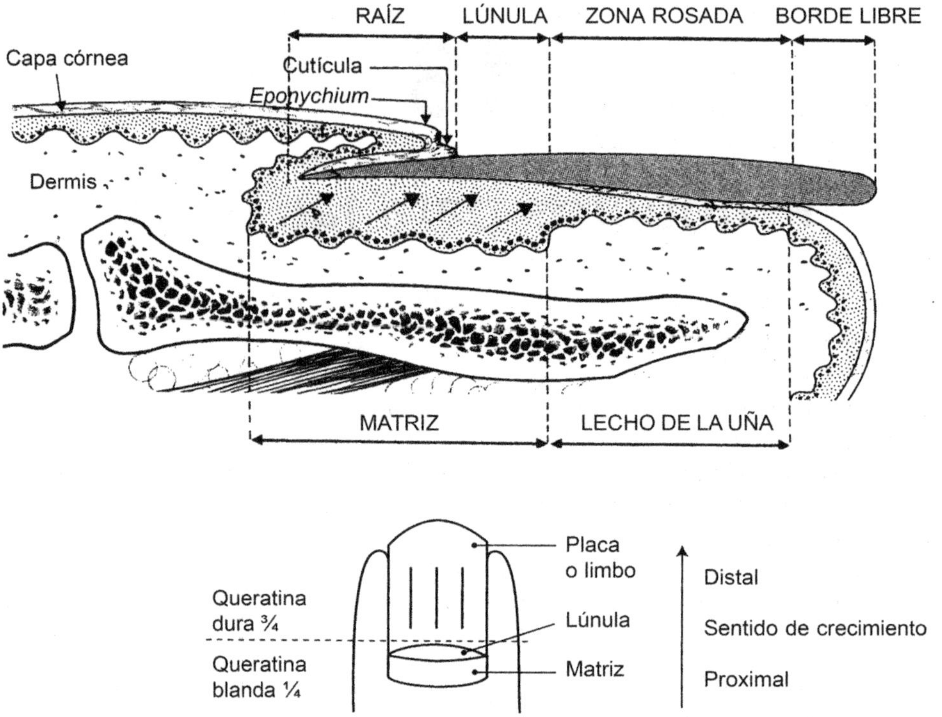

Figura 26 Anatomía de la uña (según G. Peyrefitte).

2. Patologías de la uña

2.1. Agresiones exteriores

Las agresiones exteriores son muy numerosas porque están asociadas a manipulaciones cotidianas. Se puede producir:

- Un exceso de hidratación (lavados, baños, guantes de látex). La queratina se ablanda. Cuando se evapora el agua de imbibición adquiere una gran fragilidad.
- Una deslipidación por disolventes (disolventes secos, detergentes) que conlleva igualmente una menor resistencia.
- Un deterioro del contorno por líquidos agresivos (salmueras, soluciones azucaradas, hidrocarburos). Son agresiones profesionales que pueden dar lugar a una perionicosis. Las manicuras mal realizadas conducen al mismo resultado. Se puede desarrollar una infección por estafilococos con acumulación de pus. En este caso es necesario hacer un drenaje.
- La onicofagia. En los niños es un signo de fragilidad afectiva. En el adulto, de nerviosismo excesivo.
- El frío, que hace más blanda y frágil la queratina.

► TRATAMIENTOS

- Para limitar la fragilidad de las uñas, la primera regla consiste en limitar el contacto con el agua y proteger la manos con guantes de látex recubiertos de algodón, para evitar la maceración.
- Los productos tópicos son productos grasos que se aplican en la totalidad de la uña: lanolina, aceite de almendras, aceite de ricino, derivados de colesterol, mezclas de lípidos complejos (ceramidas, fosfolípidos). Se utilizarán preferentemente mezclas concretas a base de ceras suficientemente emolientes.
- En caso de fisura de poca extensión se puede aplicar un apósito con una resina acrílica.
- En algunos casos son necesarios tratamientos por vía oral. Las cápsulas de arginina, cisteína, cistina, vitaminas B_1, B_2, B_6, biotina, tienen una gran aceptación, pero una eficacia relativa. Las cápsulas que contienen vitaminas B_3, B_5, B_6, B_8, asociadas a L-cistina y a los aceites de borraja y de onagra compiten con las anteriores. Se verificará que no hay carencia de hierro, bastante frecuente en las mujeres.

2.2. Micosis

Provocan:

- onicosis: inflamación del lecho y del limbo;
- perionicosis: inflamación del conjunto de la uña.

2.2.1. *Micosis por dermatofitos* (Trichophyton)

La uña permanece intacta en la superficie. Los hongos atacan la queratina blanda del lecho de la uña y avanzan bajo la placa. La evolución es muy lenta, dura varios meses o incluso años. Al final la placa se deshace porque no está alimentada por el lecho.

El tratamiento es medicamentoso, a base de griseofulvina.

2.2.2. *Micosis por levaduras* (Candida albicans)

Aparece un edema rojo alrededor de la uña (perionicosis), con una supuración serosa. El limbo se colorea de un marrón verdoso. Es una micosis más invasiva que la anterior. Es necesario dirigir al paciente al dermatólogo para confirmar el diagnóstico.

El tratamiento es local: permanganato, alcohol yodado, eosina, amonios cuaternarios, hexomedina transcutánea. Los tratamientos locales deben aplicarse al menos dos veces al día recubriendo los dedos con un guante en la aplicación de la tarde para mantener un contacto correcto durante toda la noche.

Para el tratamiento oral se utiliza nistatina.

3. *Productos cosméticos*

3.1. Lacas de uñas

La composición de la base incolora es la siguiente:

- nitrocelulosa (filmógeno);
- urea-formol o terpolímeros (resina).

- dibutilftalato (plastificante);
- tolueno (diluyente);
- mezcla de acetato de etilo + acetato de butilo (disolventes).

A la base se añaden pigmentos coloreados y/o nacarados.

Las lacas de uñas son generalmente bien toleradas. Son poco alergénicas, salvo en las personas sensibilizadas al formol (resina) o a ciertos colorantes. Hay una fijación de componentes en el interior de la placa, por lo que a la larga la queratina de la uña se amarillea.

Las lacas de uñas no son productos tratantes porque tienen una acción exclusivamente de superficie que afecta sólo a la placa. Sin embargo, pueden, en cierta manera, mejorar las propiedades mecánicas de la queratina por acción filmógena.

La eficacia de sustancias como el colágeno o los hidrolizados de queratina no está demostrada.

3.2. Endurecedores

- El formol es el más empleado. La placa se vuelve más resistente por modificación de la queratina. La concentración máxima autorizada para este empleo es del 5%.
- Los hidrolizados de proteína (mezclas de aminoácidos) pueden impregnar la placa y contribuir a mantener la tasa de hidratación.

3.3. Sobreengrasantes

Son muy numerosos. Son aceites vegetales de tipo linolénico como el aceite de onagra o de borraja, el aceite de visón. La grasa de crin de caballo es una mezcla de lípidos complejos que tiene más afinidad por los lípidos de la queratina que los aceites vegetales.

3.4. Uñas artificiales

Se realiza una polimerización, en ocasiones *in situ,* de metacrilato de metilo. Inconveniente: reacciones de sensibilización al metacrilato.

3.5. Disolventes de la cutícula

Están formados por lejía de sosa diluida.

Atención: cáustica.

19

Cicatrización y cicatrizantes

Toda ruptura de la integridad de la piel o de las mucosas corresponde a una **herida**. Este término engloba lesiones de muy diverso origen, grado y evolución, y se clasifican habitualmente en heridas cutáneas según la amplitud del traumatismo experimentado por la **dermis**. Se distinguen dos tipos de heridas:

- heridas superficiales en las que la dermis profunda está intacta; en este caso la cicatrización se realiza únicamente por epidermización;
- heridas profundas, en las que la totalidad de la dermis está afectada.

1. Definición

Desde el punto de vista quirúrgico, la cicatrización es la unión de los bordes de una herida cualquiera con el restablecimiento de la continuidad dermo-epidérmica. Se habla de:

- **Cicatrización por primera intención**. Tiene lugar en una interrupción neta que afecta la dermis y la epidermis y que necesita de una sutura. No hay apenas pérdida de sustancia. Los bordes de la herida se unen adecuadamente.
- **Cicatrización por segunda intención**. Generalmente hay una pérdida de sustancia. Los bordes de la herida permanecen separados sin que sea posible aproximarlos. En estos casos se realiza una detersión para favorecer la cicatrización y permitir la compensación de la pérdida.

2. *Desarrollo del proceso*

La cicatrización pasa por fases que a menudo se solapan, mal delimitadas y de duración variable dependiendo de la profundidad de la herida y de si está suturada o no.

El proceso de cicatrización se desarrolla a dos niveles.

2.1. A nivel de la epidermis

Se distinguen tres fases:

► FASE DE MIGRACIÓN

En la primera fase se produce una migración activa de células epidérmicas en las horas que siguen a la lesión. Hay un cambio de forma de los queratinocitos que pasan de ser poliédricos a ser fusiformes como los fibroblastos. Al mismo tiempo se produce un cambio en los contactos intercelulares. Las células se vuelven más móviles. El contenido citoplasmático se modifica con aparición de un componente microfilamentoso.

Estos queratinocitos modificados tienen una gran capacidad de migración. Proceden de las capas de Malpighi de los bordes de la lesión y progresan por detrás de la capa de células migratorias.

Los factores que desencadenan estas modificaciones son:

- la fibronectina;
- el EFG (*epidermal growth factor*);
- la laminina (también factor de crecimiento).

► PROLIFERACIÓN

Las mitosis de los queratinocitos comienzan 2 horas después de la lesión con un pico a las 48 horas. Implican varios centenares de células situadas detrás de los bordes de la herida.

Los factores desencadenantes son:

- el EFG;
- las prostaglandinas;
- los mediadores de la inflamación;
- los chalones.

► MADURACIÓN

Los queratinocitos recuperan poco a poco su forma habitual y su función de queratinización (diferenciación de las capas epidérmicas). La membrana basal se reconstituye en un período de 2 a 6 días.

NOTA Los melanocitos se sitúan en la capa basal. Hay una colonización retardada de los melanocitos en la epidermis regenerada. Esta colonización es lenta y sólo se produce si la pérdida de sustancia es reducida o inexistente. En caso contrario, la cicatriz no se pigmenta.

2.2. A nivel de la dermis

En las heridas profundas la reconstrucción de la dermis comienza por el desarrollo de neocapilares (angiogénesis). Se realiza a partir de los capilares preexistentes. Se desarrolla seguidamente una neoformación de la conjuntiva provisional: el tejido de granulación.

La reparación del tejido conjuntivo se produce en 4 fases:

► FASE EXUDATIVA

Es un fenómeno inflamatorio. Esta fase condiciona el desarrollo normal de las siguientes fases de la cicatrización. Las plaquetas liberan moléculas biológicamente activas: serotonina y adrenalina por una parte, factor IV, β-tromboglobulina, albúmina, fibrinógeno, fibronectina y factores de crecimiento por otra, que intervienen en la agregación plaquetaria, primera barrera biológica contra la hemorragia. Al mismo tiempo aumenta la permeabilidad capilar como consecuencia de la producción de histamina, quinina y prostaglandinas, lo que conduce a la aparición de un exudado plasmático.

Se produce una detersión por los polinucleares neutrófilos. Los macrófagos continúan su acción destructiva por fagocitosis. La fagocitosis conlleva la formación de radicales oxigenados que inducen la inflamación.

Los enzimas proteolíticos también colaboran en la detersión eliminando los cuerpos extraños y los residuos tisulares que impiden que el tejido conjuntivo pueda reaparecer. Es indispensable para la reconstrucción y dura de 3 a 5 días de media.

Los macrófagos liberan un factor de crecimiento de fibroblastos.

► FASE DE SÍNTESIS DE COLÁGENO

Comienza 24 horas después de la lesión y se intensifica durante una semana. El colágeno neoformado es principalmente de tipo III. Con el tiempo, hay una remodelación con predominio del tipo I, es decir, a medida que las nuevas fibrillas se van formando, otras se van destruyendo. El proceso continúa con una maduración. Los enlaces insaturados del colágeno se sustituyen progresivamente por uniones saturadas estables y el neocolágeno se orienta paralelamente a la superficie, según las líneas de tensión. Así las fibras de colágeno recuperan su resistencia al estiramiento, con lo que se van restaurando las propiedades mecánicas de la piel. Se constata igualmente una síntesis precoz de glicoproteínas de estructura.

► PROLIFERACIÓN FIBROBLÁSTICA

Comienza al tercer día después de la lesión. Viene a compensar las pérdidas de sustancia con la síntesis de proteínas y glicoproteínas constitutivas del tejido conjuntivo. Está inducida por:

- factores de crecimiento;
- la fibronectina;
- las linfoquinas;
- algunas condiciones fisicoquímicas como la hipoxia, la acidez del medio, la acumulación de lactatos.

► FASE DE CONTRACCIÓN

Hay una transformación de algunos fibroblastos en miofibroblastos capaces de moverse y de contraerse. La actividad contráctil se transmite a todo el tejido. Los miofibroblastos aparecen al décimo día y desaparecen alrededor del día 21, cuando la herida está cerrada.

Los factores que inducen esta transformación son desconocidos. Parece que influye la tasa de oxígeno o de gas carbónico o incluso la tensión mecánica.

3. Evolución de la cicatriz

Todas las fases de la cicatrización propiamente dichas se desarrollan en los quince primeros días después de la lesión. La cicatriz es el estado final estable y definitivo que no aparece hasta después del 6º al 12º mes. El período intermedio se designa con el término de «cicatriz joven». Es una fase ingrata en la que la cicatriz es roja, dura, hinchada y dolorosa. Hacia el segundo mes se produce una intensificación de la inflamación que sólo desaparece hacia el tercer mes. Es importante informar al paciente de la evolución de una cicatriz, que es lenta y a menudo molesta. En estas condiciones no es posible evaluar el impacto estético de una cicatriz antes del sexto mes.

Una cicatriz normal es plana, blanca, flexible, indolora y fina.

4. Cicatrices patológicas

4.1. Cicatrices hipertróficas

La formación de cicatrices hipertróficas puede deberse a varias causas:

- una mala sutura;
- una cicatrización retardada.

La cicatriz hipertrófica es una masa violácea, mal delimitada. La epidermis, normalmente reconstituida, se eleva por efecto del tejido conjuntivo proliferativo. Este fenómeno puede aparecer durante el primer mes después de la lesión y amplificarse hasta el sexto mes. Después se produce una regresión. La cicatriz se estabiliza a lo largo del segundo año pero permanece grande y poco estética. Puede eliminarse con un acto quirúrgico.

4.2. Cicatrices queloides

Son cicatrices hipertróficas que no desaparecen. Forman excrecencias en los bordes de la cicatriz, que se asemejan a tumores cutáneos, formados por un tejido inmaduro que es consecuencia de una inflamación crónica. Son muy poco estéticas y se producen más frecuentemente en algunos sujetos (niños pequeños, sujetos de raza negra). Son raras en personas de edad debido a un enlentecimiento de la proliferación de los fibroblastos.

No hay tratamiento quirúrgico posible porque este tipo de cicatriz reaparecerá indefinidamente. Se intentan prevenir por medio de incisiones en Z.

4.3. Cicatrices retráctiles

Se producen cuando la dirección de la incisión no se adapta a la orientación de las fibras de colágeno. En efecto, las fibras de colágeno son responsables de una cierta tensión que puede provocar una contracción anormal y una deformación considerable de los tejidos circundantes. Son muy poco estéticas y muy molestas.

4.4. Retraso en la cicatrización

Las causas generalmente son las siguientes:

- una mala asepsia;
- el envejecimiento;
- la raza;
- un origen vascular (arteritis, varices, etc.);
- un origen neurológico (escaras). Hay una pérdida de sensibilidad de los tejidos asociada a una compresión entre dos planos duros.

5. Productos cicatrizantes

Los médicos consideran que la cicatrización de un tejido sano se produce por sí misma, sin ninguna ayuda, y que, en consecuencia, los principios activos cicatrizantes no tienen razón de ser, o incluso en algunos casos, pueden ser perjudiciales.

Los productos llamados cicatrizantes, especialidades terapéuticas, tienen poca influencia en la cicatrización de los tejidos sanos. Combaten una posible infección y de esta manera contribuyen a una cicatrización fisiológica sin dificultades. Por el contrario, en el tratamiento de las heridas rebeldes se hace necesario recurrir a medios físicos o químicos de eficacia reconocida. Entre estas sustancias las más corrientes son los agentes de detersión y los estimulantes celulares que intensifican el proceso natural. Los más modernos son los factores de crecimiento y los más empleados son los apósitos de todo tipo, cada vez más sofisticados.

Los principios activos con acción sobre la cicatrización son los siguientes.

5.1. Antisépticos

Son los principios activos que se utilizan desde hace más tiempo. Encontramos entre ellos:

- aceites esenciales de tomillo y de romero que contienen timol y carvacrol, fenoles antisépticos, aceite esencial de lavanda que contiene cineol y linalol que son además estimulantes celulares, el gomenol extraído de una planta del género *Melaleuca*

clásicamente antiséptica, aceite esencial de hipérico o «hierba de las quemaduras» que contiene pineno y sesquiterpenos, la milenrama o «hierba de los cortes».
- antisépticos se síntesis clásicos: sulfapiridina, ditranol, ictiolamonio, resorcinol, clorocresol;
- el bálsamo de Perú porque contiene aldehído cinámico, excelente antiséptico, activo frente a los gérmenes Gram (–);
- el propóleo, que se obtiene de las secreciones de las abejas, contiene sustancias antisépticas como los ácidos benzoico, 4-hidroxibenzoico, alcohol y aldehído cinámico.

5.2. Estimulantes celulares

- La vitamina A y los aceites de pescado (bacalao, fletán) que contienen vitamina A. Los queratinocitos la transforman en retinal y después en ácido retinoico. Los retinoides aumentan la producción de proteoglicanos, colágeno y fibronectina por parte de los fibroblastos.
- La vitamina E, que puede ir asociada a la vitamina A, sólo manifiesta su actividad antioxidante por vía sistémica y no ejerce ninguna acción por vía tópica.
- *Centella asiatica* (hidrocotile) en forma de extracto hidroalcohólico favorece la biosíntesis del colágeno por parte de los fibroblastos (Madecassol®).
- La maravilla o *Calendula officinalis* tiene una gran reputación en la terapéutica popular, aunque no se ha aportado ninguna prueba de eficacia real.
- La alantoína, utilizada desde hace mucho tiempo, se extrae del rizoma de una planta, el sinfito (*Symphytum officinale*), o se obtiene por síntesis. Favorece la proliferación celular y la formación de tejido de granulación.
- El aloe, pero sobre todo el tepezcohuite, planta de origen mexicano utilizada como cicatrizante en medicina popular, pero cuya actividad ha sido clínicamente demostrada.
- El óxido de cinc, más activo que el sulfato de cinc. Favorece la proliferación de las células epidérmicas.
- La N-acetilhidroxiprolina (Jonctum®). Favorece la biosíntesis del colágeno.
- El ácido hialurónico tiene un papel en la cicatrización, en particular a nivel de la circulación sanguínea, aumentando la perfusión en los microvasos. Además, la síntesis del ácido hialurónico *in situ* está asociada a la expresión de numerosas hormonas y factores de crecimiento. Disminuye durante la cicatrización, destruida por la hialuronidasa y por los radicales oxigenados.
- El quitosán, gracias a sus características estructurales es similar al ácido hialurónio y a los glicosaminoglicanos, de los que imita la actividad en la cicatrización.
- El colágeno nativo debe aplicarse en la herida limpia, desinfectada. Favorece el aflujo de glóbulos blancos, la formación de una red vascular suplementaria y la proliferación de fibroblastos. El colágeno es el estrato fisiológico sobre el que se adhieren las células, crecen y se mueven. Posee, además, una acción química de nutrición debido a su contenido en aminoácidos. Se utiliza bajo diferentes formas farmacéuticas: compresas, films y gel.
- Cuando hay destrucción de la membrana basal y las moléculas de adhesión celular como la laminina y el colágeno tipo IV están ausentes, la fibronectina juega un

papel muy importante. Favorece el movimiento lateral de las células epiteliales por contracción de los microfilamentos unidos a los filamentos extracelulares de fibronectina. El objetivo es el recubrimiento de la herida por migración centrípeta de queratinocitos periféricos y migración centrífuga de quertinocitos de los anexos epidérmicos.

5.3. Agentes de detersión

Actúan de forma indirecta. Son:

- Los enzimas que aseguran una detersión química, proteolítica. Son: tripsina, papaína, α-quimotripsina (Elase®).
- El gel de dextrano que absorbe los exudados (Debrisan®) y que asegura una detersión por absorción (Iodosorb®, compuesto por resinas unidas entre sí para formar una red, en las que el yodo ocupa las cavidades de la red).

5.4. Factores de crecimiento

Han sido objeto de las más recientes investigaciones. Parecen ser las únicas sustancias realmente capaces de acelerar la cicatrización, pero falta demostrar la inocuidad y definir las condiciones de utilización.

Son pequeños péptidos secretados por las células y vehiculizados por la sangre. A pesar de su nombre estimulan o inhiben las células en función de la presencia de otros péptidos, del estado de activación o de diferenciación de estas células o del estadio de la respuesta biológica en la que están implicadas. Su acción está condicionada por la unión a un receptor específico.

Hay cuatro factores de crecimiento particularmente implicados en los fenómenos de cicatrización:

- el *epidermal growth factor* (EGF);
- el *transforming growth factor* (TGF);
- el *fibroblast growth factor* (FGF);
- el *platelet derived growth factor* (PDGF).

► EPIDERMAL GROWTH FACTOR

Las células que más receptores poseen para el EGF son las células basales de la epidermis, las células endoteliales, los fibroblastos. El receptor del EGF es una glicoproteína con una masa molecular de 170 kDa. Estimula *in vitro* la proliferación de los fibroblastos y de los queratinocitos actuando de manera dosis-dependiente en la formación de tejido de granulación. *In vivo* acelera la epidermización y aumenta la concentración de colágeno en la dermis pero únicamente cuando se administran dosis repetidas. Una dosis única no tiene ningún efecto.

► TRANSFORMING GROWTH FACTOR

Es una familia de polipéptidos que poseen una masa molecular de 6 a 25 kDa. Existen dos clases (α y β) en función de su interacción con los receptores del EFG. El TGF-α es el más eficaz en lo referente a la angiogénesis y la migración de los queratinocitos. Actúa en los mismos receptores que el EGF. El TGF-β posee receptores específicos. Todas las células epidérmicas están implicadas. *In vitro* acelera la maduración de los queratinocitos y la síntesis de queratina. También actúa en los fibroblastos a los que ayuda a migrar, a proliferar y a sintetizar todas las proteínas de la matriz extracelular. Aumenta la acumulación de colágeno en las cicatrices inhibiendo la colagenasa. Favorece la contracción del gel de colágeno de forma dosis dependiente. *In vivo* aumenta el flujo sanguíneo del tejido de granulación gracias a la formación de nuevos capilares a lo largo de los bordes de la herida.

► FIBROBLAST GROWTH FACTOR

Los FGF se encuentran en todos los tejidos y actúan en muchos tipos de células: células endoteliales, fibroblastos, liofibroblastos, queratinocitos... El β-FGF es capaz *in vivo* de atraer las células hacia la herida por quimiotactismo. Las heridas tratadas tienen tendencia a desarrollar una epidermis gruesa. Modifica la organización del colágeno y tiene capacidad angiogénica. Una administración única es suficiente y el efecto es dosis-dependiente.

► PLATELET DERIVED GROWTH FACTOR

Es una proteína formada por dos cadenas polipeptídicas unidas entre sí por puentes disulfuro que se encuentra en las plaquetas sanguíneas. Se sintetiza en una gran variedad de células: células endoteliales, macrófagos y, bajo ciertas condiciones, los fibroblastos y las células del músculo liso. El PDGF *in vitro* no tiene acción sobre los queratinocitos pero actúa sobre los fibroblastos aumentando el contenido en hidroxiprolina y aumentando el espesor de la dermis. Los resultados obtenidos *in vivo* son contradictorios.

Tras una década de investigaciones los factores de crecimiento siguen sin utilizarse en la práctica habitual y son todavía objeto de modelos experimentales en cultivos celulares, en animales o en el hombre mediante ensayos clínicos. Las especialidades farmacéuticas presentes en el mercado contienen moléculas relativamente clásicas; las más modernas están representadas por los estimulantes celulares.

5.5. Apósitos

► APÓSITOS CONVENCIONALES

Los apósitos convencionales secos están formados por fibras naturales o sintéticas y se utilizan como absorbentes. Cuando están **impregnados**, suelen contener generalmente vaselina (tul graso). También pueden estar impregnados de principios activos: antibióticos, corticoides, antiinflamatorios (antibiotul, corticotul, etc.). Favorecen la detersión generando un clima húmedo y caliente que mantiene la flora saprofita. Favorecen la aparición de un brote carnoso, no se adhieren a la herida y no interfieren en la regeneración de la epidermis con cada cambio del apósito. A la larga, pueden producir una proliferación importante de tejido de granulación y de gérmenes virulentos.

Los apósitos con corticoides se utilizan cuando aparecen brotes hipertróficos a los que tienden a limitar. Además, son apósitos de confort, porque reducen la supuración. Pero, aplicados demasiado tiempo, pueden detener el brote y la detersión.

▶ APÓSITOS ABSORBENTES

Los apósitos absorbentes llamados «americanos», «compuestos», «quirúrgicos» se componen de tres partes:

- una cara en contacto con la herida compuesta de gasa no tejida;
- un centro absorbente (algodón cardado o hidrófilo, o guata de viscosa);
- un envoltorio externo coloreado.

El conjunto va pegado o cosido.

▶ APÓSITOS SINTÉTICOS

Los apósitos sintéticos son:

- capas de poliuretano o de polietileno con frecuencia perforadas para permitir el paso de los exudados. Son transparentes, permeables al gas y al vapor de agua, y autoadhesivos. Permiten vigilar la evolución de la cicatrización y mantienen un medio húmedo, lo que favorece la migración de células epidérmicas y evita la formación de una costra;
- espumas de poliuretano o de silicona (Surgimousse®, Cutinova®). Los apósitos de espuma favorecen la aparición de miofibroblastos (granulación), la migración de células epiteliales (epitelización) y ejercen una cierta contención (maduración). Las espumas de silicona absorben los exudados como esponjas y la polimerización *in situ* permite adaptar la espuma a la forma de la herida, con la posibilidad de ejercer una cierta contención que evite la aparición de una cicatrización anárquica;
- hidrogeles de alcohol polivinílico o de poliacrilamida-gelosa. Absorben varias veces su peso en líquido y mantienen un medio más frío y húmedo que favorece la cicatrización. Se pueden emplear en las heridas profundas y secretantes;
- complejos compuestos de una base hidroalcohólica fijada en un soporte de carboximetilcelulosa, que se gelifica al contacto con los exudados. Un film semipermeable en la cara externa le confiere un carácter más oclusivo. Estos apósitos eliminan los productos de la lisis celular y bacteriana. Activan la angiogénesis.

▶ APÓSITOS BIOLÓGICOS

Los apósitos biológicos están representados principalmente por películas de colágeno (Pangen®) que facilitan la migración y la proliferación de fibroblastos, y por alginatos de calcio, que tienen fundamentalmente propiedades hemostáticas (Coalgan®).

6. Técnicas de aceleración de la cicatrización

Su eficacia está cuestionada porque es difícil de apreciar.

6.1. Ultrasonidos

Los ultrasonidos permiten acelerar las fases precoces de la cicatrización. Después de cinco días de aplicación, hay una disminución del número de células inflamatorias como leucocitos y macrófagos, y además los fibroblastos son más numerosos. El tejido de granulación es más grueso. Después de siete días de aplicación los ultrasonidos limitan el desarrollo de la hipertrofia del tejido de granulación.

Sin embargo, el estudio realizado en humanos sobre úlceras no ha dado resultados estadísticamente positivos.

6.2. Oxigenoterapia hiperbárica

Una lesión provoca inevitablemente una hipoxia local, que estimula la cicatrización, pero deja la zona vulnerable a la infección. La administración de oxígeno a presión superior a la presión atmosférica provoca un aumento del volumen de oxígeno disuelto que participa en los intercambios celulares.

La hiperoxia provocada por la oxigenoterapia hiperbárica (OHB) crea un ambiente metabólico favorable para la proliferación de los fibroblastos, el aflujo de leucocitos y la reconstrucción del tejido de granulación.

Se puede hacer una aproximación a esta técnica con la utilización de la catalasa que completa la acción de la superóxido dismutasa transformando el peróxido de hidrógeno en agua y en oxígeno. Es el principal medio que tiene el organismo para combatir los radicales libres.

También se utilizan, con el mismo objetivo, los aceites peroxidados. A primera vista, el procedimiento resulta paradójico, puesto que la peroxidación altera suficientemente las materias primas como para hacerlas inaptas para el consumo. En este caso particular, la irritación inducida por los peróxidos es un estímulo para la proliferación de los fibroblastos y el oxígeno vehiculizado de esta manera es inmediatamente utilizable.

7. Casos particulares

Sólo se van a tratar aquí las heridas rebeldes a la cicatrización o que causan problemas graves.

7.1. Quemaduras

7.1.1. Descripción

La gravedad de una quemadura depende de su superficie, de su profundidad, de su localización.

► SUPERFICIE

La superficie de una quemadura se evalúa con precisión con la ayuda de la clásica «regla del 9» de Wallace que atribuye a cada parte del cuerpo un porcentaje en relación a la superficie total:

Cabeza	9%	Cara anterior del tronco	18%
Cada miembro inferior	18%	Cara posterior del tronco	18%
Cada miembro superior	18%	Escroto	1%

Cualquier quemadura es grave si su extensión es igual o superior al 20% de la superficie corporal en el adulto, 10% en el niño.

► PROFUNDIDAD

La profundidad determina el «grado» de la quemadura.

El primer grado consiste en una afectación de la capa epitelial hasta la capa de Malpighi, que permanece intacta. Se manifiesta por un enrojecimiento más o menos intenso. Es un eritema que puede ser doloroso, que evoluciona con una pigmentación y después una descamación.

El segundo grado superficial corresponde a una afectación de la capa epitelial casi hasta la capa basal, que permanece intacta. Aparecen ampollas o flictenas, y una congestión dérmica muy dolorosa. En este caso, la cicatrización ocurre espontáneamente.

La dermis puede estar afectada en las quemaduras de 2° grado profundas. Paradójicamente la lesión es menos dolorosa que las anteriores. Se puede obtener una regeneración espontánea o acelerada con el uso de productos tópicos.

En las quemaduras de 3° grado superficial la dermis está destruida en su totalidad. Aparecen flictenas pero la zona parece totalmente anestesiada y no se blanquea a la vitropresión.

El tercer grado profundo corresponde a una necrosis total de la epidermis y de la dermis que puede afectar a los músculos. Las quemaduras de tercer grado no pueden cicatrizar sin hacer un injerto.

La clasificación internacional distingue las quemaduras parciales (1° y 2° grado) de las quemaduras totales (3° grado). A partir de la superficie y de la profundidad de la quemadura se calcula el índice de gravedad o UBS (*unit burn standard*), que equivale a la suma de la superficie cutánea quemada a la que se le suma la superficie cutánea quemada de 3° grado multiplicada por tres.

Ejemplo: quemadura ligera = 1 a 50 UBS; quemadura grave = 100 a 150 UBS.

► LOCALIZACIÓN

La localización puede aumentar considerablemente la gravedad. En este caso, los métodos de cálculo precedentes no son válidos. Así, la localización pulmonar agrava considerablemente el pronóstico de curación.

7.1.2. Consecuencias

La destrucción de la piel por una quemadura puede dar lugar a tres tipos de complicaciones:

- pérdida de electrolitos. La reacción inflamatoria induce un aumento de la permeabilidad capilar, con lo que se produce un exudado y la formación de un edema. La reabsorción del edema provoca una sobrecarga plasmática;
- disfunciones metabólicas. A una fase de hipocatabolismo le sigue una fase de hipercatabolismo cuya intensidad está relacionada con la gravedad de la quemadura;
- una infección por *Staphylococcus aureus* y por *Pseudomonas aeruginosa*. Es casi inevitable debido a la mala circulación, la colonización por parte de la flora cutánea y la depresión inmunitaria.

7.1.3. Tratamiento

Las quemaduras de 1° y 2° grado superficial se tratan en una consulta externa y pueden curarse en el domicilio. Las otras sólo pueden tratarse en el medio hospitalario especializado y en cuidados intensivos.

El objetivo del tratamiento es, ante todo, evitar la infección y restablecer la barrera cutánea.

Se cubre la quemadura con una capa que impida la evaporación del agua y favorezca la proliferación de fibroblastos. Se han empleado durante mucho tiempo apósitos grasos formados por una capa de gasa recubierta de vaselina y que contiene un antiséptico. Actualmente se utilizan capas de colágeno. Todos los apósitos de tipo sintético, gasas, espumas, hidrocoloides son válidos.

En el caso de quemaduras extensas, la piel se recubre con una piel artificial reconstituida.

► CICATRICES

Las cicatrices de quemaduras están formadas por una piel normal en la que la función de barrera está debilitada o es inexistente. En consecuencia, la hidratación y la flexibilidad constituyen un verdadero problema que no se resuelve con los productos que hay actualmente en el mercado. Los más útiles son los excipientes farmacéuticos de tipo O/A que contengan una gran proporción de hidrocarburos con un porcentaje de fase grasa que puede alcanzar el 60%, o de tipo A/O como los *cold-cream* clásicos, ricos en derivados de parafina o en ceras. En algunos servicios hospitalarios se utiliza únicamente vaselina, producto oclusivo que durante mucho tiempo los americanos consideraron como el mejor de los hidratantes.

El Biafine®, imprescindible en el medio hospitalario, es una emulsión O/A cuya fase grasa es una mezcla clásica de cuerpos grasos emulsionada por estearato de trietanolamina y etilenglicol. El pH de la preparación se mantiene en un valor excepcionalmente bajo (6,5-6,9) y la estabilización se consigue gracias a la presencia de un gelificante, el alginato de trolamina y de sodio.

Fórmula

- Ácido esteárico: base de jabón
- Trolamina: agente de saponificación
- Estearato de etilenglicol: emulgente no iónico
- Palmitato de cetilo: factor de consistencia
- Parafina sólida: factor de consistencia
- Parafina líquida: base de la fase grasa
- Perhidroescualeno: sobreengrasante
- Aceite de aguacate: sobreengrasante
- Propilenglicol: disolvente
- Alginato de trolamina y de sodio: espesante, estabilizador
- Sorbato de potasio: conservante
- Metil parabén y propil parabén sódico: conservantes

7.2. Úlceras en las piernas

7.2.1. Descripción

La úlcera es una pérdida de sustancia dermoepidérmica que se sitúa en la parte inferior de la pierna, que no tiene tendencia a la cicatrización debido a las malas condiciones circulatorias. Algunos factores patógenos, como las toxinas bacterianas o la isquemia provocan la muerte del tejido superficial, que acaba siendo eliminado dejando la zona subyacente expuesta a otras lesiones. Es principalmente de origen venoso, varicoso o post-flebítico y es consecuencia de una hipertensión venosa. Se caracteriza por un edema, en el que los líquidos extravasados en los tejidos periféricos no pueden volver al lecho venoso. En ocasiones es dolorosa y a menudo se infecta por *Staphylococcus aureus* y *Pseudomonas aeruginosa*.

7.2.2. Tratamiento

El tratamiento local es el de todas las heridas refractarias a la cicatrización y hacen referencia en particular a los apósitos biológicos y/o sintéticos impregnados.

7.3. Escaras

7.3.1. Definición

La escara se define como una úlcera de presión. Puede tener varias causas:

- causas mecánicas. La aplicación de una presión en una parte del cuerpo durante demasiado tiempo provoca la formación de sustancias algógenas que normalmente estimulan el centro de la motricidad provocando el movimiento. Cuando este movimiento no es posible, la presión de los fluidos intersticiales y la presión venosa aumentan. Aparece un edema, una hipoxia y una anoxia tisular, con oclusión de los vasos linfáticos. El proceso continúa con una intoxicación tisular por acumulación de toxinas y de desechos del metabolismo aerobio. A la presión se añaden con frecuencia fuerzas de cizalladura y de fricción que se producen entre la superficie de la cama y la piel como consecuencia de desplazamientos o de tracciones.
- causas vasculares. Son consecuencia de la presión que provocan las perturbaciones en la microcirculación. Se manifiestan más en profundidad que en la periferia. La isquemia que se produce puede provocar una necrosis y favorecer el desarrollo de una infección.
- causas patológicas: arteritis, diabetes, insuficiencia respiratoria, etc.

7.3.2. Descripción

Una escara comienza por un **eritema**, reversible si la presión cesa, pero irreversible si se mantiene. Se continua con una **flictena** que corresponde a la separación de la dermis de la epidermis. La flictena conduce a la desepidermización o excoriación de la piel superficial. En este estadio aparece el dolor. La **necrosis** es consecuencia de la desepidermización. Se forma una placa negra reveladora de la muerte celular. El dolor es entonces importante, asociado a un olor fétido. El riesgo de infección es máximo. La necrosis puede llegar a afectar el hueso.

Cuando la placa de necrosis se elimina, aparece una **placa abierta** maloliente e infectada. La limpieza es obligatoria para poder iniciar el proceso de cicatrización.

7.3.3. Tratamiento

La elección del tratamiento es siempre delicada, ya que con frecuencia es doloroso para el enfermo.

La detersión es inevitablemente el primer paso. Puede ser enzimática (Déterzyme®, Élase®). Este procedimiento presenta varios inconvenientes: el dolor producido puede llegar a ser insoportable y existe un riesgo de paso de enzimas a nivel sistémico, que son alergenos y que pueden provocar una reacción anafiláctica. Se aplica con mayor facilidad una detersión por absorción. Para ello se utilizan apósitos biológicos (ver Punto 5.5) y polvos de polisacáridos (Débrisan®).

El tratamiento de la sobreinfección se lleva a cabo con los antisépticos clásicos: hexomedina, solución de Dakin, permanganato de potasio, pero sobre todo con clorhexidina y betadine. También se emplean antibióticos: clindamicina, gentamicina y cefalosporinas (cefazolina, ceforamida, cefotaxima).

El metronidazol (Flagyl®) actúa sobre las bacterias anaerobias estrictas, lo que permite eliminar el olor, el pus y las toxinas producidas por estas bacterias. Además Flagyl® favorece la granulación y la epidermización de la herida.

La granulación y la epidermización se consiguen gracias a la acción de una catalasa (Pulvo 47 Néomycine®) o de un asiaticósido (Madécassol®). Se propone también el Biafine® que actúa como apósito graso y el argilo verde que sirve de absorbente.

Los diferentes estados de la escara pueden tratarse utilizando apósitos (ver Punto 5.5).

8. Estrías

8.1. Definición

Las estrías son atrofias cutáneas de forma lineal. Se presentan como cicatrices, al principio rojizas, después blancas nacaradas, indelebles, que aparecen progresivamente. Al igual que una cicatriz, la piel afectada no posee pelos, ni elementos de secreción.

Las estrías evolucionan en dos fases:

- una fase de formación en la que aparecen líneas rojizas ligeramente elevadas;
- una fase de estado en la que las estrías se vuelven blancas y ligeramente deprimidas. Se forman paralelamente a las líneas de tensión de la piel. Su aspecto es diferente según la zona:
  - en el abdomen: se disponen en círculos alrededor del ombligo;
  - en los senos: son circulares alrededor de la aureola;
  - en los muslos: son oblicuas y bilaterales.

8.2. Histología

La epidermis es normal, ligeramente atrófica.

La unión dermo-epidérmica está alisada.

La dermis es la más afectada.

Los fascículos de colágeno se orientan paralelamente a la superficie de la piel y están fracturados. La elastina disminuye poco a poco hasta desparecer totalmente en las estrías antiguas.

La transición entre piel sana y la estría es muy pronunciada. La estría es una verdadera falla que atraviesa la epidermis y la dermis. Hay una afectación muy importante del colágeno tipo III; las estrías afectan principalmente a las pieles jóvenes.

8.3. Causas

Las estrías se han atribuido durante mucho tiempo a una distensión mecánica. Actualmente se piensa que el esfuerzo mecánico sólo tiene un papel secundario.

La causa esencial es un hiperfuncionamiento de las glándulas suprarrenales. Los glucocorticoides tienen un papel primordial. Actúan sobre los fibroblastos alterando su programa de biosíntesis. Por ello se produce:

- una menor producción de colágeno y de proteoglicanos;
- una inhibición parcial de la síntesis de ácido hialurónico y de condroitín sulfato;
- la producción de proteínas alteradas.

Todo ello conlleva a una ruptura del tejido conjuntivo, de ahí la aparición de una falla.

8.4. Circunstancias de desarrollo

Son muy variadas pero todas se relacionan con una disfunción de las glándulas suprarrenales. Se observa la formación de estrías en las condiciones siguientes:

- desequilibrio hormonal en la pubertad;
- obesidad;
- desnutrición;
- embarazo a partir del sexto mes;
- estrés intenso;
- después de una enfermedad infecciosa (tuberculosis);
- tratamiento con corticoides por vía interna, o incluso por vía tópica si el tratamiento es prolongado.

8.5. Tratamiento

No existe un tratamiento realmente curativo. La estría es una cicatriz. Se puede intentar mejorar al igual que una cicatriz. Algunos proponen un tratamiento quirúrgico (cuidado con la formación de cicatrices hipertróficas o queloides).

Como prevención se utilizan productos que dan flexibilidad a la piel y que disminuyen el riesgo de rotura de las fibras.

Los masajes (con una crema cualquiera) orientan las fibras de colágeno. La piel masajeada es más extensible, menos rígida. Los masajes son, por lo tanto, beneficiosos, en particular durante el embarazo. Pueden mejorar con principios activos incluidos en las cremas.

Los productos propuestos pueden ser medicamentos o productos de higiene según la acción a la que estén destinados y sobre todo, según los principios activos que contengan.

8.5.1. Productos cosméticos o de higiene

Contienen principalmente: **extractos vegetales**, especialmente el extracto de cola de caballo, que contiene silicio. El silicio orgánico actúa sobre los fibroblastos aumentando la capacidad de síntesis proteica. Pero la cola de caballo contiene silicio mineral, menos activo que el silicio orgánico. Los otros extractos (hiedra, diente de león) tienen una eficacia muy limitada, aunque el excipiente sea eficaz por sí mismo. La mezcla más clásica está formada por extractos de hiedra, cola de caballo, diente de león (Phitolastil®). Los extractos de harpagofito y de tepezcohuite son útiles por su capacidad cicatrizante. Se incorporan preferentemente productos de síntesis a base de silicio orgánico (silanoles) en forma de sodio lactato metil silanol o de metil silanol hidroxiprolina aspartato. El silicio orgánico también se presenta en el Algisium® como hidroxiprolisilano.

Las sustancias grasas se utilizan como flexibilizantes y para facilitar el masaje. Son, en particular, el aceite de onagra, la manteca de karité, los ácidos grasos poliinsaturados y los insaponificables.

Los aminoácidos se incorporan en numerosas formulaciones como nutrientes celulares con el objetivo de estimular la síntesis fibroblástica.

Los antirradicales como la vitamina E y A, al igual que el β-caroteno se emplean para combatir el deterioro de las proteínas dérmicas.

8.5.2. Medicamentos

Contienen:

- **N-acetilhidroxiprolina** (Jonctum®) que activa la biosíntesis de las proteínas, en particular del colágeno. Es eficaz en la prevención de las estrías. Necesita un excipiente muy penetrante que pueda vehiculizar el principio activo lo más lejos posible.
- **La tretinoína**. Varios estudios han demostrado su eficacia en las estrías recientes a una concentración del 0,1% con dos aplicaciones diarias.
- **El Défiltran®** (acetazolamida: diurético) favorece la atenuación de las estrías sin que se conozca la razón de su acción. Es un medicamento incluido en la lista II.
- **La hidrocotile o *Centella asiatica*** tiene una eficacia reconocida y actualmente se incluye entre los mejores «activos» para la prevención e incluso el tratamiento de las estrías (Triffadiane®, Madécassol®).

Todas estas sustancias activas se encuentran en mezcla en las formulaciones para poder actuar a distintos niveles. Es necesario recordar que el tratamiento es ante todo preventivo, ya que es muy difícil actuar sobre las estrías formadas sobre todo en la segunda fase.

8.5.3. Técnicas dermatológicas semi-quirúrgicas

La microdermoabrasión se realiza proyectando microcristales de hidróxido de aluminio en la zona cutánea que se quiere tratar. La intensidad de la abrasión depende de la intensidad y de la duración de la proyección; esta abrasión actúa a nivel de la dermis superficial. Tiene acción solamente sobre las estrías recientes. Sin embargo, son necesarias de 20 a 30 sesiones con un espacio de 1 mes entre ellas para observar el resultado.

El láser de colorantes a pulsos (585 nm) a bajo flujo (3 J/cm^2) permite obtener un 50% de mejoría en la sexta semana por aumento de la formación de elastina y de colágeno. Pero esta técnica sólo es activa sobre las estrías recientes.

El láser de CO_2 puede conseguir los mismos resultados.

No existen tratamientos para las estrías que tengan una larga experiencia. Sólo se pueden mejorar hasta cierta medida las estrías recientes, y el único medio eficaz continúa siendo la prevención.

20

Celulitis y productos adelgazantes

Con frecuencia se confunde celulitis y obesidad. Son dos entidades diferentes que pueden ir unidas. La celulitis, al igual que la obesidad, afecta al tejido adiposo, pero está muy localizada y puede desarrollarse en ausencia de obesidad. La obesidad afecta al conjunto de cuerpo y puede no presentarse con celulitis.

1. Celulitis

1.1. Definición

La celulitis, a pesar de lo que indica su nombre, no es una inflamación de la célula, sino una paniculopatía edemato-esclerosante. Está mal definida, mal estudiada y, sin embargo, muy explotada comercialmente.

Es una alteración del tejido adiposo conjuntivo localizada en las regiones ginoides.

El tejido adiposo es un tejido conjuntivo laxo que compone la hipodermis. Es una prolongación de la dermis (ver Capítulo «Anatomía y fisiología de la piel»). Encontramos:

- colágeno;
- algunos fibroblastos;
- ausencia de elastina;
- aglomerados de adipocitos.

1.2. Aspecto clínico

Es variable según el estado de la celulitis.

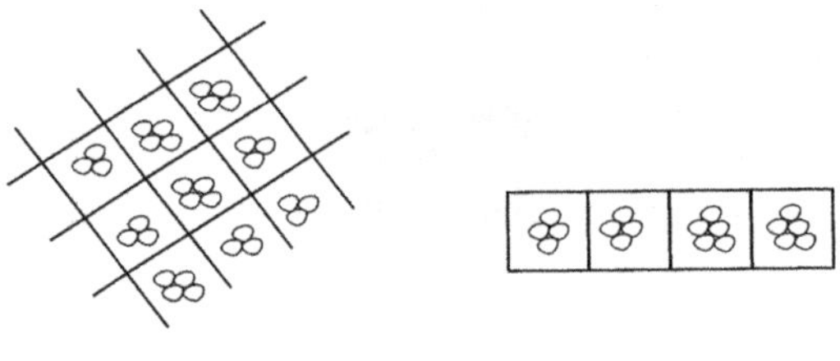

Figura 27 Disposición de los adipocitos en el hombre y en la mujer.

- En la mujer la celulitis se considera un carácter sexual secundario cuando es poco marcada. No constituye, por tanto, una enfermedad. El número de adipocitos es dos veces mayor en la mujer que en el hombre. Aparecen aglomerados en el vientre, los muslos, la región lumbar. Además, los lóbulos grasos están delimitados por tabiques perpendiculares a la superficie de la piel que penetran hasta la dermis. Cuando se pellizca la piel penetran más en la dermis, lo que provoca, cuando los lóbulos aumentan de tamaño, la aparición de la «piel de naranja», comienzo de la aparición de la celulitis.
- En el hombre la celulitis sólo aparece en casos patológicos: desarreglos androgénicos, tratamientos (con estrógenos) del cáncer de próstata. En el hombre los lóbulos grasos son pequeños y están delimitados por tabiques oblicuos en relación a la superficie de la piel. Cuando se pellizca la piel se deslizan unos sobre otros y no aparece la «piel de naranja».
- Por convención se considera que la celulitis se desarrolla en varias etapas y en un período de varios meses o incluso años, sin que los límites entre las distintas etapas estén tan bien definidos en la práctica como en el papel.
  - **Fase I**: no hay manifestación clínica. Simplemente se constata una estasis venosa y linfática y comienzan a acumularse lípidos en los adipocitos.
  - **Fase II**: se acentúa el deterioro del tejido de la dermis y la hipodermis. El flujo sanguíneo puede estar considerablemente disminuido en algunas zonas por compresión de los vasos sanguíneos por los adipocitos. Puede formarse un edema que se traduce en la aparición de la «piel de naranja», una superficie ondulada e irregular. En esta fase el perjuicio sólo es estético.
  - **Fase III**: comienzan a formarse depósitos de colágeno reticulado alrededor de los aglomerados grasos, lo que provoca la esclerosis de algunas zonas de la hipodermis. Los problemas circulatorios se acentúan. El perjuicio ya no es solamente estético. Es el comienzo de una patología.
  - **Fase IV**: los depósitos de colágeno se transforman en nódulos duros que comprimen los vasos sanguíneos y las fibras nerviosas, con lo que aparece un dolor que se manifiesta a todas las horas del día y de la noche. La celulitis es ya una patología.

1.3. Histología

El tejido celulítico no es totalmente idéntico al tejido adiposo.

Cuando la celulitis está instalada y es importante, se observan modificaciones del tejido adiposo:

- proliferación e hinchamiento de los adipocitos;
- modificación de la composición química del contenido graso de los adipocitos a nivel de la relación entre ácidos grasos saturados e insaturados. Los primeros aumentan mientras que los segundos disminuyen;
- cuando la sobrecarga grasa es importante, las fibras de colágeno se organizan como un nido de abejas. Los haces de colágeno se disponen en círculo alrededor de los aglomerados de adipocitos para acentuar el aspecto de «piel de naranja»;
- aumento de la polimerización de los proteoglicanos y, por tanto, de la retención de agua;
- compresión de los vasos sanguíneos, lo que produce un fenómeno de estasis y mala eliminación de los desechos. Las zonas mal irrigadas tienen tendencia a esclerosarse.

1.4. Causas de la celulitis

No están bien definidas, aunque se han formulado varias hipótesis.

1.4.1. Hipótesis hormonal

Algunas celulitis se desarrollan en la pubertad por retención de líquidos. Este fenómeno se manifiesta muy bruscamente. Hay que saber que:

- Los andrógenos aumentan el volumen de los músculos.
- Los estrógenos aumentan el volumen de los adipocitos y la retención hídrica. Un exceso de estrógenos no compensado por una secreción suficiente de progesterona puede favorecer esta retención hídrica. Esta desrregulación puede ocurrir al inicio de cada ciclo menstrual, durante la pubertad y el embarazo o cuando hay problemas endocrinos.

Sin embargo, los niveles hormonales de mujeres celulíticas son generalmente normales.

1.4.2. Hipótesis neurovegetativa

Las catecolaminas actúan sobre el metabolismo lipídico modificando la lipólisis. La adrenalina disminuye la lipólisis de los adipocitos trocanterianos de mujeres androides mientras que aumenta la de los adipocitos deltoides de la mujeres ginoides y androides así como la de los adipocitos trocanterianos de las mujeres ginoides. También actúan sobre la capacidad vasomotriz frente a un estrés emocional. La mayor parte de las mujeres celulíticas presentan una hiperemotividad y una gran ansiedad.

1.4.3. Hipótesis circulatoria

La celulitis se asocia con frecuencia a problemas circulatorios que pueden tener un origen genético. Los problemas circulatorios se acentúan por los hábitos posturales propios de las mujeres, como cruzar las piernas. Con el debilitamiento de la bóveda plantar el retorno venoso se hace más difícil, con lo que se favorece la aparición de la celulitis. La primera fase de la celulitis, inapreciable a simple vista, comienza por una estasis venosa y linfática con dilatación de los capilares. A lo largo del proceso los problemas circulatorios se acentúan como consecuencia de la compresión de los capilares por las células grasas (fase II) y por el deterioro vascular posterior (fase III).

1.4.4. Teoría de los receptores celulares adipocíticos

Es la teoría más reciente. Estos receptores son receptores androgénicos:

- los receptores α disminuyen la lipólisis;
- los receptores β aumentan la lipólisis.

Si la masa adiposa aumenta, la respuesta de los receptores α también aumenta. Por tanto, se engorda, y existen menos posibilidades de que desaparezca la celulitis.

El número de receptores β aumenta hasta la edad adulta y después disminuye. Además, la respuesta a estos receptores disminuye con la edad, por lo que existe una tendencia a engordar después de la menopausia.

A nivel de los fosfolípidos de membrana, la relación AG insaturados/AG saturados disminuye, por lo que hay una disminución de la fluidez de las membranas.

2. Productos adelgazantes

Los «tratamientos» de la celulitis se confunden a veces con los tratamientos de la sobrecarga grasa. Se encuentran, en consecuencia, muchos productos que actúan sobre la lipólisis y, cada vez más en la actualidad, productos que inhiben la lipogénesis. Estos principios activos se administran por **vía oral** y en este caso se trata de **medicamentos** o de complementos alimentarios, pero también se pueden administrar por **vía tópica**, siendo considerados la mayoría de estos productos de uso tópico como **productos de higiene**.

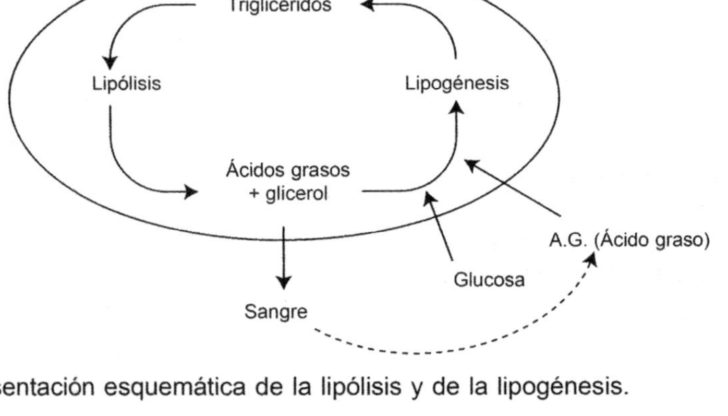

Figura 28 Representación esquemática de la lipólisis y de la lipogénesis.

2.1. Por vía interna

No se aconsejan **los extractos de tiroides**, los **diuréticos**, ni las **anfetaminas**. Se han prescrito durante mucho tiempo, en ocasiones encubiertamente como formulaciones homeopáticas. Cada vez son menos utilizadas.

También se ha abandonado el uso de **enzimas** (quimotripsina, mucopolisacaridasas) administrados por vía parenteral.

Los anorexígenos anfetamínicos se dispensan únicamente bajo prescripción médica e incluso en los servicios hospitalarios para tratar casos de obesidad manifiesta. Están inscritos en la **lista I** y se consideran productos dopantes.

El ácido 3,5,3′-triyodotiroacético o Tiratricol penetra en los adipocitos y bloquea la fosfodiesterasa, inhibiendo así la degradación del AMP cíclico, indispensable para la lipólisis. Se sabe que el AMPc activa las proteinkinasas responsables de la acción de las lipasas sobre los triglicéridos, que se escinden en ácidos grasos y glicerol, lo que permite su eliminación. La especialidad Triacana® se administra en forma de comprimidos. Sólo puede dispensarse bajo prescripción médica, al igual que la crema (**lista II**).

Los complementos alimentarios se presentan en forma de cápsulas blandas, cápsulas duras o infusiones de diversas plantas. La lista de plantas propuestas es larga. De algunas se conocen sus propiedades sobre la lipólisis o sobre la lipogénesis, otras son diuréticas, otras actúan sobre los problemas circulatorios. Las mezclas son complejas y se asemejan en ocasiones a una receta de cocina: orujo de uva, tallos de piña, hojas de papaya, hojas de higuera, pomelo, rabos de cerezas, grama, guaraná. Algunas mezclas están «dopadas» con cafeína, que puede encontrarse hasta en un 4%. También se pueden encontrar productos con vitaminas B_1, B_5, B_6, B_9, B_{12} y oligoelementos.

Las principales plantas utilizadas son las siguientes: apio de los pantanos, alcachofa, bambú, naranja amarga, boldo, abedul, algarrobo, cereza, cardo, hinojo, grama, achicoria, efedra, fucus y fresno, fumaria, *Garcinia cambodgia*, guaraná, *Gingko biloba,* guar, *Gymnema sylvestris*, cola, laminarias, matricaria, olivo, orégano, ortosifón, *Paullinia cupana,* diente de león, cola de caballo, reina de los prados, romero, viña roja, yam.

El quitosán en forma de cápsulas blandas puede limitar la absorción de las grasas.

Estos complementos alimentarios se pueden asociar a un tratamiento por vía tópica.

2.2. Por vía externa

Los principios activos empleados pueden formar parte de la formulación de medicamentos y de productos cosméticos. En el segundo caso, no se aconseja indicar una acción anticelulítica. La celulitis puede llegar a ser una enfermedad, por lo que un producto con esta indicación se clasifica en la categoría de medicamento. Los productos de higiene tienen la indicación de «adelgazante» o que «facilita la desaparición de la piel de naranja».

2.2.1. Sustancias limitantes de la lipogénesis

- Un inhibidor de la captación de glucosa es el dihidroxi-2-amino-4-octadecano (DHAO) o esfingosina. Es un componente de las membranas que también forma parte de la estructura de las ceramidas. Disminuye en un 30% la penetración de la glucosa en la célula. La glucosa penetra en la célula mediante los transportadores

GLUT-1 y GLUT-4. Si se emplean inhibidores de la captación de glucosa, se impide que los adipocitos fijen los ácidos grasos formados a partir de glucosa por la vía de la lipogénesis.

- Las sales de rutina son antagonistas de la glucosa (Glucoblok® de Vichy).
- La protamina o el sulfato de protamina inhiben la proteín lipasa que separa los ácidos grasos de su transportador proteico y les permite penetrar en la célula.
- Los triterpenos contenidos en algunos extractos vegetales bloquean la transformación de los pre-adipocitos en adipocitos (*Garcinia cambodgia* y *andiroba*).

2.2.2. *Sustancias favorecedoras de la lipólisis*

► POR ACTIVACIÓN DE LA SÍNTESIS DE AMP CÍCLICO

Son, en particular, la cafeína y en menor grado la teofilina. Estas dos sustancias están presentes en un gran número de extractos vegetales: café, té, té verde, mate, pero también se pueden utilizar compuestos sintéticos.

Los extractos de guaraná, de cola, de *Plectranthus*, de *Cassava*, de *Garcinia cambodgia* tienen la misma actividad.

El forskolin contenido en los extractos de *Coleus* (*Plectranthus barbatus*) actúa directamente sobre el aumento de AMPc por estimulación de la adenilciclasa. El *Coleus,* planta del sudeste asiático y de la India es, además, hipotensor, cardiotónico y broncodilatador.

► POR ACTIVACIÓN DE LA ADENILCICLASA

La adenilciclasa requiere catalizadores enzimáticos Mn, Mg, Cu, Zn, Se, etc.

Esta activación también se obtiene por acción sobre la proteína G (extracto de Cangzhu), intermediario entre los receptores β y la adenilciclasa. Esta proteína es un transmisor que permite desbloquear la transformación del AMP en AMPc activando la adenilciclasa.

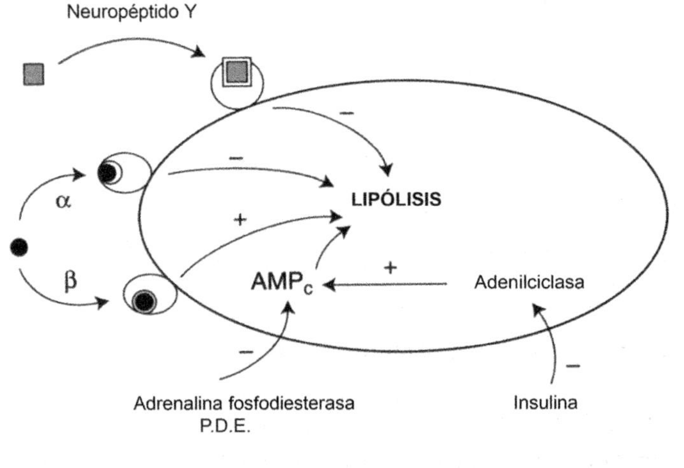

Figura 29 Factores que influyen en la lipólisis.

▶ POR INHIBICIÓN DE LA FOSFODIESTERASA

Esta inhibición se consigue con flavonoides del *Gingko biloba,* mezcla de amentoflavona y de biflavonas en forma de fitosomas.

▶ POR BLOQUEO DE LOS RECEPTORES α-ADRENÉRGICOS

Esta acción la consiguen la escina, la cafeína, los extractos de *Gingko biloba,* de *Chrysanthellum indicum* y de algunos extractos de levaduras (Lipofactor®).

▶ POR BLOQUEO DE LOS RECEPTORES NPY

Los extractos de algas ricas en yodo (fucus), al igual que el extracto de fresno, pueden actuar a este nivel.

▶ POR ACTIVACIÓN DE LOS RECEPTORES β-ADRENÉRGICOS

Los extractos de algas rojas que contienen rodisterol permiten de este modo la liberación de los ácidos grasos.

2.2.3. Sustancias activas sobre la circulación capilar

Son los extractos de hiedra que contienen hederagenina, los extractos de castaño de Indias.

2.2.4. Sustancias activas sobre el tejido conjuntivo

A fin de mejorar el estado del tejido conjuntivo deteriorado por la presencia de la celulitis se utilizan extractos de cola de caballo que contienen silicio, elemento del que generalmente hay escasez en los tejidos conjuntivos lesionados El silicio orgánico está presente en los productos sintéticos como los Silanols®.

2.3. Formas galénicas

Los adelgazantes se presentan principalmente en forma de **geles**, generalmente hidroalcohólicos. Esta forma totalmente acuosa permite extenderla con facilidad en grandes superficies de la piel sin dejar manchas de grasa en la ropa y sin dejar una película grasa sobre la piel, como ocurre con las emulsiones.

El gel debe aplicarse sobre la piel limpia puesto que forma una película, de manera que la primera capa impide que la segunda penetre.

Para facilitar la penetración cutánea de las sustancias activas y su difusión hasta la hipodermis es necesario utilizar **promotores de la absorción**. Algunos son:

- el etanol que se encuentra en la mayor parte de los geles, solvente de lípidos intercelulares;
- el propilenglicol, excipiente principal de los extractos glicólicos y solvente de lípidos al igual que el etanol;
- el nicotinato de metilo, componente de las cremas llamadas «calentadoras», por su acción rubefaciente provoca una inflamación que permite aumentar la permeabi-

lidad cutánea. El principal inconveniente de esta técnica reside en las reacciones de intolerancia;
- los α-hidroxiácidos que disocian las células de la capa córnea y facilitan así la penetración.

Las cremas y los geles-crema son menos frecuentes.

Las lociones, jabones y baños no son eficaces en la medida en que la eficacia está condicionada por la penetración del producto. El mejor vehículo para favorecer la penetración cutánea es el gel hidroalcohólico.

Ejemplo de formulación

- Aqua
- Alcohol denat
- Cyclomethicone
- PEG-8
- Glycerin
- Caffeine
- Propyleneglycol
- Triethanolamine
- C13-C14 isoparaffin
- Salicylic acid
- Disodium rutinyl disulfate
- Escine
- Gingko biloba
- Caféine
- Laureth-7
- Xanthan gum
- Lactic acid
- Polyacrylamide acrylate/C10-30 alkyl acrylate crosspolymer
- CI 42090
- Fragance

El masaje tiene un papel muy importante en la eficacia del producto. Permite disociar los aglomerados de colágeno y ejercer una acción a nivel del sistema linfático que provoca la purga de las zonas celulíticas.

3. *Otras técnicas*

Se pueden utilizar otras técnicas en el tratamiento de la celulitis.

▶ IONTOFORESIS

Se realiza una ionización que aumenta la facilidad de penetración de sustancias activas hidrosolubles en el interior de la piel.

▶ PRESOTERAPIA

Consiste en realizar un masaje en las zonas afectadas por presión por aspiración con la ayuda de aparatos especiales. Forma parte de las técnicas estéticas empleadas en los institutos de belleza.

► VIBROMASAJE

Aparatos especiales permiten aplicar en las zonas afectadas una serie de vibraciones destinadas a disociar los aglomerados de colágeno reticulado.

► DRENAJE LINFÁTICO

Es una técnica de masaje muy particular que permite movilizar los planos profundos de la piel y actuar directamente sobre la circulación linfática. Se reserva a los especialistas y puede realizarse manualmente por esteticistas o terapeutas. Es una técnica muy de moda que da excelentes resultados. Actualmente los aparatos de tipo Cellu M6® sustituyen casi sistemáticamente el masaje manual.

► LIPOSUCCIÓN

Es una técnica quirúrgica que consiste en aspirar la grasa superflua y localizada con ayuda de una cánula unida a un succionador. Una parte de los adipocitos se aspira al mismo tiempo, lo que retarda la reformación del tejido adiposo.

21

Fitocosmética

La moda actual de los productos naturales se ha extendido en farmacia y también en cosmética. Además de las preferencias del consumidor, esta tendencia se mantiene gracias a la facilidad de extracción y de análisis de los componentes vegetales.

Las sustancias activas que más frecuentemente se utilizan en fitocosmética son:

- extractos vegetales hidroglicólicos, oleosos, alcohólicos suaves o fluidos, secos;
- aceites esenciales;
- aceites puros o emulsionados;
- extractos integrales de plantas frescas.

Se pueden emplear todas estas formas galénicas: emulsiones, lociones, geles-crema, cápsulas blandas (como complementos alimentarios).

1. Compuestos responsables de la actividad

1.1. Aceites esenciales

Son mezclas de terpenos (mono, di, o sesquiterpenos) y de derivados terpénicos oxigenados (alcohol, aldehído, cetona, ácido, éster). Los aceites esenciales se emplean principalmente por su actividad como **antisépticos** y **cicatrizantes**.

También favorecen la **penetración cutánea** debido al carácter disolvente de los lípidos epidérmicos intercelulares. Cada aceite esencial posee además virtudes e inconvenientes característicos. El olor fuerte es uno de ellos. Algunos son capaces de producir alergias o son incluso tóxicos, llegando a provocar convulsiones o crisis epileptiformes cuando se ingieren o se aplican tópicamente sobre grandes superficies. El cuero cabelludo, debido a su riqueza en folículos pilosos, constituye una vía de penetración de elección para los aceites esenciales. Por tanto, es prudente controlar los tratamientos capilares que se inician con estas sustancias.

1.2. Flavonoides

Están compuestos por una genina polifenólica en forma de flavonas, flavononas (hesperidina), flavonoles (quercetina y rutina), asociada a una o dos moléculas de azúcar (glucosa, ramnosa). Son hidrosolubles.

Tienen una gran afinidad por los iones divalentes de metales pesados iniciadores de la oxidación. Además, son capaces de capturar los radicales libres. Tienen un papel como **antioxidantes** y **antirradicales**. Algunos flavonoides inhiben la síntesis de prostaglandinas. Esta acción les confiere una actividad **antiinflamatoria**.

Son particularmente apreciados por su acción preventiva frente al envejecimiento de la piel.

1.3. Taninos

Son polifenoles hidrosolubles. Se dividen en taninos hidrolizables, derivados del ácido gálico combinados con azúcares, y en taninos derivados del catecol. Tienen la propiedad de fijarse a las proteínas de la piel mediante puentes de hidrógeno. Esta acción se traduce en un **estrechamiento de los poros** y un efecto **reafirmante de la piel**. Los taninos catecólicos tienen, además, la propiedad de disminuir la permeabilidad capilar, lo que les confiere una actividad **antiinflamatoria**.

1.4. Antocianos

Están compuestos por una genina como el malvidol, el delfinidol, el cianidol, el petunidol asociada a un azúcar: glucosa, galactosa, ramnosa, xilosa. Son moléculas muy oxigenadas que constituyen pigmentos coloreados, rojos en medio ácido, azules en medio alcalino.

Los antocianos poseen propiedades **vitamínicas P** mejorando la resistencia de los capilares y disminuyendo su permeabilidad.

1.5. Saponósidos

Están compuestos por una genina esteroídica o triterpénica asociada a un azúcar: galactosa, glucosa, pentosa, metilpentosa. Son, ante todo, **tensioactivos** naturales suavizantes y espumantes. En consecuencia favorecen el contacto con la piel. Eliminan el exceso de sebo ejerciendo una acción detergente moderada. Además, algunos saponósidos presentan actividad **rubefaciente** y estimulan los intercambios por activación de la microcirculación. Son hemolíticos, no por vía oral o cutánea, sino por vía parenteral.

1.6. Lecitinas

Son lípidos polares formados por la asociación de una molécula de glicerol, dos ácidos grasos y una molécula de ácido fosfórico esterificados por la colina.

Forman parte de tensioactivos iónicos de origen natural y se comportan como anfóteros. Como fosfolípidos tienen una afinidad por los lípidos epidérmicos. Tienen un papel tecnológico como bases de sistemas emulsionados o de liposomas, y un papel fisiológico por reestructuración del cemento lipídico cutáneo. Son antideshidratantes.

1.7. Azúcares

1.7.1. Osas y ósidos

Los azúcares están presentes en la mayoría de los elementos vegetales en forma de azúcares simples o de asociaciones de azúcares. Se encuentra principalmente glucosa y fructosa, pero también levulosa y en ocasiones sacarosa. Los azúcares se consideran sustancias activas cosméticas como **nutrientes celulares e hidratantes** porque forman parte de la composición del NMF. Por tanto, son tónicos naturales para los músculos y para el tejido conjuntivo.

1.7.2. Poliósidos

Son asociaciones de diferentes osas.

► DERIVADOS ALGÓSIDOS

Están representados por los poligalactósidos sulfatados y el ácido algínico o los alginatos. Son macromoléculas hidrófilas que se hinchan en presencia de agua. Permanecen en la superficie de la piel formando una película que mantiene **la hidratación** de la piel.

► PECTINAS

Se trata de asociaciones de osas y un polímero del ácido galacturónico, el ácido péctico. Las pectinas son los componentes de las paredes celulares de los vegetales. Pueden emplearse como agentes suavizantes de la piel.

► MUCÍLAGOS

Son asociaciones de osas y del ácido urónico. Se hinchan al contacto con el agua, dando lugar a soluciones coloidales que pueden transformarse en masas gelatinosas. Impiden la deshidratación de la piel por efecto filmógeno higroscópico.

1.8. Vitaminas

Se distinguen vitaminas hidrosolubles (B y C) y vitaminas liposolubles (A, D, E). Su presencia está muy extendida en los vegetales en estado fresco, pero la conservación, el secado, las técnicas de extracción pueden alterarlas o incluso destruirlas completamente. Las vitaminas hidrosolubles son las más frágiles, mientras que las liposolubles se conservan más fácilmente, aunque una parte haya podido perder su actividad a causa de la oxidación.

La vitamina A es una sustancia hidroxilada llamada también **retinol**, que no debe confundirse con la forma ácida, **el ácido retinoico** o vitamina A ácida. Es un líquido lipófilo miscible con cuerpos grasos, aceites en particular. Es muy sensible a la oxidación.

Es un principio activo cosmético porque estimula y regula la división celular. Favorece la queratinización y mejora así la **regeneración celular** de la epidermis. Estimula la síntesis de colágeno y reduce la síntesis de los enzimas que intervienen en la degradación del colágeno (metaloproteinasas).

La vitamina B_2 o riboflavina es hidrosoluble. Tiene un color amarillento. Su carencia provoca una excreción excesiva de sebo que conduce a la aparición de una piel grasa y del acné. Favorece la respiración celular. Por tanto, entra en la categoría de los productos regeneradores y reguladores de la seborrea. Favorece la disolución de las grasas.

La vitamina B_3 (**vitamina PP o nicotinamida**) es hidrosoluble. Su carencia origina, entre otros, una piel seca y cabellos lacios, pero principalmente una enfermedad rara actualmente: la **pelagra**.

El maíz es una antivitamina PP, por lo que su carencia observada antiguamente estaba causada por una alimentación no diversificada a base exclusivamente de maíz.

La vitamina B_4 o adenina está presente en todos los tejidos vegetales en asociación a la niacinamida, la D-ribosa y el ácido fosfórico. Es uno de los principales componentes de los ácidos nucleicos.

La vitamina B_5 o ácido pantoténico es un ácido alcohol hidrosoluble. Está presente en la capa interna del pericarpo de los cereales. Esta vitamina interviene en la síntesis de proteínas y de lípidos. Es un **activador de la pigmentación del pelo y de su crecimiento**. Su carencia provoca una degeneración de la piel y del pelo. Es la vitamina anticaída.

El pantenol o Bepanthene® es un alcohol. Es la provitamina B_5. Está dotado de un fuerte poder **hidratante** por su higroscopicidad.

La vitamina B_6 o piridoxina también está presente en la capa interna del pericarpo de los cereales. Es hidrosoluble e inestable en presencia de luz. Interviene en el metabolismo de los ácidos grasos esenciales y de los aminoácidos. Actúa en la **regulación del flujo de sebo**. Es protectora frente a los rayos ultravioleta en forma de ácido piridóxico, más estable.

La vitamina B_8 (**vitamina H o biotina**) es hidrosoluble. Un régimen carente de biotina provoca un aumento de la secreción de sebo. Interviene en el metabolismo de los lípidos y en la regulación de la secreción sebácea. También es una vitamina **anticaída y antiseborreica**. Está presente fundamentalmente en los hongos.

La vitamina B_{12} o cianocobalamina está presente en gran cantidad en la espirulina, *Spirulina platensis* o alga azul del lago Tchad, que contiene 2,5 veces más vitamina que el hígado. La vitamina B_{12} es un estimulante celular principalmente activo por vía oral o parenteral.

La vitamina B_{15} o ácido pangámico está presente en las semillas de albaricoque como mezcla compleja con gluconato de calcio y N,N-dimetilglicina. Su composición no está bien definida y su denominación es cuestionable.

La vitamina C es muy sensible a la oxidación. Es inestable en solución. En la piel, impide la oxidación de los derivados de la tirosina, disminuye la formación de melanina y tiene propiedades despigmentantes. Es un activador de la síntesis de colágeno, favorece el buen mantenimiento del tejido conjuntivo.

La vitamina E o α-tocoferol es liposoluble y bastante estable. Es una gran molécula de tipo alcohol que constituye una parte de los insaponificables de los aceites vegetales. Es **antioxidante** y **antirradical**. Contribuye al buen estado de los tejidos conjuntivos protegiendo las proteínas, el colágeno y la elastina, al igual que los lípidos de las membranas celulares.

La vitamina F es liposoluble. Está principalmente constituida por el ácido linoleico que se encuentra en parte libre en los aceites poliinsaturados. Interviene en el tratamiento de las **pieles ictiósicas** mejorando el estado del cemento lipídico intercelular del *stratum corneum*.

La vitamina P, compuesta por bioflavonoides, es soluble en agua alcalina. Los bioflavonoides, al igual que los antocianos, son capaces de disminuir la permeabilidad de los capilares sanguíneos y de reforzar su resistencia. Los bioflavonoides son, por tanto, **venotónicos**. Se encuentran principalmente en los cítricos y en los escaramujos. Tienen actividad **sinérgica con la vitamina C**. No son vitaminas, ya que su carencia no provoca ningún problema. La denominación errónea de vitamina P se ha abandonado y actualmente se habla de «factor P».

1.9. Aminoácidos

Se encuentran en los vegetales en forma de amidas (asparagina, glutamina), de aminoácidos y de proteínas. Los aminoácidos intervienen en los procesos de **nutrición y reproducción celulares**. Se integran inmediatamente en el citoplasma celular y su baja masa molecular hace que constituyan nutrientes asimilables sin desechos.

Las proteínas no son asimilables por la piel directamente. Deben hidrolizarse por vía enzimática y, de cierta forma, metabolizarse en la piel, que las utiliza en forma de aminoácidos o de pequeños péptidos. Los vegetales más ricos en proteínas son las plantas provistas de tubérculos, las semillas de los cereales y las raíces (ginseng). Recientemente, se ha cultivado un alga, la **espirulina** (*Spirulina platensis*), destinada a la alimentación de la población africana por su riqueza en proteínas. El análisis muestra que contiene todos los aminoácidos esenciales y que su contenido en aminoácidos es parecida a la de los huevos, con la misma composición.

1.10. Carotenoides

Son pigmentos vegetales amarillos, naranjas o rojos, liposolubles. Están formados por unidades isoprénicas que acaban con un ciclo aromático que determina la naturaleza del carotenoide. Los carotenoides son los precursores de la vitamina A, y el más común y el más utilizado es el β-caroteno. Se extrae en gran cantidad de la flor de la caléndula (*Calendula officinalis*) y posee propiedades **cicatrizantes y antiinflamatorias**. También actúa como **antirradical**.

1.11. Hormonas

Desde hace tiempo los fitoesteroles y más recientemente las isoflavonas son utilizadas como sustancias con actividad estrogénica. Los fitoesteroles se encuentran en los insaponificables del aguacate, la soja, el maíz y en los aceites de semillas de cereales. Las isoflavonas abundan en la soja, el lirio, las peonías. Todas estimulan la renovación celular que se ralentiza en la menopausia. Las isoflavonas, además, frenan la acción de las elastasas.

2. *Formas galénicas*

Los vegetales incluidos en las preparaciones de uso tópico suelen hacerlo en forma de extracto, pero también en forma de polvos vegetales, menos corrientes y que presentan algunos inconvenientes.

2.1. Extractos hidroglicólicos

Se obtienen por maceración de las plantas en una mezcla a partes iguales de agua y propilenglicol o butilenglicol. Las proporciones son de un 30% de planta seca y un 70% de disolvente. De esta forma se pueden extraer: mucílagos, taninos, antocianos, flavonoides, saponósidos, azúcares, aminoácidos y vitaminas hidrosolubles.

Los extractos hidroglicólicos se estudian cada vez más para identificar el compuesto más activo que origina las propiedades biológicas del producto. Se conservan bien gracias a la gran cantidad de glicol que actúa como conservante. Sus características organolépticas dejan mucho que desear, ya que su color y su olor son fuertes y desagradables.

No están incluidos en la farmacopea y se reservan generalmente para uso externo y en formulaciones cosméticas.

La actividad de estos extractos se evidencia con facilidad mediante tests *in vivo* e *in vitro* adecuados, pero, para asegurar una cierta eficacia, es indispensable introducir en el producto acabado una cantidad suficiente de extracto, que no debería ser inferior al 10%. Este porcentaje, relativamente importante, permite facilitar el reconocimiento analítico del componente activo principal en el que se basa su indicación publicitaria.

2.2. Extractos glicólicos

Menos habituales que los anteriores, el disolvente utilizado es el propilenglicol o el butilenglicol puro. Tienen la ventaja de poseer una buena estabilidad en el tiempo gracias al poder bacteriostático de los glicoles, pero su viscosidad es más elevada. Ya que el poder solubilizante de los glicoles puros es más elevado que el de los glicoles diluidos, su concentración en principios activos es más importante.

2.3. Extractos glicerínicos

Puesto que la glicerina no es un buen disolvente debido a su viscosidad, estos extractos no tienen interés desde el punto de vista de su contenido en principios activos. Sin embargo, continúan siendo utilizados por el efecto hidratante de la glicerina.

2.4. Extractos oleosos

Se obtienen por maceración de las plantas en un aceite vegetal (girasol, maíz, soja, avellana), un triglicérido sintético o un éster graso sintético como el palmitato de octilo. También se pueden extraer carotenoides, aceites esenciales, insaponificables, vitaminas liposolubles. Este procedimiento de extracción debería estar reservado a las plantas que contengan principios activos liposolubles como, por ejemplo, la zanahoria (β-caroteno), la caléndula (carotenoides), el lúpulo (sustancias estrogénicas), la páprika (capsaicina), el hipérico (hipericina). Se utilizan con frecuencia, al igual que los extractos glicerínicos, por su facilidad de empleo en una formulación. Sin embargo, algunos de ellos son totalmente inactivos si no es en presencia del aceite vegetal utilizado como disolvente. Existe en el mercado, por ejemplo, un extracto de harpagofito liposoluble mientras que el principio activo reconocido de esta planta es el harpagósido, insoluble en aceite.

Raramente se identifican los compuestos principales, que son, a su vez, mezclas complejas. Al igual que los extractos hidroglicólicos, no están incluidos en la farmacopea. Se reservan para uso externo y en formulaciones cosméticas.

En presencia de un aceite vegetal la conservación de estos extractos es problemática y es preferible que contengan antioxidantes. Forman parte de la fase grasa de las emulsiones.

2.5. Extractos hidroalcohólicos

Corresponden a los extractos fluidos farmacéuticos. La utilización de una mezcla hidroalcohólica limita la extracción de las sustancias poco polares que se extraen mediante mezclas hidroglicólicas. Estos extractos se utilizan en productos para uso interno y externo. Algunos son poco utilizados en cosmética por la presencia de alcohol, demasiado volátil, desecante y que acentúa la penetración cutánea de las sustancias activas.

El principio activo responsable de la actividad cada vez se identifica con más frecuencia y además se calcula la concentración mediante la relación: peso de planta seca/peso del disolvente. La conservación es excelente gracias a la presencia de una gran proporción de alcohol (superior al 20%), que sirve de conservante.

2.6. Extractos multi-acción

Son extractos mixtos obtenidos por acción sucesiva de un disolvente polar y un disolvente apolar o *dualphase hightech extraction process* (Cosmetochem).

Las fracciones obtenidas, una vez eliminado el disolvente, se resolubilizan en un disolvente capaz de disolverlo en su totalidad: PEG-40 *hydrogenated castor oil* o aceite de ricino hidrogenado y polioxietilenado.

2.7. Extractos secos

También corresponden a los extractos secos farmacéuticos y resultan de la concentración y del secado, generalmente por nebulización, de los extractos hidroalcohólicos. Son de 3 a 15 veces más concentrados que la planta. Algunos nebulizados son particularmente higroscópicos y se les añade sílice coloidal cuando se incluyen en mezclas secas acondicionadas en forma de cápsulas blandas. Se incorporan en las emulsiones o en formas secas para administración oral («cosmética oral»).

2.8. Polvos

Los polvos vegetales son con frecuencia polvos de raíces (por ej., de raíz de ginseng) de granulometría muy fina. Se introducen directamente en las emulsiones y la extracción de los principios activos se realiza *in situ*. Sin embargo, suelen estar contaminados por levaduras y hongos y no siempre se descontaminan antes de su empleo, lo que requiere una concentración de conservante suficiente. Además, contienen oxidasas que ponen en peligro el equilibrio del medio. La presencia de antioxidantes liposolubles o hidrosolubles es, por tanto, imprescindible.

El último inconveniente reside en la apariencia de la preparación, en la que se aprecian partículas visibles, sobre todo si se produce una reagregación.

Algunos polvos tienen una granulometría elevada, aunque homogénea, intencionadamente. Se utilizan por su acción abrasiva como agente aglomerante (por ej., polvo de hueso de albaricoque).

3. Actividades

Los extractos vegetales se clasifican generalmente según su efecto fisiológico más que por su composición química, no siempre muy conocida. Las actividades son muy diversas.

3.1. Astringentes

Son plantas en principio ricas en taninos gálicos o catéquicos, pero también en componentes flavónicos. Producen una contracción de los poros y reafirman la piel, con lo que desaparecen las arrugas por efecto tensor y por disminución de la hiperseborrea.

Las plantas astringentes tienen también efectos vasoconstrictores y descongestionantes, por lo que atenúan las zonas edematosas como las bolsas de los ojos.

Algunas son:

- membrillo (fruto)
- aciano (flores)
- hamamelis (hojas)
- rosa silvestre (pseudofruto)
- grosellero negro (hojas y flores)
- hipérico (flores)
- potentilla (rizoma)
- abedul (hojas)
- agrimonia (hierba)
- ortiga blanca (hojas)
- rosa (flores)
- ratania (raíz)
- castaña de Indias (castaña)
- milenrama (flores y hojas)
- nogal (hojas)
- bistorta (rizoma)
- roble (corteza)
- eufrasia (hierba)

3.2. Emolientes

La acción emoliente corresponde a un efecto hidratante, lubricante o suavizante. Puede obtenerse con sustancias grasas pero sobre todo con macromoléculas hidrófilas de tipo polisacárido, como los mucílagos.

Algunas son:

- algas
- altea (raíz)
- zaragatona (semilla)
- aloe (hojas)
- malva (hojas y flores)

3.3. Cicatrizantes

Las propiedades cicatrizantes están asociadas a una actividad antiinflamatoria y antiséptica.

La asociación de principios activos astringentes que actúan a nivel de la microcirculación cutánea y de las fibras conjuntivas con principios activos antisépticos puede favorecer la cicatrización activando la regeneración de las células epiteliales y actuando sobre la inflamación.

Algunos son:

- hipérico (taninos y aceites esenciales)
- mimosa tenuiflora o tepezcohuite
- sinfito (alantoína)
- milenrama
- hidrocofila
- aloe
- caléndula

3.4. Antisépticos

Algunas plantas contienen aceites esenciales activos frente a los microorganismos Gram (+) gracias a su contenido en principios activos como el timol, carvacrol, gomenol. Estos aceites esenciales pueden, en ciertos casos, sustituir los conservantes de origen sintético.

Algunos son:

- tomillo
- romero
- orégano
- ajedrea
- lavanda
- eucalipto

3.5. Antiedematosos

Son plantas que contienen principios activos venotónicos y que actúan sobre la resistencia capilar como los bioflavonoides y algunos astringentes.

Algunos son:

- velosilla
- meliloto
- castaño de Indias (escina)
- grosellero negro
- fresno
- grama
- *Lespedeza capitata*
- olivo
- diente de león
- reina de los prados
- *Gingko biloba*
- árnica
- rusco
- *Harpagophytum*

4. Indicaciones aplicables a los productos de dermofarmacia

El Ministerio de Sanidad impuso en 1992 algunas reglas relativas a la utilización de plantas en las especialidades farmacéuticas en general y en las preparaciones de uso tópico en particular, para los productos de higiene, los complementos terapéuticos y los productos cosméticos. Se trata de una recomendación a los fabricantes que se refiere a las solicitudes de autorización de comercialización de medicamentos obtenidos de plantas. Se aceptan todas las **plantas tradicionalmente utilizadas** pero con indicaciones concretas que son las siguientes:

4.1. Manifestaciones subjetivas de la insuficiencia venosa-piernas pesadas

- agrimonia
- castaño de Indias
- arándano (hojas)
- pie de león
- bolsa de pastor
- grosellero negro
- hamamelis
- viburno
- ciprés
- ortiga blanca
- meliloto
- ratania
- zarza
- salicaria
- viña roja
- rusco

4.2. Fragilidad capilar (equimosis, petequias, varicosidades, etc.)

- arándano (fruto)
- grosella negra
- meliloto
- ratania
- naranjo
- viburno
- viña roja
- castaño de Indias

4.3. Tratamiento adyuvante suavizante y antipruriginoso

- bardana
- aciano
- gordolobo
- camomila
- altea
- malva
- tilo
- matricaria
- menta
- milenrama
- orégano
- llantén
- caléndula

4.4. Antiséptico, lavado de heridas

- clavo
- lavanda
- zarza
- ajedrea
- serpol
- tomillo

4.5. Adyuvantes en regímenes de adelgazamiento

- algarrobo
- fresno
- fucus
- camedrio
- ortosifón
- grama
- saúco
- maíz
- mate
- té
- grosellero negro (hojas)
- cola de caballo
- achicoria
- té verde

4.6. Golpes de calor, quemaduras poco extendidas, eritemas en las nalgas

- aloe
- betónica
- hidrocofila
- hipérico
- árnica
- nenúfar
- rábano
- serpol
- verbena

4.7. Acné moderado

- bardana
- ortiga picante
- pensamiento silvestre

4.8. Maceraciones y descamaciones del cuero cabelludo con caspa

- milenrama
- aciano
- té
- aloe
- altea
- quilaya

- matricaria
- sinfito
- álamo
- malva
- orégano
- llantén
- tilo

5. Composición de las principales plantas utilizadas en dermofarmacia

Lista alfabética

ABEDUL (*Betula alba*) Betuláceas

► **Composición de las hojas**

- tanino catéquico;
- saponina;
- derivado triterpénico.

El abedul tiene una acción tónica, astringente.

► **Aplicaciones cosméticas**

Se emplea en loción para fricción del cuero cabelludo, en general asociado a extractos de salvia y romero.

Como anticelulítico, forma parte de la composición de productos adelgazantes en asociación a la hiedra y a algas marinas.

ACIANO (*Centaurea cyanus*) Asteráceas

► **Composición de las flores**

- tanino;
- mucílago;
- antociano (pigmento azul).

Es un astringente ligero que se utiliza en forma de loción ocular: se emplea en la conjuntivitis, blefaritis e inflamaciones de los ojos.

► **Aplicaciones cosméticas**

Gracias a sus propiedades antiinflamatorias, se asocia a tensioactivos muy suaves para obtener lociones desmaquillantes de los ojos. Se puede asociar al llantén y a la camomila.

AGRIMONIA (*Agrimonia eupatoria*) Rosáceas

► **Composición de la hierba**

- flavonoides;
- 5% de taninos;
- heterósidos.

Se emplea en medicina popular por sus propiedades astringentes y antiinflamatorias, en forma de lociones para las inflamaciones externas y las heridas.

AJEDREA (*Satureja montana*) Lamiáceas

► **Composición de la hoja**

- aceite esencial rico en carvacrol, timol, p-cimeno.

► **Aplicaciones cosméticas**

Antiséptico para la desinfección de pequeñas heridas después del lavado, para la higiene bucal.

ÁLAMO (*Populus nigra*) Salicáceas

► **Composición de los brotes**

- tanino;
- cera;
- aceite esencial;
- derivados flavónicos.

► **Aplicaciones cosméticas**

Antiséptico y anticelulítico.

ALGAS (*Fucus vesiculosus*)

► **Composición**

- mucílago, yodo, manitol, algulosa y otros glúcidos relacionados con las dextrinas y las pectinas;
- sales, oligoelementos, vitaminas.

El *Fucus vesiculosus* está dotado de propiedades adelgazantes y antiinflamatorias.

► **Aplicaciones cosméticas**

Efecto estimulante y revitalizante a nivel del cabello y del cuero cabelludo.

ALHOLVA (*Trigonellum foenum graecum*) Papilionáceas

▸ Composición

- alcaloide trigonelina;
- fósforo, hierro totalmente orgánico, manganeso;
- lecitina;
- hidratos de carbono;
- sustancias nitrogenadas y esterólicas;
- triglicéridos de ácidos linoleico, oleico, aráquico, palmítico;
- fitina;
- fitosterina;
- sustancias resinosas;
- tanino.

La medicina popular siempre ha utilizado la alholva para la preparación de cataplasmas que se aplican sobre úlceras, forúnculos, abscesos y heridas supurantes. Los papiros de Ebers (2.000 años antes de Cristo) la mencionan para el tratamiento de las quemaduras.

La literatura atribuye el extracto de alholva propiedades adipógenas. La opinión de los egipcios sobre la alholva era bastante diferente: habían constatado que no producía infiltraciones grasas o adiposas, pero que actuaba electivamente a nivel de los tejidos dermoepidérmicos, confiriéndoles una capa cutánea de aspecto joven.

La absorción diadérmica y el efecto intracutáneo se han demostrado ampliamente en lo que concierne a equinos y bovinos. En efecto, los animales alimentados con alholva para engordar tenían poca grasa, pero el manto cutáneo era elástico y la piel y el pelaje lustrosos.

▸ Propiedades eudérmicas

Las indicaciones del producto se han sobreestimado probablemente:

- detiene el proceso de envejecimiento dérmico;
- adipogénesis cutánea, nutrición de la dermis;
- tónico y reafirmante del pecho;
- reafirmante de los músculos.

▸ Aplicaciones cosméticas

La presencia de mucílagos confiere a las preparaciones que contienen alholva un gran poder emoliente.

Se utiliza para la preparación de máscaras regeneradoras de la piel y de cremas nutrientes. Se emplea también en la formulación de productos tónicos para el cuidado de los músculos.

Hay que utilizarlo a una dosis del 5%.

ALOE de las Barbados (*Aloe vera*) Liliáceas

▸ Composición del jugo

- 15 a 40% de derivados hidroxiantracénicos que incluyen la aloína;
- una resina.

El extracto seco de aloe contiene un 20% de derivados hidroxiantracénicos y se obtiene a partir del jugo por extracción acuosa. No se utiliza en aplicación local.

▶ Composición del gel

- principalmente polisacáridos (pectinas, hemicelulosas)
- aminoácidos
- lípidos
- esteroles

▶ Aplicaciones cosméticas

El gel se utiliza tradicionalmente como cicatrizante sin que se pueda atribuir esta actividad a una sustancia en concreto, aunque puede deberse a los polisacáridos que podrían actuar como inmunoestimulantes. Además, gracias a su gran riqueza en agua, posee propiedades hidratantes y, como gel, propiedades aislantes y protectoras. Se utiliza en dermofarmacia como suavizante y antipruriginoso para el tratamiento de heridas, grietas, eritemas solares, eritemas de las nalgas, quemaduras superficiales.

ALTEA (*Altea officinalis*) Malváceas

▶ Composición

Todas las partes de la planta contienen un mucílago pero se utiliza principalmente la raíz, que contiene:

- mucílago 25 a 35%;
- 33% almidón;
- 10% azúcar;
- 10% pectina;
- 2% asparagina.

En medicina popular el macerado se emplea como colutorio para gargarismos contra la inflamación de la boca, la garganta y las encías. Es emoliente y suavizante.

ARÁNDANO (*Vaccinium myrtillus* y *macrocarpon*) Ericáceas

▶ Composición de los frutos y las hojas

- fenoles ácidos;
- flavonoides;
- proantocianidoles.

Algunos tipos de arándanos son ricos en arbutósidos y en hidroquinona (*V. vitis idea*).

▶ Aplicaciones cosméticas

Los arándanos se utilizan tradicionalmente en los problemas de la insuficiencia venosa (piernas pesadas) y como astringentes. *Vitis idea* se utiliza como despigmentante.

ÁRBOL DEL TÉ AUSTRALIANO (*Melaleuca alternifolia* o *Leptospermum scoparium*) Mirtáceas

El árbol del té se confunde a menudo con el té. Se utilizan las hojas de las que se extrae un aceite esencial, al aceite de **manuca**.

▶ Composición del aceite esencial

- terpin-1-en-4-ol;
- terpineno;
- cineol;
- p-cimeno.

▶ Aplicaciones cosméticas

Antibacteriano, conservante, antiséptico.

ÁRNICA (*Arnica montana*) Asteráceas

▶ Composición

- aceite esencial: 0,04-0,14%;
- 4% arnicina y faradiol (alcohol triterpénico);
- tanino;
- colina.

Conocida por sus propiedades revulsivas y vulnerarias para la reabsorción de hematomas.

▶ Aplicaciones cosméticas

Se emplea por su actividad antiequimótica aplicable en los cuidados de la cuperosis, el estasis sanguíneo y la fragilidad capilar.

Su actividad resolutiva y antiséptica se emplea en los cuidados antiacneicos y antiseborreicos. Estimula fisiológicamente la actividad de las glándulas sudoríparas y sebáceas por mediación del sistema circulatorio y de intercambios en general. Favorece la renovación del manto ácido de la capa córnea.

Forma parte de la composición de leches, cremas para las manos, sticks, aceites, champús, a una dosis del 2 al 10%.

ARTEMISIA (*Artemisia vulgaris*) Asteráceas

▶ Composición de la hierba

- aceite esencial que contiene linalol y tuyona;
- tanino;
- polialcohol.

Posee propiedades tónicas y vulnerarias que se emplean para el cuidado de pieles congestivas.

► **Utilizaciones cosméticas**

Productos de higiene, aceite para fricción, crema para el cuerpo y las manos. Dosis: 4 a 25%.

BARDANA (*Arctium lappa*) Asteráceas

► **Composición de la raíz**

- hasta un 50% de inulina;
- 2 a 3% de fenoles ácidos;
- derivados poliinsaturados con actividad antimicrobiana y antifúngica.

► **Composición de las hojas**

Arctopicrina, lactona sesquiterpénica que presenta propiedades antimicrobianas.

► **Aplicaciones cosméticas**

Tradicionalmente utilizada en los estados seborreicos. Se utiliza también en tratamiento adyuvante como suavizante y antipruriginoso. En dermofarmacia, forma parte de tratamientos de varias dermatosis y forunculosis.

BERRO (*Nasturtium officinalis*) Crucíferas

► **Composición**

- aceite esencial sulfoazotado;
- vitaminas A, C y D.

► **Aplicaciones cosméticas**

El extracto completa la acción de varios antiseborreicos de origen sintético. Utilizado en cremas, champús, geles de ducha para pieles grasas y cabellos grasos.

BETÓNICA (*Stachys officinalis*) Labiadas

► **Composición de la raíz y de las hojas**

- tanino;
- betaína;
- saponósido;
- sustancia amarga.

► **Aplicaciones cosméticas**

Las cataplasmas de hojas frescas se utilizan en medicina popular para favorecer la cicatrización de las heridas e incluso de las úlceras. No se aconseja el uso por vía oral de los extractos de la raíz.

BISTORTA (*Polygonum bistorta*) Poligonáceas

▸ Composición del rizoma

- taninos (15-20%);
- almidón;
- ácidos gálico y oxálico.

Es un excelente astringente, sucedáneo de la ratania y sus propiedades también son parecidas a las de la potentilla.

▸ Aplicaciones cosméticas

Las de los astringentes.

BOLSA DE PASTOR (*Capsella bursa pastoris*) Brasicáceas

▸ Composición de la planta entera

- saponósido;
- tanino;
- ácidos málico, cítrico, fumárico;
- tiramina;
- colina.

▸ Aplicaciones cosméticas

Tradicionalmente usada en las manifestaciones subjetivas de la insuficiencia venosa (piernas pesadas).

CALÉNDULA (*Calendula officinalis*) Asteráceas

▸ Composición de la flor

- flavonoides;
- carotenoides.

La caléndula se emplea en uso externo farmacéutico como cicatrizante de las heridas y las grietas.

▸ Aplicaciones cosméticas

La caléndula se utiliza en los productos cosméticos por sus propiedades cicatrizantes, antisépticas, antiinflamatorias. Forma parte de la composición de aceites para masaje, crema de leche, máscaras, etc.

Se emplea como suavizante en las insolaciones y como tónico en el tratamiento de la cuperosis.

CAPUCHINA (*Tropeolum majus*) Tropeoláceas

► Composición de las flores

- flavonoides;
- un heterósido, la glucotropeolina, de cuya hidrólisis surge el isotiocianato de bencilo, antifúngico y antibacteriano.

► Aplicaciones cosméticas

El extracto de capuchina se emplea tradicionalmente en preparaciones anticaspa, en las lesiones y descamaciones del cuero cabelludo, en los productos para después del sol para reducir el eritema solar, en las emulsiones para calmar las quemaduras y los eritemas.

CARRAGAÉN (*Chondrus crispus*) Gigartináceas

► Composición

Son algas marinas de los que se emplea la hoja, que contiene:

- 80% mucílago;
- un poco de yodo y de bromo.

Se emplea en forma de cataplasmas como emoliente para reblandecer los forúnculos o las partes córneas.

► Aplicaciones cosméticas

Como gelificante en los dentífricos, como emoliente y factor estabilizador en algunas emulsiones.

CASTAÑO DE INDIAS (*Aesculus hippocastanum*) Hipocastanáceas

► Composición de la castaña

- saponina: escina (24-28%);
- un derivado purínico;
- un compuesto flavónico;
- un tanino, sustancias amargas de composición desconocida;
- aminoácidos;
- vitaminas del grupo P.

Las propiedades vasoconstrictoras y antiinflamatorias del castaño de Indias son muy conocidas.

La vasoconstricción es debida a la saponina y al derivado flavónico. Larug y Reipper han demostrado que la aplicación local en la espalda de una rata de un gel que contiene un 1% de escina y una cantidad idéntica de bufenina inhibe claramente un edema provocado, lo que demuestra la acción vasoconstrictora del principio activo sobre el sistema venoso superficial.

Se puede utilizar en el tratamiento del eritema solar, que es una hiperemia que se produce como consecuencia de la dilatación de las vénulas causada por la radiación infrarroja y ultravioleta; en el tratamiento de la cuperosis localizada en la cara, y caracterizada por una dilatación de los capilares superficiales.

► **Aplicaciones cosméticas**

Se utiliza en general a dosis del 1 al 3% en:

- preparaciones solares asociado a un filtro solar, extractos de cáscara de nuez, hipérico y ratania;
- en preparaciones para tratar las pieles congestionadas y la cuperosis en asociación a extractos de hamamelis, caléndula, tilo, milenrama, camomila, menta;
- en productos para el baño, solo o en asociación a plantas de acción calmante como el aloe, la malva o de acción descongestionante como la menta o la camomila;
- en preparaciones antiseborreicas como astringente, asociado a hamamelis, que descongestiona y regula las secreciones sebáceas, el castaño de Indias favorece el cierre de los poros, y refuerza las paredes de los capilares por acción de la vitamina P.

CIPRÉS (*Cupressus sempervirens*) Cupresáceas

► **Composición de las piñas**

- aceite esencial: pineno, careno;
- dímeros proantocianolídicos.

► **Composición de las ramas**

- biflavonas;
- aceite esencial.

► **Aplicaciones cosméticas**

Manifestaciones subjetivas de la insuficiencia venosa (piernas pesadas) e inhibidor de la elastasa.

CLAVERO (*Eugenia caryophyllus*) Mirtáceas

► **Composición del botón floral**

- aceite esencial: eugenol;
- cariofileno;
- acetato de eugenilo.

► **Aplicaciones cosméticas**

Se puede utilizar por sus propiedades como anestésico local (inhibe la conducción nerviosa), antiinflamatorio (inhibe la síntesis de prostaglandinas), bactericida.

CLEMÁTIDE DE LOS PRADOS (*Clematis vitalba*) Ranunculáceas

► **Composición**

- ácido dihidroxicinámico
- fitosterol
- ácidos orgánicos
- clorofila
- clematitol
- estigmasterina
- resina
- alcoholes cericílico y mericílico

Descongestionante y suavizante de las zonas de tejido conjuntivo invadidas por las nodosidades; elimina progresivamente los líquidos acumulados por la irritación crónica del tejido subcutáneo; modera la sensibilidad de los nervios periféricos, restablece la circulación sanguínea en las venas pequeñas.

► **Aplicación cosmética**

Adelgazante.

COCLEARIA (*Cochlearia officinalis*) Brasicáceas

► **Composición**

- compuestos orgánicos azufrados en forma de glucósidos;
- isosulfocianatos;
- vitamina C;
- aceite esencial con olor azufrado.

► **Aplicaciones cosméticas**

Se utiliza por sus propiedades estimulantes y antisépticas en la formulación de preparaciones capilares: champús, lociones, fricciones.

Se puede asociar al enebro, la milenrama, el abedul, plantas dotadas de propiedades tónicas, antiseborreicas y eutróficas.

COLA DE CABALLO (*Equisetum arvense*) Equisetáceas

► **Composición**

- saponina: equisetonina;
- ácido silícico;
- compuestos flavónicos;
- alcaloide nicotínico;
- vitamina C.

Se le atribuye esencialmente a la cola de caballo propiedades diuréticas y hemostáticas, probadas experimentalmente cuando se utiliza por vía oral.

La acción anticoagulante, conocida desde la Edad Media, también se ha verificado experimentalmente, y es debida a una fracción todavía no identificada del zumo de la planta.

► **Aplicaciones cosméticas**

Se utiliza principalmente por sus propiedades detergentes, emolientes, astringentes, por su influencia en el equilibrio coloidal de la célula que determina una mejoría de la elasticidad cutánea. Se ha demostrado un aumento de la elasticidad de los tejidos y la acción favorable sobre el metabolismo celular. Todas estas propiedades hacen que su empleo sea adecuado en el tratamiento de la hipotonía de los tejidos cutáneos, de pieles gruesas y como tónico para las pieles fatigadas.

COLEUS (*Plectranthus barbatus*) Lamiáceas

► **Composición de la hierba**

- diterpernos;
- forskolina o coleonol.

► **Aplicaciones cosméticas**

La forskolina estimula la adenilciclasa y participa aumentando el AMPc, por lo que tiene una acción lipolítica. Es, además, vasodilatadora. El extracto de coleus se utiliza en la formulación de productos adelgazantes.

CONSUELDA (*Symphytium officinalis*) Boragináceas

► **Composición de la raíz**

- alantoína
- mucílago
- tanino
- heterósido

Es muy utilizado en medicina popular, ya que la alantoína tiene virtudes cicatrizantes. Muy empleada en cataplasma sobre heridas, quemaduras y picaduras de insectos.

► **Aplicaciones cosméticas**

Muy utilizado como cicatrizante, antiinflamatorio, en los productos antisolares y para después del sol.

CREOSOTA (*Larrea divaricata*) Zigofiláceas

► **Composición de la hoja**

- resina;
- flavonoides;

- triterpenos;
- lignanos entre los que se encuentra el ácido nor-dihidroguayarético (NDGA).

► Aplicaciones cosméticas

El NDGA es un excelente antioxidante autorizado para aplicación local, pero prohibido en alimentación por su toxicidad hepática. Los extractos ralentizan el crecimiento celular permitiendo adelgazar la piel y aclarar el color. Puede ser utilizado también como antioxidante.

¡Atención! El NDGA es susceptible de inducir dermatosis alérgicas.

CRISALINA (*Chrysanthellum indicum*) Asteráceas

► Composición de la planta entera

- flavonoides;
- saponósidos, las crisantelinas A y B entre las que se encuentran geninas (ácido equinoquístico y caulofilogenina) que son derivados hidroxilados del ácido olean-12(13)-enoico.

► Aplicaciones cosméticas

El extracto de crisalina presenta propiedades antiedematosas e hipolipemiantes. Se utiliza para mejorar los síntomas de la insuficiencia venosa y en productos adelgazantes.

DIENTE DE LEÓN (*Taraxacum officinalis*) Asteráceas

► Composición de la hoja

- lactonas sesquiterpénicas;
- alcoholes triterpénicos pentacíclicos;
- esteroles:

► Aplicaciones cosméticas

Tradicionalmente utilizado para favorecer las funciones renales y digestivas. Por extensión, antiedematoso.

ENEBRO (*Juniperus communis*) Cupresáceas

► Composición del fruto

- aceite esencial: pineno, canfeno, caquimeno, juneína;
- pequeñas cantidades de alcoholes terpénicos;
- sustancia amarga: juniperina;
- cera resina;
- azúcares.

Acción general: en la Edad Media era el antídoto universal.

► **Aplicaciones cosméticas**

El extracto de las bayas del enebro se utiliza para la formulación de productos capilares: lociones, champús, por su actividad tónica y estimulante. También es un antiséptico.

Se utiliza con frecuencia en asociación con la milenrama (antiseborreico) como dermoprotector, el abedul tónico y excitante, y la coclearia revulsiva antiséptica.

Se emplea a dosis del 0,5 al 2%.

Presenta una actividad estimulante cutánea interesante, se emplea en cremas, leches, aceites para masaje deportivo asociado a calmantes, descongestionantes y balsámicos.

EUCALIPTO (*Eucalyptus globulus*) Mirtáceas

► **Composición de las hojas**

- aceite esencial (1-8-cineol = eucaliptol);
- fenoles ácidos;
- flavonoides.

► **Aplicaciones cosméticas**

Antiséptico, promotor de la absorción, conservante.

EUFRASIA (*Euphrasia officinalis*) Escrofulariáceas

► **Composición de las partes aéreas floridas**

- tanino;
- amargos;
- heterósidos: esculósido;
- sustancia resinosa aromática.

Se le supone un efecto astringente. En medicina popular se utiliza en las inflamaciones del ojo con mucosidad, oftalmitis del recién nacido, lagrimeo causado por la fatiga o el viento, conjuntivitis. Actúa sobre las mucosas como astringente y calmante de los dolores.

► **Aplicaciones cosméticas**

Componente de perfumes.

FRESNO (*Fraxinus excelsior*) Oleáceas

► **Composición de las hojas**

- tanino;
- cumarinas;
- sales minerales;
- vitaminas C y P;
- resina;
- ácido málico.

▶ **Aplicaciones cosméticas**

Se utiliza por sus propiedades antiinflamatorias y analgésicas. Se encuentra en preparaciones anticelulíticas.

GAYUBA (*Arctostaphylos uva-ursi*) **Ericáceas**

▶ **Composición de las hojas**

- taninos, ácido gálico;
- arbutósido;
- ácidos málico, cítrico.

▶ **Aplicaciones cosméticas**

Despigmentante.

GINKGO (*Ginkgo biloba*) **Ginkgoáceas**

▶ **Composición de la hoja**

- flavonoides, heterósidos de flavonoles (una veintena) y bioflavonoides;
- diterpenos y sesquiterpenos;
- esteroles;
- ácidos orgánicos;
- polisacáridos.

▶ **Aplicaciones cosméticas**

Antirradical, antioxidante, cuidado de la insuficiencia venolinfática.

GORDOLOBO (*Verbascum thapsus*) **Escrofulariáceas**

▶ **Composición de las hojas y flores**

- mucílago;
- aceite;
- saponósido.

▶ **Aplicaciones cosméticas**

Emoliente en decocción.

GRAMA (*Agropyrum repens*) **Poáceas**

▶ **Composición del rizoma**

- 3 a 10% de fructanos (inulina);
- mucílagos;

- polioles;
- aceite esencial;
- sales minerales.

► **Aplicaciones cosméticas**

Adyuvante en regímenes de adelgazamiento y, por extensión, utilizada en productos adelgazantes.

GROSELLERO NEGRO (*Ribes nigra*) Ribesiáceas

► **Composición de los frutos**

- heterósidos de flavonoles;
- antocianósidos.

► **Composición de las hojas**

- aceite esencial;
- flavonoides (al menos 1,5%);
- prodelfinidoles.

► **Aplicaciones cosméticas**

Antirradical, antioxidante, antiinflamatorio. Tratamiento sintomático de las manifestaciones articulares dolorosas *per os,* pero también en aplicación tópica local. Utilizada también como astringente.

HAMAMELIS (*Hamamelis virginiana*) Hamamelidáceas

Composición de la hoja, que es la que se utiliza principalmente, aunque la corteza posee las mismas propiedades.

- taninos 3% de hamamelitanino;
- un aceite esencial (quercetina);
- colina;
- mucílago pectina.

Las hojas de hamamelis constituyen un remedio popular como astringente, descongestionante, sedante, cicatrizante y vasoconstrictor periférico, propiedad que se ha probado farmacológica y clínicamente en la regulación de la circulación, en la disminución del tiempo de hemorragia.

El hamamelis tiene una acción reafirmante sobre las fibras musculares, cierra los poros y acelera la renovación natural de las células epidérmicas. Está particularmente indicada en las afecciones venosas, varices, hemorroides, flebitis, hemorragia, inflamación de la piel. Atenúa el dolor de las picaduras y actúa en la inflamación de los párpados.

▶ **Aplicaciones cosméticas**

El agua destilada y los extractos se han utilizado ampliamente en cosmética para la preparación de lociones, cremas, leches y máscaras. Es un producto astringente y descongestionante destinado a la prevención de formas irritativas cutáneas, en particular la cuperosis. El hamamelis puede asociarse a plantas calmantes como el tilo o la camomila o a plantas astringentes y descongestionantes como el castaño de Indias, la hiedra, la milenrama, la caléndula, la cola de caballo.

HARPAGOFITO (*Harpagophyton procumbens*) Pedaliáceas

▶ **Composición de la raíz**

- fitosteroles;
- triterpenos (ácido oleanólico);
- fenoles ácidos;
- ésteres heterosídicos (verbascósido).

▶ **Aplicaciones cosméticas**

Antiinflamatorio, antiedematoso. Se utiliza para el cuidado de los eritemas solares, para disminuir las bolsas de los ojos.

HIDROCOTILE (*Centella asiatica*) Apiáceas

▶ **Composición**

- aceite esencial con cariofileno, humuleno;
- esteroles;
- heterósidos de flavonoles;
- saponósidos: asiaticósido, madecasósido (ésteres triterpénicos).

▶ **Aplicaciones cosméticas**

Estimulante celular por aceleración de la proliferación y de la síntesis fibroblástica. Aceleración de la cicatrización de heridas por formación de colágeno y de proteoglicanos gracias al asiaticósido. Se utiliza en todas las preparaciones de cicatrizantes.

HIEDRA (*Hedera helix*) Araliáceas

▶ **Composición**

- saponósidos: derivados triperpénicos pentacíclicos derivados de la bamirina entre los que se encuentran: α-hederina, β-hederina, α-hederagina.
  Los saponósidos están dotados de propiedades tensiocativas importantes que confieren a las preparaciones que los contienen una excelente penetración cutánea. Esta propiedad explica también su poder lipolítico y fluidificante de las secreciones.
- ácidos hedérico, fórmico, cafeico, málico;

- rutina;
- caroteno;
- tocoferol;
- colesterina;
- oxalato de calcio;
- goma resina;
- flavonoides: factores vitamínicos P, los flavonoides disminuyen la permeabilidad capilar y refuerzan la resistencia a la ruptura. Su acción antiinflamatoria también es conocida.

La protección de la pared de los capilares y la disminución de la permeabilidad a lo largo de la primera fase de la formación de la celulitis es un factor esencial para la inhibición del mecanismo flosgeno.

► Aplicaciones cosméticas

La hiedra está dotada de propiedades antiinflamatorias, refrescantes y adelgazantes en los tratamientos para adelgazar. Se utiliza también para el tratamiento de la cuperosis.

HINOJO (*Foeniculum capillacenum*) Umbelíferas

► Composición del fruto

- aceite esencial que contiene anetol, fenchona, estragol, limoneno.

En forma de decocción, el hinojo se emplea para la congestión de los ojos y los párpados.

► Aplicaciones cosméticas

Por sus propiedades calmantes y bacteriostáticas se emplea en forma de loción para los ojos, crema facial, crema para después del afeitado. Se puede asociar a la camomila (calmante), al hamamelis o la ratania (astringente).

Se utiliza generalmente a dosis del 1 al 2% y hasta el 4%, en máscaras descongestionantes para pieles irritadas y rojas.

HIPÉRICO (*Hypericum perforatum*) Hipericáceas

► Composición de las terminaciones florales

- aceite esencial que contiene sesquiterpenos y terpenos: α-pineno;
- tanino 3 al 16%, polifenoles;
- hipericina que tiene una acción fotosensibilizante en el animal por vía oral;
- pseudo-hipericina, compuesto flavónico de acción antimicrobiana.

La notoriedad del hipérico en medicina popular se debe a las numerosas propiedades que se le atribuyen: balsámico de vías respiratorias y genitourinarias, digestivo, colagogo, antineurálgico, antihemorrágico, cicatrizante, etc.

La propiedad cicatrizante del hipérico se ha confirmado experimentalmente y se ha demostrado que la planta tiene una acción antiséptica. La hipericina tiene actividad vitamínica P.

► **Aplicaciones cosméticas**

Por sus propiedades bioestimulantes de renovación epitelial, el hipérico se ha utilizado en preparaciones destinadas a las pieles sensibles con tendencia a volverse rugosas y a agrietarse.

Para el tratamiento de las pieles arrugadas y agrietadas se puede asociar a dosis del 1 al 3% a un astringente como el hamamelis y la ratania o a un epiteliógeno como la caléndula.

A las mismas concentraciones se puede encontrar en la composición de aceites antisolares favoreciendo el bronceado y previniendo la inflamación, y se puede también asociar a extractos de castaño de Indias, dotado de propiedades descongestionantes.

INCIENSO olíbano (*Boswellia carteri*) Burseráceas

► **Composición de la oleorresina**

- resina: 65-85%;
- polisacáridos;
- sesquiterpenos;
- diterpenos.

► **Aplicaciones cosméticas**

Como componente de perfumes principalmente, pero puede utilizarse también por sus propiedades antisépticas.

LAUREL (*Laurus nobilis*) Lauráceas

► **Composición de las hojas**

- lactonas sesquiterpénicas;
- alcaloides isoquinoleicos;
- aceite esencial con cineol.

► **Aplicaciones cosméticas**

Insuficiencia venosa. Síndrome de piernas pesadas.

LAVANDA (*Lavandula angustifolia*) Labiadas

► **Composición de la flor**

- aceite esencial: linalol, acetato de linalilo, terpinen-4-ol.

► **Aplicaciones cosméticas**

Antiséptico, componente de perfumes.

LINO (*Linum usitatissimum*) Lináceas

▶ Composición de la semilla

La semilla de lino es rica en **mucílago**, aceite graso, proteína.

No contiene almidón.

Se emplea en uso externo en cataplasmas calientes para obtener una vasodilatación de los capilares.

▶ Aplicaciones cosméticas

Las decocciones de las semillas son emolientes.

El aceite de lino contiene una gran proporción de AG esenciales insaturados, pero no se presta de manera ideal a la fabricación de productos cosméticos, porque su contenido en vitamina E es débil, por lo que los AG no ejercen ninguna acción beneficiosa en la epidermis (es desecante).

LLANTÉN (*Plantago major*) Plantagináceas

▶ Composición de la hierba

- heterósido: aucubina;
- mucílago;
- tanino;
- ácido silícico.

El llantén posee a la vez propiedades astringentes y emolientes. El jugo de las hojas frescas aplicado sobre picaduras de abeja, mosquito y otros insectos calma el dolor y parece neutralizar los efectos del veneno. Se aplica también en heridas supurativas y en las inflamaciones de la piel y los ojos como suavizante y antipruriginoso.

▶ Aplicaciones cosméticas

El jugo espeso, obtenido por expresión de las partes aéreas de la planta entra en la composición de productos cosméticos como emoliente.

MALVA (*Malva silvestris*) Malváceas

▶ Composición de la flor

- mucílago;
- glucósido: malvidina.

▶ Aplicaciones cosméticas

La cosmetología utiliza el zumo límpido de las flores como emoliente y suavizante de la piel.

Se emplea en la formulación de numerosos productos, jabones, dentífricos, leches y tónicos para el baño porque la malva favorece la dilatación de los poros de la piel, y así facilita la acción detergente. Previene los enrojecimientos cutáneos causados por la acción de los detergentes sintéticos y sobre todo, por los jabones alcalinos.

MANZANILLA COMÚN (*Matricaria chamomilla*) Compuestas

► Composición de la flor

- derivado cumarínico;
- flavonoides: apigenina;
- compuesto sesquiterpénico;
- aceite esencial que contiene chamazuleno.

La manzanilla común se utiliza en medicina popular como antiirritativo calmante y cicatrizante. Las propiedades antiflogísticas, antialérgicas y reparadoras de los tejidos se atribuyen al chamazuleno.

► Aplicaciones cosméticas

La utilización de la manzanilla común en numerosas fórmulas cosméticas para el tratamiento de la irritación y de la inflamación cutánea ha dado buenos resultados.

La camomila tiene propiedades suvizantes, antiinflamatorias, antisépticas. Algunos autores subrayan el efecto antisudorífico.

Es tónico y estimulante, contrae los poros de la piel, es bactericida y cicatrizante. Además, posee propiedades específicas para el cuidado de los cabellos rubios.

Se utiliza para la preparación de leches, cremas, lociones para después del afeitado de pieles sensibles, lociones para el cabello sobre el que ejerce un efecto calmante y antipruriginoso sobre el cuero cabelludo. Se puede asociar a la acción astringente del hamamelis, a la acción balsámica de la melisa, a la acción emoliente de la malva o a otros estimulantes como el enebro en las lociones para el cabello.

Se utiliza a dosis variables que van del 0,5 al 5%.

MATE (*Ilex paraguariensis*) Ilicáceas

► Composición de la hoja

- ácidos clorogénicos;
- saponósidos;
- flavonoides;
- bases púricas: cafeína, teobromina.

► Aplicaciones cosméticas

Productos adelgazantes. También se puede utilizar por sus propiedades antioxidantes.

MEJORANA ver ORÉGANO

MELILOTO (*Melilotus officinalis*) Fabáceas

► **Composición de la hierba**

– heterósidos que se desdoblan en glucosa y cumarina.

► **Aplicaciones cosméticas**

Se puede emplear como descongestionante de los ojos.

El extracto posee propiedades anticoagulantes utilizadas para facilitar la circulación a nivel de los pequeños vasos. Facilita así la eliminación de las toxinas y forma parte de activos anticelulíticos.

Se emplea en asociación con extractos de rusco en forma de crema contra los enrojecimientos difusos de la cara.

MEMBRILLO (*Cydonia vulgaris*) Rosáceas

► **Composición de las semillas**

– mucílago;
– aceite.

► **Composición de los frutos**

– tanino;
– azúcares;
– ácidos orgánicos.

► **Aplicaciones cosméticas**

Como suavizante y emoliente en decocción de las semillas, o como astringente en zumo de fruta.

MILENRAMA (*Achillea millefolium* L.) Asteráceas

► **Composición**

Todas las partes de la planta contienen cantidades diferentes de:

– un aceite esencial compuesto principalmente por cineol, borneol, alcanfor y azuleno de igual estructura que el chamazuleno contenido en la camomila. Recientemente se ha aislado de las flores un compuesto típico de la milenrama de naturaleza sesquiterpénica: la aquileína;
– un tanino;
– derivados resinosos;

- principios mucilaginosos;
- un derivado flavónico.

La milenrama es una planta medicinal utilizada en Europa y en Asia desde tiempos muy antiguos; se dice que el nombre se lo puso Aquiles, que utilizaba sus propiedades curativas para cuidar las heridas de sus soldados. La milenrama posee una propiedad hemostática que se ha verificado experimentalmente.

El zumo fresco se utiliza en aplicación local como cicatrizante y antihemorroidal.

► Aplicaciones cosméticas

La milenrama, gracias a sus propiedades como tónico, estimulante y astringente forma parte de la formulación de numerosas cremas, lociones y máscaras, con frecuencia en asociación a otros compuestos: hamamelis por su acción vasoconstrictora, camomila por sus propiedades como tónico cutáneo, alholva por su actividad emoliente.

También entra en la composición de preparaciones capilares por sus propiedades inhibidoras de la secreción seborreica del cuero cabelludo. Su asociación con el abedul tiene una acción tónica y con el enebro o la coclearia tiene actividad excitante, lo que explica los efectos beneficiosos que tiene sobre el cuero cabelludo.

MIRRA (*Commiphora abyssinica*) **Bursáceas**

Es una goma resina pegajosa. La forma líquida permite su empleo en preparaciones tópicas.

► Composición

- 40-60% de goma;
- 27-50% de resina que contiene ácidos comifóricos α, β y γ, arabinirola y araboreseno;
- 2,5-10% de aceite esencial que contiene un dipentano, limoneno, pineno, varios sesquiterpenos, aldehído cinámico, eugenol, y metacresoles.

Numerosos autores coinciden en atribuirle las siguientes propiedades: antiséptico, favorece la granulación, cicatrizante, balsámico, epitelizante.

► Aplicaciones cosméticas

- envejecimiento precoz de la piel (arrugas, patas de gallo);
- irritaciones de la piel de los recién nacidos;
- bromhidrosis e hiperidrosis (regulador de las secreciones sudoríparas, antipútrido).

MIRTO (*Myrtus communis*) **Mirtáceas**

► Composición de los extractos de las hojas

- vitaminas A, B y C;
- oligoelementos: Co, Mn, Fe, Zn, Al, Cu, Ni;

- alcoholes terpénicos;
- aminoácidos.

El extracto de mirto posee actividad vasomotriz y astringente, actividad queratoplástica y antiséptica.

► **Aplicaciones cosméticas**

Se utiliza en lociones y tónicos como astringente, desincrustante, antiséptico, en cremas de masaje y cremas resolutivas.

En lociones y champús anticaspa por acción sobre el bulbo piloso.

NOGAL (*Juglans regia*) **Juglandáceas**

► **Composición de la hoja**

- mucho tanino;
- derivado naftoquinónico: juglona (antiséptico);
- sustancia amarga;
- aceite esencial;
- pectina, resina, vitamina C.

Las propiedades farmacodinámicas no se conocen completamente; se prescribe como adyuvante en las afecciones cutáneas de cualquier naturaleza.

Muy estimado en medicina popular, las hojas de nogal tienen propiedades amargas y astringentes. La cáscara de la nuez, la nogalina, se conoce por su actividad resolutiva y detergente.

En uso externo, las hojas de nogal se emplean en loción contra las inflamaciones de los ojos y las erupciones cutáneas en general: úlceras, grietas, sabañones, transpiración de los pies, etc.

La cáscara de la nuez se emplea en forma de cataplasma para diversas afecciones de la piel, quemaduras, etc.

► **Aplicaciones cosméticas**

El jugo de la envoltura verde de la nuez se utiliza en preparados antisolares y como antiarrugas.

OLIVO (*Olea europea*) **Oleáceas**

► **Composición de la hoja**

- seco-iridoides como el oleuropeósido;
- triterpenos;
- flavonoides;
- rutósido.

► **Aplicaciones cosméticas**

Antiedematoso. El extracto se utiliza en productos anticelulíticos, en productos formulados para disminuir las bolsas de los ojos.

ORÉGANO (*Origanum vulgare*) Lamiáceas

► **Composición de la hoja**

Aceite esencial: timol, carvacrol.

► **Aplicaciones cosméticas**

Tratamiento de apoyo suavizante y antipruriginoso. Pero sobre todo, antiséptico y cicatrizante para el cuidado de las grietas, picaduras de insectos.

ORTIGA BLANCA (*Lamium album*) Lamiáceas

► **Composición de la flor**

- tanino;
- mucílago;
- saponósido;
- aceite esencial;
- aminoácidos.

Las flores de la ortiga blanca son antiinflamatorias, tónicas, astringentes, diuréticas, se emplean contra las erupciones cutáneas en los niños.

► **Aplicaciones cosméticas**

Utilizado contra la seborrea y la caída del cabello en los champús y lociones capilares.

ORTOSIFÓN o TÉ DE JAVA (*Orthosiphon aristatus*) Lamiáceas

► **Composición de la hoja**

- di- y triterpenos;
- aceite esencial rico en derivados sesquiterpénicos;
- flavonas lipófilas;
- ésteres cafeicos: ácido rosmarínico.

► **Aplicaciones cosméticas**

Antirradical, diurética, se utiliza en productos anticelulíticos.

PEPINO (*Cucumis sativus*) Cucurbitáceas

► **Composición de la pulpa y del fruto**

- agua 95 a 97%;
- oligoelementos (Fe, Mn, I);
- trazas de vitaminas C y B_1.

► **Aplicaciones cosméticas**

Suavizante, refrescante. Las otras virtudes del pepino no se han demostrado.

PIE DE LEÓN (*Alchemilla glabra*) Rosáceas

► **Composición de la hierba**

- 6-8% en taninos;
- flavonoides.

► **Aplicaciones cosméticas**

La droga se utiliza en los problemas de la insuficiencia venosa (piernas pesadas) y como astringente.

POTENTILLA (*Potentilla tormentilla*) Rosáceas

► **Composición del rizoma**

- mucho tanino 17%;
- rojo de potentilla, un heterósido.

La potentilla es un astringente potente, un buen tónico y cicatrizante. Está indicado en las inflamaciones de la piel, las quemaduras y las insolaciones.

► **Aplicaciones cosméticas**

Su empleo se puede desarrollar porque tiene las mismas propiedades astringentes que la ratania. Se utiliza en la formulación de tónicos para cerrar los poros.

QUILAYA (Palo de jabón) (*Quillaya saponaria*) Rosáceas

► **Composición de la madera**

- quillasaponina.

► **Aplicaciones cosméticas**

Como detergente suave en los champús, pero también como tratamiento de apoyo suavizante y antipruriginoso en afecciones dermatológicas.

RATANIA (*Krameria triandra*) Fabáceas

► **Composición de la raíz**

Anteriormente se utilizó por la población indígena de Perú para curar las encías y proteger los dientes:

- tanino catéquico en gran cantidad;
- krameria tanino, ratania tanino;
- una sustancia identificada como N-metiltirosina;
- almidón, azúcar, goma.

La notoriedad de la ratania se debe a sus propiedades astringentes y cicatrizantes, calmantes de las inflamaciones de la cavidad bucal.

► Aplicaciones cosméticas

Por sus propiedades astringentes, la ratania puede utilizarse en la preparación de dentífricos y colutorios para la higiene de la boca en general, y más particularmente para la higiene de las encías.

Se utiliza también en cremas protectoras antisolares, en lociones para piel grasa, en productos específicos para el tratamiento de pieles marchitadas, en lociones para después del afeitado (2-10%) gracias a sus propiedades cicatrizantes.

REINA DE LOS PRADOS (*Filipendula ulmaria*) Rosáceas

► Composición de la hierba

- taninos;
- heterósidos de flavonoles;
- glucósido de salicilato de metilo;
- ácido salicílico libre;
- aceite esencial constituido por aldehído salicílico, salicilato de metilo, heliotropina, gaulterina (un enzima, la gaulterasa, la escinde en salicilato de metilo y glucosa).

► Aplicaciones cosméticas

Antiinflamatorio, filtro antisolar.

ROBLE (*Quercus robur*) Fagáceas

► Composición de la corteza

- 8-20% taninos

Muy rica en taninos, la corteza del roble es astringente, hemostática y ligeramente antiséptica.

► Aplicaciones cosméticas

Se emplea en uso externo en los sabañones y la transpiración de los pies.

ROMERO (*Rosmarinus officinalis*) Lamiáceas

► Composición de la hoja

- aceite esencial muy aromático que contiene borneol, alcanfor, cineol, pineno y canfeno;

- tanino;
- resina;
- principios amargos.

El aceite esencial de romero es particularmente antiséptico. El extracto de romero posee propiedades antioxidantes.

► **Aplicaciones cosméticas**

La esencia de romero es muy utilizada en perfumería y cosmetología para la preparación de agua de colonia y jabones. Gracias a la capacidad de estimulación de las terminaciones nerviosas cutáneas, el romero se emplea como tónico en los baños espumosos, y como linimento para los músculos fatigados a dosis del 1 al 2%.

Tiene propiedades dermopurificantes que hacen que se emplee en la preparación de desodorantes.

En loción y champú, a una dosis del 0,5 al 1%, el extracto de romero estimula el cuero cabelludo. Se puede asociar a la salvia y la árnica.

ROSA (*Rosa centifolia*) Rosáceas

► **Composición de la flor (pétalo)**

- tanino gálico;
- aceites esenciales, alcohol terpénico;
- citronelol, geraniol, eugenol;
- alcohol feniletílico.

► **Aplicaciones cosméticas**

Se utiliza en decocción por sus propiedades astringentes.

El destilado acuoso se emplea como colirio para los ojos fatigados y rojos.

Por sus propiedades astringentes, refrescantes y tónicas se emplea en lociones, cremas, máscaras, asociadas a otras plantas que completan su acción: hamamelis, árnica, romero, camomila, malva. Se utiliza a dosis del 1 al 3%.

ROSA SILVESTRE (*Rosa canina*) Rosáceas

► **Composición de la rosa silvestre (falso fruto)**

- tanino;
- pectina;
- carotenoides;
- vitamina C (hasta un 1,7%);
- ácidos málico, cítrico;
- sorbitol.

► **Aplicaciones cosméticas**

Astringente, hidratante gracias a la presencia de α-hidroxiácidos, auxiliar de la despigmentación.

RUSCO (*Ruscus aculeatus*) Liliáceas

► **Composición del rizoma**

- aceite esencial;
- esteroles;
- saponósidos con genina esteroídica (ruscogenina);
- benzofuranos;
- flavonoides.

► **Aplicaciones cosméticas**

Vasoprotector y venotónico. Utilizado en el síndrome de las piernas pesadas.

SALICARIA (*Lythrum salicaria*) Litráceas

► **Composición de la flor**

- taninos;
- antocianósidos;
- glucósidos de flavonas.

► **Aplicaciones cosméticas**

Tratamiento sintomático de la insuficiencia venosa (piernas pesadas). Suavizante, antipruriginoso.

SALVIA (*Salvia officinalis*) Labiadas

► **Composición de las hojas**

- flavonoides con flavonas derivadas del luteolol, apigenol;
- triterpenos derivados del ursano y del oleano, y diterpenos;
- aceite esencial compuesto de tuyona, salvona, α y β-pineno, borneol y cineol;
- tanino;
- resina;
- asparagina y colina;
- 2 saponósidos, sustancias con actividad estrogénica.

No hay que confundir con otras variedades de salvia: salvia de España. La utilización en medicina popular de preparaciones a base de hojas de salvia oficinal se remonta a la Antigüedad. Posee numerosas propiedades beneficiosas como estimulante, tónico, diurético, antiséptico. Se utiliza en decocción para el tratamiento de las úlceras y las heridas. Actualmente se emplea sobre todo en forma de gargarismos y colutorios para las infecciones de la boca y la garganta y la protección de dientes y encías. La planta por sí misma y los extractos son poco tóxicos, pero **el aceite esencial es neurotóxico**.

► **Aplicaciones cosméticas**

Activa la circulación periférica, posee efectos resolutivos, presenta además, después de aplicaciones prolongadas, propiedades como antiinflamatorio astringente, cicatrizante, antiséptico. También es antioxidante y antirradical.

SAÚCO (*Sambucus nigra*) Caprifoliáceas

► **Composición de la flor**

- flavonoides: rutósido, isoquercitrósido;
- derivados cafeicos libres y esterificados;
- triterpenos;
- aceite esencial.

► **Aplicaciones cosméticas**

Antirradical, cicatrizante, utilizado en productos adelgazantes por su contenido en derivados cafeicos.

SEMILLA DE ZARAGATONA (*Plantago psyllium*) Plantagináceas

► **Composición de la semilla**

- mucílago;
- aceite.

► **Aplicaciones cosméticas**

- emoliente.

TÉ (*Camelia sinensis*) Teáceas

► **Composición de las hojas**

- proteínas (15%);
- aminoácidos (3%);
- vitaminas del grupo B;
- vitamina C;
- cafeína;
- heterósidos de alcoholes terpénicos;
- fenoles ácidos;
- taninos catéquicos.

► **Aplicaciones cosméticas**

Componente de productos adelgazantes por su contenido en cafeína. Astringente. Antiarrugas por ser antioxidante.

TEPEZCOHUITE (*Mimosa tenuiflora*) Mimosáceas

► Composición de la corteza

- N,N-dimetiltriptamina;
- heterósidos de fitosteroles;
- mono- y bidesmósidos del ácido oleanólico y del ácido maquerínico (mimonósidos).

► Aplicaciones cosméticas

Los mimonósidos activan la proliferación fibroblástica y los extractos de esta planta se utilizan como cicatrizantes.

TILO (*Tilia platyphylla*) Tiliáceas

► Composición de las flores

- flavonoides, quercitol;
- polifenol;
- tanino;
- ácido cafeico;
- cumarina;
- glúcido.

Las propiedades medicamentosas del tilo ya las conocían Plinio, Galeno o Teofrasto. Las flores se utilizaban como analgésico y antiepiléptico. Se les atribuye también una acción vasodilatadora e hipotensora y una acción espasmolítica sobre la musculatura lisa.

► Aplicaciones cosméticas

Las preparaciones a base de tilo tienen una función tonificante en general, y más concretamente, una función calmante.

Se emplea en pociones a dosis del 1 al 2% en máscaras hasta un 5%.

Se puede asociar a extractos de caléndula, camomila, malva, se emplea también como principio antiarrugas y como agente de decoloración de pecas a dosis del 3 al 35% sin que esta acción haya sido claramente demostrada.

TOMILLO (*Thymus vulgaris*) Lamiáceas

► Composición

- aceite esencial que contiene sobre todo timol y carvacrol;
- alcoholes terpénicos: borneol, linalol, geraniol;
- terpeno levógiro;

- un flavonósido;
- ácidos ursólico y oleanólico.

Planta medicinal empleada desde la antigüedad, utilizada localmente para el tratamiento de heridas y otras afecciones cutáneas, tiene una acción bacteriostática interesante atribuida a algunos compuestos del aceite esencial.

► **Aplicaciones cosméticas**

Antiséptico, conservante.

TUSÍLAGO (*Tussilago farfara*) Asteráceas

► **Composición de las hojas**

- mucílago;
- principio amargo;
- tanino;
- trazas de aceite esencial.

Calma los dolores de las mucosas inflamadas. Se emplea en uso externo en forma de compresas sobre las heridas y las mucosas inflamadas.

► **Aplicaciones cosméticas**

Utilizado como emoliente en las lociones.

ULMARIA Ver Reina de los prados

VELOSILLA (*Hieracium pilosella*) Asteráceas

► **Composición**

- umbelifenona;
- derivados dihidroxicinámicos;
- flavonoides.

► **Aplicaciones cosméticas**

Bacteriostático, astringente, antiedematoso. Utilizado en productos anticelulíticos.

VERDOLAGA (*Portulaca oleracea*) Portulacáceas

► **Composición de la hierba**

- mucílagos.

► **Aplicaciones cosméticas**

El extracto de verdolaga se utiliza como agente antiirritante, en el tratamiento del prurito y la dermatitis atópica, como adyuvante en los tratamientos anticaspa.

VIBURNO (*Viburnum prunifolium*) Caprifoliáceas

► **Composición**

- taninos;
- ácido clorogénico;
- flavonoides.

► **Aplicaciones cosméticas**

Tónico venoso con indicación para las piernas pesadas.

VIÑA ROJA (*Vitis vinifera*) Vitáceas

► **Composición de la hoja**

- antocianósidos entre los que se encuentran los O-glucósidos en C3 del cianidol y del peonidol;
- ácido monocafeil-tartárico;
- glucósidos de flavonoles;
- taninos hidrolizables;
- proantocianidoles.

► **Aplicaciones cosméticas**

El extracto de viña roja se utiliza tradicionalmente en los problemas funcionales de la fragilidad capilar cutánea (equimosis, petequias) y en las manifestaciones subjetivas de la insuficiencia venosa. Forma parte de la formulación de productos para las piernas pesadas y en cremas para la rosácea.

ZARZAL (*Rubus idaeus*) Rosáceas

► **Composición de las hojas**

- tanino: elagitaninos;
- ácidos salicílico, oxálico, cítrico, málico;
- flavonoides;
- triterpenos.

► **Aplicaciones cosméticas**

Tratamientos sintomático de la insuficiencia venosa (piernas pesadas). Astringente.

22

Materias primas utilizadas en la formulación cosmética de productos tópicos cutáneos

El inventario de materias primas utilizables en cosmética es infinitamente más rico que el de las materias primas farmacéuticas inscritas en las farmacopeas, lo que permite variar hasta el infinito las formulaciones y obtener calidades cada vez más destacables. Las preparaciones farmacéuticas pueden hacer uso de las materias primas más originales pero con la condición de redactar una monografía completa y de aportar pruebas de inocuidad y buena tolerancia cutánea, algo que no es necesario con las materias primas inscritas en las farmacopeas, garantizadas para la actividad profesional y sometidas a controles definidos.

Se analiza aquí el conjunto de las materias primas que están a disposición de los formuladores.

En cosmética y en dermofarmacia se distinguen tres tipos de preparaciones susceptibles de ser aplicadas en la piel o en las mucosas, que se clasifican, por orden de importancia cuantitativa de las formas que representan:

- productos totalmente anhidros (≠ 20%);
- productos totalmente acuosos (≠ 20%);
- dispersiones A/O o O/A (≠ 60%).

Toda dispersión está formada por una fase acuosa, una fase grasa y un tensioactivo o una mezcla de tensioactivos que constituye el nexo de unión entre las dos fases y que permite la formación de la emulsión. La importancia cuantitativa de estas tres partes depende de la consistencia deseada, de la naturaleza de los componentes de la fase grasa, de la naturaleza del emulgente.

1. Componentes de la fase grasa (lipófilos)

1.1. Hidrocarburos

1.1.1. Aceites de parafina

Los aceites de parafina (o aceites de vaselina, aceites blancos, aceites minerales o parafinas líquidas) son productos de viscosidad variable (aceite de parafina fluida o espesa). Forman parte de la composición de casi el 80% de las dispersiones. Están incluidos en la 3.ª edición de la Farmacopea Europea y deben cumplir los requisitos de la farmacopea para asegurar una buena calidad. Aunque sean residuos de la destilación del petróleo, no están exentos de impurezas, en particular hidrocarburos policíclicos por refinado. Es conveniente intentar eliminarlos de las formulaciones y reemplazarlos por otros residuos del petróleo obtenidos en condiciones idénticas como las isoparafinas.

Utilizados a concentraciones del 10 al 40%, constituyen bases de formulación. Emulsionan fácilmente por lo que se obtienen productos de buena estabilidad.

Permanecen en la superficie de la piel y son oclusivos. Se utilizan particularmente en los productos de limpieza de la piel (leches desmaquillantes, leches de baño para bebés) y cuando el producto está destinado a ejercer una acción superficial (productos antisolares).

Su precio de coste es bajo.

1.1.2. Vaselinas

Poco utilizadas en Francia, son mucho más empleadas en los Estados Unidos (Petrolatum®). Son productos pastosos de carácter filante y graso. Se obtienen como resultado de la dispersión natural de parafinas en aceite de parafina, y se extraen en particular del petróleo de Pensilvania. El refinado les confiere una calidad farmacopea. Son factores de consistencia utilizados principalmente en emulsiones A/O.

El porcentaje de utilización varía entre el 10 y el 20%, pero raramente constituyen bases de formulación. Permanecen en la superficie de la piel y son muy oclusivas.

1.1.3. Parafinas

Tienen una consistencia sólida y se diferencian por su punto de fusión, que puede variar entre 60 y 80°C. Se distingue la parafina normal (60°C) de la parafina microcristalina (80°C) por la longitud de las cadenas hidrocarbonadas. Cuanto más largas, mayor es el punto de fusión. Se utilizan como factores de consistencia en productos anhidros o en fases continuas oleosas (A/O). También se incluyen en la formulación de sticks.

El porcentaje de utilización varía entre el 2 y el 8%. Permanecen en la superficie de la piel y son muy oclusivas.

1.1.4. Escualano

También se denomina cosbiol o perhidroescualeno. Se obtiene a partir del escualeno, hidrocarburo de 30 átomos de carbono con 6 dobles enlaces. La hidrogenación completa conduce al escualano, sustancia de mejor conservación. No representa una materia prima de base como las anteriores, sino un principio activo o un adyuvante. Su empleo en cosmética se debe a que el sebo posee gran proporción de escualeno y que durante mucho tiempo se ha intentado recomponer el manto hidrolipídico que recubre la piel imitando la composición del sebo humano.

El porcentaje de utilización varía del 2 al 3%.

Es una materia prima costosa porque se extrae de aceites de pescado noble y de especies protegidas. Se ha intentado sustituir por otros compuesto sintéticos (Polysynlane®).

Se ha encontrado actualmente un escualano vegetal obtenido a partir de los insaponificables del aceite de oliva, el Phytosqualane®.

1.2. Siliconas

1.2.1. Siliconas lipófilas

Se utilizan tres tipos de siliconas lipófilas en la mayor parte de los productos cosméticos y los complementos terapéuticos:

- dimetilpolisiloxanos o dimeticonas (denominación INCI);
- fenil trimetilpolisiloxanos o fenilmeticonas;
- dimetilpoliciclosiloxanos o ciclometiconas.

Sus propiedades generales son las siguientes:

- son hidrófobos y filmógenos;
- poseen una gran estabilidad química y térmica;
- su tensión superficial baja (alrededor de 20 mN/m), muy próxima a la de la piel, les confiere una buena extensividad;
- el film obtenido es permeable a los gases y al vapor de agua. Las siliconas lipófilas son, por tanto, relativamente poco oclusivas;
- las ciclometiconas son volátiles al 50% a partir de unos 50°C;
- son productos, en conjunto, bastante caros;
- tienen poca afinidad por los lípidos cutáneos. Su acción es, por tanto, de tipo exclusivamente superficial.

Sus usos son diversos:

- como agentes de textura y de extensión, el porcentaje de utilización varía del 0,5 al 2%;
- las dimeticonas se emplean en ocasiones en las «cremas barrera» a concentraciones que llegan al 20% o más;
- son cada vez más empleadas como materia prima de base porque existen emulsiones y aceites (aceites llamados «secos») compuestos exclusivamente de siliconas. En este caso, la fase oleosa de la emulsión está constituida por una mezcla de dimeticona y ciclometicona; el conjunto se emulsiona con ayuda de emulgentes siliconados.

1.2.2. Siliconas anfifílicas

Son las dimeticonas copoliol, de tipo no iónico por lo general. En este caso, en la cadena polisiloxano se encuentran condensados de óxido de etileno y, en ocasiones, de óxido de propileno. Pero también existen siliconas anfifílicas de tipo iónico.

Siliconas poliloxanos

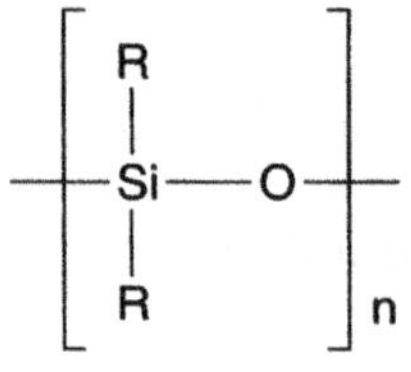

n = 100 → η = 100 cstockes
n = 125 → η = 125 cstockes
n = 750 → η = 750 cstockes

1. Polidimetil siloxanos
Dimeticonas

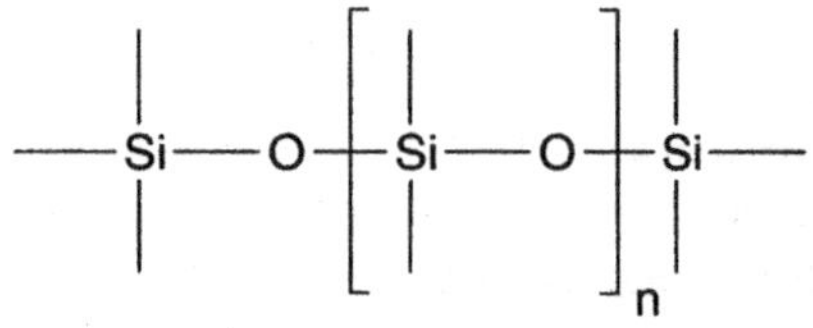

2. Fenil trimetil siloxanos
Fenil meticonas

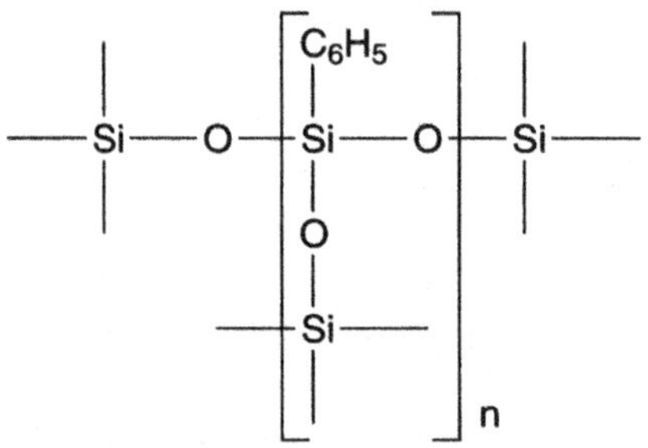

3. Polidimetil siloxanos cíclicos
Ciclometiconas

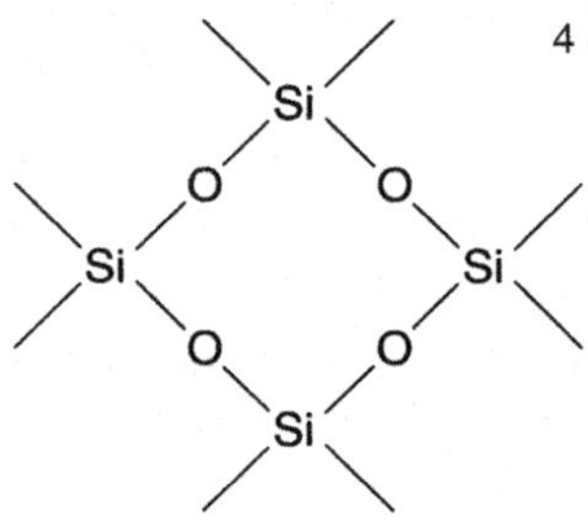

4 ó 5 Si:

Figura 30 Siliconas lipófilas.

Los emulgentes siliconados no iónicos son particularmente útiles para emulsionar aceites de silicona muy difíciles de emulsionar con los emulgentes clásicos. Permiten también obtener muy fácilmente a temperatura ambiente (sin calentar la fase acuosa) emulsiones A/O fluidas.

1.3. Triglicéridos

Los triglicéridos, formados por condensación de ácidos grasos y glicerol, tienen una mejor afinidad por la piel que los aceites minerales o las siliconas. Los lípidos intercelulares están formados en parte por ácidos grasos, generalmente poliinsaturados, y ácidos grasos exógenos insaturados en mayor o menor medida que pueden asociarse fácilmente.

Se utilizan como materia prima de base sustituyendo o asociados a aceites de parafina. Son de origen diverso: vegetal, animal, sintético. Son generalmente baratos, principalmente los aceites alimentarios corrientes.

1.3.1. Aceites vegetales

Se pueden definir tres tipos.

No iónicas

HLB 12 Dimeticona copoliol

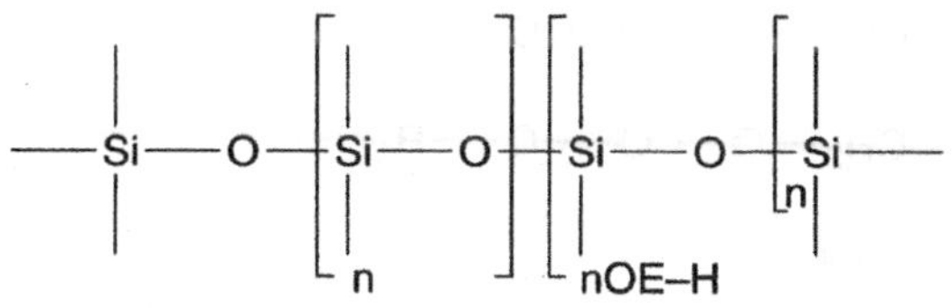

HLB 6-7

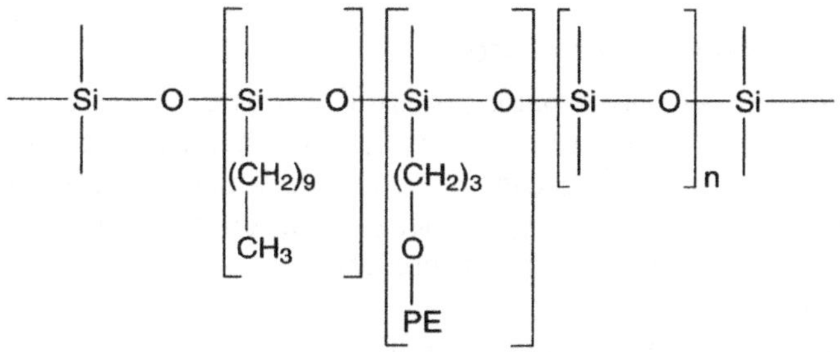

PE = condensados de óxido de etileno – óxido de propileno

Catiónicas Polyquaternium 21

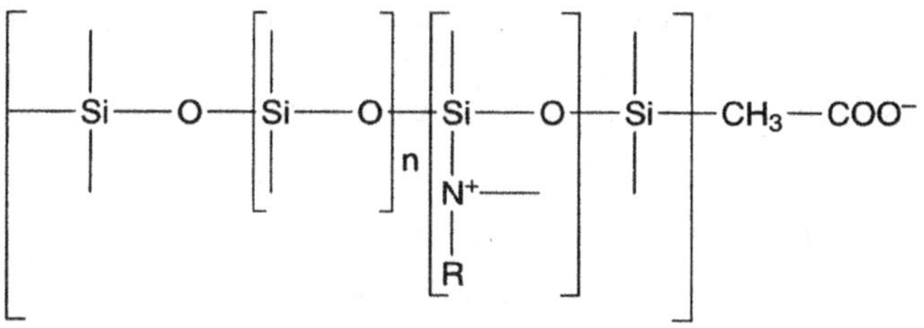

Anfóteras Dimeticona propil PG-betaína

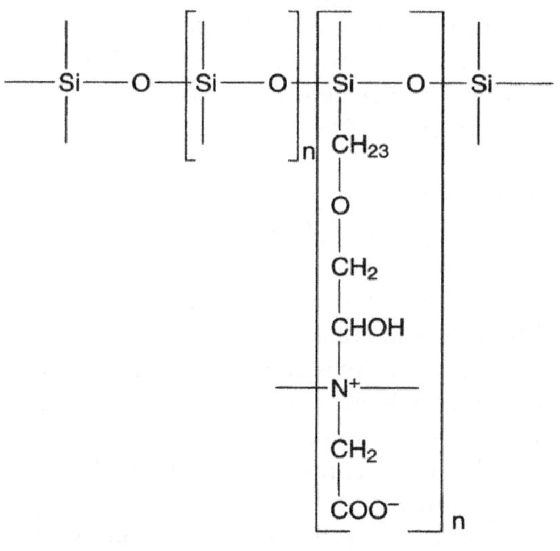

Figura 31 Siliconas anfifílicas.

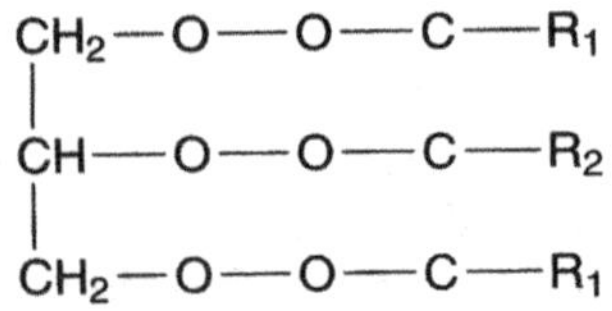

Figura 32 Fórmula de un triglicérido.

1.3.1.1. Aceites vegetales de tipo oleico

Están constituidos en su mayor parte por triglicéridos que contienen ácido oleico (C18 : 1). Su porcentaje en insaponificables es débil (0,1%). Son aceites de utilización corriente: aceite de oliva, aceite de cacahuete, aceite de almendra, aceite de avellana.

Pueden constituir la base de la fase grasa pero son difíciles de emulsionar, por lo que se mezclan con aceites minerales. Cuando se presentan solos suele ser necesario emplear emulgentes especiales.

El porcentaje de utilización varía del 10 al 30%.

El precio puede variar de 2 a 20 euros el litro.

El aceite de oliva llamado «extra virgen» no debe tener una acidez superior al 1% expresado en ácido oleico. El aceite de oliva virgen corriente puede alcanzar el 3%. Estos dos tipos de aceite se obtienen exclusivamente por prensado de los frutos, sin intervención de disolventes. El aceite de oliva es rico en vitamina E, lo que limita los riesgos de oxidación.

1.3.1.2. Aceites vegetales de tipo linoleico

Están formados en su mayor parte (50 a 70%) por triglicéridos que contienen ácido linoleico (C18 : 2). Su porcentaje en insaponificables es cercano al 1%. Algunos son aceites alimentarios muy empleados: aceites de girasol, sésamo, soja, maíz, nuez, semilla de uva. Otros se reservan para uso externo: aceite de argán, *Argemone mexicana* o *Mexican poppy, Passiflora incarnata* que contiene un 76% de ácido linoleico... Pueden constituir bases de formulación, al igual que los aceites de tipo oleico.

El porcentaje de utilización va del 10 al 15%.

1.3.1.3. Aceites vegetales de tipo linolénico

Están constituidos en su mayor parte por triglicéridos que contienen ácido linoleico pero con una gran proporción (6-30%) de ácido γ-linolénico (C18 : 3). El porcentaje en insaponificables también es elevado (3-10%). Están muy insaturados por lo que son muy oxidables y de conservación difícil. Nunca constituyen bases de formulación, pero son sustancias activas utilizadas en un 2-5%. Los más empleados son el aceite de borraja, y el aceite de onagra o *primerose oil,* pero también el aceite de semillas de arándano, y algunos aceites procedentes de plantas exóticas como el aceite de kukui, aceite de rosa mosqueta o *rose hip,* el aceite de kiwi que contiene ácido α-linolénico (63%). Suelen tener precios elevados (200 euros el litro).

Participan en la reconstitución del cemento lipídico del *stratum corneum* y están incluidos en emulsiones de cualquier tipo, en geles-crema, en sticks, y también en numerosos complementos alimentarios destinados a combatir la sequedad cutánea.

1.3.1.4. Aceites vegetales diversos

Pertenecen a uno de los tres tipos precedentes, pero presentan algunas particularidades.

El aceite de aguacate es un aceite de tipo oleico caracterizado por una alta proporción de insaponificables (3-12%). Tiene la reputación de ser rico en diversas vitaminas, A, E, e incluso B. En realidad, el contenido en vitamina es muy variable según la procedencia de los frutos y puede incluso ser nulo. Es destacable su contenido en ácido palmitoleico (C16 : 1) (2-13%). Este ácido presente en la piel disminuye a lo largo del envejecimiento, por lo que se ha introducido en productos anti-edad.

El aceite de semillas de cereales se obtiene a partir de semillas de diversos cereales concretos. Es un aceite de tipo linoleico que contiene una cantidad de insaponificables importante en forma de fitoesteroles, algunos de los cuales tienen actividad estrogénica. Su porcentaje de utilización es similar al de los aceites de tipo linolénico.

El aceite de macadamia procede de las nueces de un árbol cultivado en Hawai y en Australia. Contiene un 21% de ácido palmitoleico. Se emplea en las fórmulas de cremas regenerantes.

El aceite de ricino es el más polar de los aceites porque contiene una gran proporción de ácido ricinoleico (C18 : 1 -OH). No constituye nunca una base de formulación en las emulsiones debido a la dificultad de formar una emulsión en su presencia y a su alta viscosidad. Por el contrario, se presenta con una frecuencia de un 50% en los sticks. Constituye la base de numerosos derivados de síntesis como el aceite de ricino hidrogenado u oxietilenado y la ricinolamida.

El aceite de jojoba no es un triglicérido. Está constituido por ésteres grasos insaturados obtenidos por condensación de ácidos grasos y de alcoholes grasos insaturados en C20-C22. No es una cera, aunque su composición química se parece, porque es líquido. Aunque es rico en cadenas hidrocarbonadas insaturadas posee una destacable resistencia a la oxidación y a la temperatura. Es particularmente emoliente e hidratante, posee una gran afinidad por los lípidos epidérmicos intercelulares y es totalmente miscible con el sebo. Está particularmente indicado en la formulación de productos *oil-free* sustituyendo a los aceites minerales y se encuentra frecuentemente en los productos antienvejecimiento.

1.3.1.5. Aceites vegetales modificados

Podemos someter a los aceites vegetales naturales a un cierto número de transformaciones químicas par modificar sus características fisicoquímicas y cambiar su comportamiento en emulsión o al extenderlo sobre la piel.

La hidrogenación, saturando los dobles enlaces, conduce a productos sólidos similares a las ceras, que sirven como factores de consistencia, espesando la fase grasa. El punto de fusión de estos aceites hidrogenados es superior a 40°C.

La oxietilenación consiste en fijar un cierto número de moléculas de óxido de etileno en la molécula de triglicérido. Le aporta una parte hidrófila con lo que se vuelve anfifílica, y si la hidrofilia alcanza un valor importante, el aceite se vuelve hidrosoluble.

La interesterificación consiste en transferir los ácidos grasos de una molécula a otra para modificar las características fisicoquímicas, cambiar la viscosidad, la tensión superficial, el grado de instauración.

La alcoholisis o trans-esterificación consiste en cambiar, por mediación de un alcohol, una de las cadenas grasas esterificantes por otra saturada o insaturada, más corta o más larga, para obtener una nueva materia prima.

La glicosilación. Los glicéridos modificados obtenidos por trans-esterificación de los triglicéridos naturales (aceite de oliva, de girasol, de cacahuete) en presencia de glicerol y de polietilenglicol son productos anfifílicos, hidrodispersables, que tienen una buena afinidad por los lípidos cutáneos y que pueden favorecer la penetración de algunas moléculas activas. Los aceites glicosilados son elementos importantes en las formulaciones cosméticas y farmacéuticas (Labrafils®).

Los aceites gelificados son aceites que contienen gelificantes lipófilos como los sílices o los argilos (hectoritas) cuaternizados. Forman parte de la composición de las fases continuas oleosas.

1.3.2. Aceites animales

Se caracterizan por los triglicéridos que contienen, de los que uno o varios de los ácidos grasos tienen una cadena alquílica con número de átomos de carbono impar. Están representados principalmente por los **aceites de escualos** ricos en vitaminas A, D y E utilizados como cicatrizantes y antirradicales.

El aceite de visón está formado por triglicéridos que contienen un ácido graso C17 y ácido palmitoleico. El aceite de visón se utiliza como sobreengrasante en las emulsiones y en los champús. Su empleo es cada vez menos frecuente desde hace algunos años, como el de todas las materias primas de origen animal.

Los aceites animales son muy oxidables y su conservación es más difícil que la de los aceites vegetales.

El *orange roughy oil* es un éster lineal líquido extraído de las grasas de *Hoplosthetus atlanticus*, pez de las costas australianas y neozelandesas. Es emoliente y humectante. Forma una capa no grasa que contiene un 12% de ácido palmitoleico.

1.3.3. Mantecas

Son triglicéridos de consistencia pastosa porque una parte de los ácidos grasos esterificados son ácidos grasos saturados. Tienen las mismas características principales de los aceites.

El porcentaje de utilización de las mantecas puede variar del 2 al 20% o más cuando se emplean como base de la formulación.

La **manteca de cacao** no es muy utilizada en la formulación de preparaciones tópicas, posiblemente por su olor a chocolate.

Por el contrario, la **manteca de karité** es una materia prima muy apreciada, que se obtiene a partir de los frutos de *Butyrospermum parkii.* Su punto de fusión es cercano al de la manteca de cacao (alrededor de 36°C). Es muy rica en insaponificables (hasta un 15%) y presenta propiedades sobreengrasantes y antirradicales. Se puede encontrar hasta un 87% de manteca de karité en una preparación anhidra.

El aceite extraído de los granos se utiliza en jabonería y en la industria alimentaria.

La **manteca de copra** es un aceite de coco pastoso a temperaturas inferiores a 26°C. Su composición particular en ácido láurico lo hace indispensable en la fabricación de jabones por su poder espumante. Se incorpora también en las emulsiones para afeitar. **El Monoï®** es una mezcla de aceite de coco y aceite esencial de flores de tiara. Se utiliza en la Polinesia para la protección de la piel contra el desecamiento, pero no tiene ningún poder protector frente a las radiaciones actínicas. Es necesario añadirle filtros antisolares.

El aceite de babasu (*Orbignya speciosa*) se extrae de los frutos de un árbol de América del Sur. Contiene una gran proporción de ácido láurico (46%) y su composición es muy similar a la de la manteca de copra. No es comedógeno y tiene propiedades emolientes sin ser graso.

El aceite de palma, a una temperatura inferior a 27°C es una manteca de color anaranjado. Su contenido en ácido palmítico, en beta-caroteno y en tocoferol le confiere propiedades sobreengrasantes y antirradicales.

El aceite de tamanu (*Calophyllum inophyllum*) se extrae del fruto rico en aceite por expresión. Además de triglicéridos, este «bálsamo» contiene sustancias cicatrizantes y analgésicas como los derivados 4-arilcumarínicos.

1.3.4. Aceites sintéticos

Son los sustitutos de los aceites naturales que no se enrancian. El más empleado es un triglicérido caprílico-caproico conocido por el nombre de Miglyol 812® o de Myritol 318®. Son además reproducibles, de buena conservación porque se preparan a partir de ácidos grasos saturados, y tienen características fisicoquímicas constantes. La acilación por el glicerol suprime el carácter irritante de los ácidos grasos cortos.

1.4. Ceras

1.4.1. Definición

Las ceras son sustancias sólidas, de carácter lipófilo, solubles en disolventes orgánicos e insolubles en agua. Tienen un punto de fusión superior a 50°C. Aplicados sobre una superficie, dan brillo.

Se distinguen tres tipos de ceras en función de su naturaleza química:

- los hidrocarburos: ozoquerita, ceresina, extraídos de los minerales de los campos petrolíferos y las parafinas procedentes de la destilación del petróleo;
- los ésteres grasos superiores componentes de las ceras vegetales (cera de candelilla, cera de carnauba) o animales (cera de abeja);
- los sustitutos sintéticos de las ceras naturales: Polyglyceryl-3 beeswax o Cera Bellina, por ejemplo. La cera lanette está formada por alcohol cetílico (ver Alcoholes grasos).

1.4.2. Propiedades generales

Las ceras se eligen en función de su punto de fusión, que varía de 50°C a 90°C.

Son factores de consistencia que permiten espesar la fase grasa o conferir una dureza suficiente a los sticks.

Son filmógenas, oclusivas e indispensables para aumentar el carácter antideshidratante de las emulsiones.

Evitan al exudación de los cuerpos grasos líquidos (ozoquerita).

Su porcentaje de utilización varía del 2 al 8%.

Se presentan fundamentalmente en emulsiones A/O y en productos anhidros. Son la base de cremas farmacéuticas.

Puntos de fusión medios de algunas ceras en °C	
Cera de carnauba	90
Parafina microcristalina	80
Ceresina	80
Cera de candelilla	75
Ozoquerita	70
Cera de abeja	66
Parafina normal	60

1.4.3. Ceras pastosas

El esperma de ballena o espermaceti se extrae de la masa grasa contenida en la cabeza de los cachalotes. Es una materia prima empleada desde hace mucho tiempo en las formulaciones farmacéuticas de ceratos por sus propiedades de untuosidad. Con un punto de fusión de 40°C, el esperma de ballena no se puede clasificar como una verdadera cera. Actualmente se ha sustituido por su principal componente, el palmitato de cetilo.

La lanolina se extrae de la lana de la oveja, y es muy similar al sebo humano. Es una mezcla muy compleja de cerca de 400 compuestos de naturaleza química diferente. La lanolina está constituida principalmente por ésteres pero también se encuentran ácidos grasos y alcoholes grasos libres. Se caracteriza por contener esteroles y alcoholes triterpénicos anfifílicos que le confieren propiedades de base autoemulsionable. La lanolina es capaz de absorber 2 veces su peso en agua por efecto de una agitación moderada. Con los ultrahomogeneizadores modernos es posible incorporar hasta 7 veces su peso en agua.

Es un producto utilizado desde hace mucho tiempo en la formulación de preparaciones tópicas farmacéuticas en forma de mezcla clásica de lano-vaselina (50-50). Posee características bien definidas de color, olor y contenido en impurezas. Los diferentes índices característicos que la describen deben estar entre los límites establecidos por la Farmacopea. Sin embargo, es una materia prima difícil de manejar por su carácter pegajoso, filante, su color y su olor fuertes. Otras calidades más refinadas se comercializan para uso cosmético.

Forma parte de la composición de emulsiones, jabones y desodorantes como sobreengrasante. Siempre se emplea en pequeña cantidad y nunca es una base de formulación.

Se le reprocha tener un cierto potencial alergénico atribuido a algunos alcoholes de la lanolina. Su potencial alergénico sólo se manifiesta en pieles patológicas y no debería aparecer en los productos cosméticos aplicados generalmente en pieles sanas.

1.5. Derivados de lanolina

Los derivados de la lanolina son extremadamente numerosos. Proceden de la transformación física de la lanolina o de su transformación química. Se transforman químicamente para obtener compuestos nuevos. Algunos son ceras, otros aceites, otros compuestos individualizados químicamente. Pueden abandonar su carácter lipófilo para volverse anfifílicos, o incluso hidrófilos. Por ello sus propiedades y su empleo son extremadamente variados. Son siempre adyuvantes y nunca bases de formulación. La concentración de utilización es siempre inferior al 10%.

Destacan:

- **la lanolina cérea** agrupa los ésteres grasos superiores contenidos en la lanolina y obtenidos por cristalización. Presentan todas las características y los usos de una cera;
- **la lanolina líquida** agrupa los ésteres grasos más cortos. Se obtiene por destilación fraccionada de la lanolina. Ha perdido el carácter pegajoso del producto inicial y su manejo es mucho más fácil. Se utiliza como sobreengrasante;
- **la lanolina hidrogenada** es un cuerpo graso sólido empleado como factor de consistencia al igual que la lanolina cérea;
- **la lanolina etoxilada** es una lanolina que se ha vuelto hidrosoluble por la presencia de numerosas moléculas de óxido de etileno fijadas en las cadenas grasas;
- **los alcoholes de lanolina** se liberan después de la hidrólisis alcalina de la lanolina. Se mezclan con frecuencia con aceites minerales (Amerchol L101®) y sustituyen a la lanolina en numerosas formulaciones como sobreengrasante. Su utilización en formulaciones para pieles problemáticas puede ser cuestionada debido a los riesgos de inducción de reacciones alérgicas;
- **los alcoholes de lanolina** acetilados carecen de radicales hidroxilo y no se espera de ellos que produzcan una reacción alérgica. En contrapartida, son muy apolares. También actúan como sobreengrasantes;
- **los alcoholes de lanolina etoxilados** son hidrosolubles y permiten así introducir una sustancia emoliente en una formulación de tipo acuoso;
- **los ácidos de lanolina** resultan, como los alcoholes, de la hidrólisis alcalina de la lanolina. Raramente se utilizan, tanto en forma ácida como en forma de sales. El lanolato de magnesio, sin embargo, se han utilizado como base de emulsiones H/L antideshidratantes en las que tenía el papel de emulgente;
- **el lanolato de isopropilo**, por el contrario, se utiliza con mucha frecuencia. Es un producto de composición compleja que presenta las propiedades de la lanolina y de los ésteres grasos sintéticos. Es emoliente, sobreengrasante, filmógeno, y no presenta ningún potencial irritante o alergénico.

1.6. Ácidos grasos y alcoholes grasos

Se obtienen a partir de la hidrólisis del **sebo**.

1.6.1. Legislación

Como todos los productos de origen bovino y ovino, los derivados del sebo están sometidos a una legislación estricta sobre los métodos de obtención.

Es necesario controlar la procedencia de los animales, la naturaleza del tejido animal utilizado y, sobre todo, el procedimiento de fabricación.

Los derivados del sebo son:

- ácidos grasos;
- alcoholes grasos;
- ésteres grasos;
- glicerol;
- jabones;
- aminas y amidas grasas.

Deben estar preparados en las condiciones de temperatura y de presión controladas:

- hidrólisis a 200°C y a 40 bares durante 20 minutos, o
- saponificación por hidróxido de sodio 12 M a 95°C durante 3 horas, o
- saponificación por hidróxido de sodio 12 M a 140°C a 2 bares durante 8 minutos.

1.6.2. Ácidos grasos

Se emplea principalmente **el ácido esteárico y/o el ácido palmítico**. Son ácidos grasos saturados que componen la estearina obtenida a partir de la hidrólisis del sebo. Se emplean como factores de consistencia o de acidificación en las emulsiones, pero el ácido esteárico tiene otras tres utilizaciones frecuentes:

- como jabón emulgente, es la base de las preparaciones con estearato de trietanolamina que forman emulsiones O/A, muy apreciadas por su estabilidad y por su fácil obtención;
- como jabón: estearato de sodio y/o potasio, forma parte de la composición de cremas de afeitar espumantes y nacaradas;
- como jabón de sodio aporta la consistencia necesaria a los sticks gelificados transparentes desodorantes.

En este caso, la concentración de utilización es bastante elevada: del 5 al 15% en las emulsiones, 80% en los jabones. Cuando los ácidos grasos se utilizan como factores de consistencia o de acidificación la concentración de utilización se limita al 2 ó 3%.

El ácido oleico forma parte de un cierto número de emulsiones «para pieles maduras» con el objetivo de restaurar los lípidos epidérmicos. Este ácido graso insaturado puede sufrir una oxidación rápida y es, además, comedogénico. Su empleo es cuestionable para el tratamiento de pieles finas e irritables.

1.6.3. Alcoholes grasos

Se emplean habitualmente dos tipos de alcoholes grasos:

- **Alcoholes grasos de cadena larga saturada**, que son factores de consistencia espesantes de la fase grasa de las emulsiones o en la composición de productos anhidros. Son principalmente los alcoholes:
  - cetílico (en C16), también llamado hexadecanol o cera lanette;
  - estearílico (en C18);
  - cetoestearílico (mezcla de los dos anteriores).

  Son oclusivos y filmógenos pero tienen tendencia a dejar sobre la piel una capa blanca que desaparece con dificultad al extenderlos. La concentración de utilización varía del 0,5 al 10%. Se han sustituido por los gelificantes de la fase acuosa para obtener la consistencia necesaria.

- **Los alcoholes grasos de cadena corta o insaturada** son líquidos. Son agentes de dispersión de pigmentos y, en ocasiones, de disolventes. Principalmente encontramos:
  - alcohol oleico;
  - octildodecanol;
  - alcohol tetrahidrofurfurílico.

1.7. Ésteres grasos sintéticos

1.7.1. Ésteres grasos lineales líquidos

Estos ingredientes lipófilos no están incluidos en la Farmacopea y son bases de formulaciones cosméticas. Son irreemplazables y su diversidad permite la obtención de fórmulas «personalizadas», cada una de las cuales tiene propiedades diferentes al tacto y a la extensión.

Forman parte de la totalidad de las formulaciones cosméticas. No es raro encontrar 4, 5 o más ésteres, cada uno en pequeña cantidad, formando parte de la fase grasa de la emulsión. Se introducen sucesivamente en la formulación para obtener una calidad particular de extensión o de sensación cutánea. Por el contrario, la concentración será mucho más importante en las bases de pinturas de labios, por ejemplo, en las que se emplean para empastar los pigmentos, en los desodorantes, en los aceites de baño, en los aceites de masaje, en los aceites solares. La concentración de utilización varía entre un 5 y un 25%.

Se obtienen de la condensación de un ácido graso de cadena hidrocarbonada con un alcohol de cadena corta, pero también a la inversa. La longitud de las cadenas es variable, se obtiene una gran gama de productos diferentes por sus propiedades cosméticas, pero también por sus propiedades fisicoquímicas. El número de combinaciones posibles supera las 200 y se les atribuye propiedades emolientes, filmógenas, sustitutos de los aceites minerales, tacto no graso ni pegajoso...

Se distinguen:

- Los ésteres de ácidos grasos largos y de alcoholes cortos: miristato, palmitato o lanolato de isopropilo, isoestearato de decilo, estearato de butilo, dipelargonato de propilenglicol, oleato de decilo, etc. (Cetiol V®).
- Los ésteres de ácidos grasos cortos y de alcoholes grasos largos: neopentanoato de isoestearilo, octanoato de cetilestearílico, benzoatos de alcoholes C13-C15.
- Los ésteres de ácidos y de alcoholes grasos largos: isoestearato de isoestearilo.

Ejemplos:

Ácidos	**Alcoholes**	**Ésteres**
– palmítico	– isopropanol	– isopropil palmitato
– esteárico	– alcohol mirístico	– miristil estearato
– oleico	– octanol	– octil palmitato
– isoesteárico	– alcohol isoesteárico	– isoestearil isoestearato
– araquidónico	– butanol	– butil araquidonato
– de lanolina	– isopropanol	– isopropil lanolato

Lipófilos, sustituyen los aceites de vaselina suprimiendo su carácter graso. Se les atribuyen propiedades emolientes (hidratante + lubricante).

Filmógenos, aumentan la elasticidad de las capas de emulsión, facilitando así la extensión del producto.

Pero sus características están mal definidas en cuanto a sus propiedades reales y sobre todo en cuanto a su especificidad. Por ello es difícil elegir uno. Algunos fabricantes de ésteres grasos se han dedicado a estudiar las características físicas y las posibilidades fisiológicas de sus productos frente a la piel con el fin de poder probar ciertas actividades.

La capacidad emoliente (efecto lubricante, suavizante e hidratante) se pone de manifiesto mediante la evaluación de las características fisicoquímicas de estos ésteres: medida de la viscosidad, de la polaridad, de la tensión interfacial éster-agua, de la superficie de extensión.

El efecto hidratante se pone de manifiesto después de la aplicación cutánea por evaluación de la rugosidad de la piel, de la oclusividad, de la conductancia.

La evaluación sensorial es particularmente aplicable a este tipo de compuestos.

La elección sigue basándose en las características físicas: solubilidad, compatibilidad con los emulgentes, facilidad de emulsificación...

1.7.2. Ésteres de polioles

Se obtienen por la condensación de un ácido graso de cadena larga con un poliol.

Los ácidos grasos son, principalmente: los ácidos esteárico y palmítico.

Los polioles son: el glicerol, el etilenglicol, el propilenglicol, el dietilenglicol.

No son totalmente lipófilos como los anteriores. Son muy ligeramente anfifílicos con un HLB muy bajo, que les permite participar en la fase grasa confiriéndole propiedades de gelificación, por lo que se emplean como factores de consistencia y estabilizadores de la emulsión.

Con frecuencia se asocian a emulgentes iónicos o no iónicos para formar bases autoemulsionables.

Su concentración de utilización varía del 3 al 10%.

1.7.3. Ésteres oxietilenados

Son ésteres grasos o ésteres de polioles asociados a moléculas de óxido de etileno.

Los ésteres grasos oxietilenados son anfifílicos.

Los ésteres de polioles oxietilenados constituyen bases autoemulsionables no iónicas para emulsiones L/H. Algunas están inscritas en la Farmacopea. Permiten obtener emulsiones estables (por ej.: estearato de polietilenglicol 300). Su concentración de utilización varía del 5 al 15%.

1.8. Gelificantes lipófilos

Los más corrientes son los sílices modificados en forma de silicato de silicio hidratado (Aerosil R 972® y R 812 S), los estearatos de magnesio o mezclas de estearato de aluminio y de magnesio hidratado mezclado con un aceite (Gilugel®), pero también las combinaciones de cera de abeja y de poliglicerol (Cera bellina), los argilos modificados (Bentone 38®)

2. *Componentes de la fase acuosa (hidrófilos)*

2.1. Agua

Es siempre desmineralizada pero tiene problemas de contaminación por diversos microorganismos. Por ello, el agua desmineralizada debe descontaminarse por filtración en membrana de porosidad 0,45 ó 0,22 μm.

El agua del circuito urbano está tratada, «limpia bacteriológicamente» pero mineralizada y en algunos lugares inutilizable por el olor de hipoclorito que desprende. Cuando no tiene este inconveniente se puede utilizar sin problemas para los champús y los productos acuosos que se aclaran, pero no es adecuada para la fabricación de emulsiones debido a la intervención del contenido iónico en el fenómeno de la emulsión. El agua utilizada en la industria farmacéutica es sistemáticamente desmineralizada y filtrada.

Algunas industrias utilizan agua purificada por ósmosis inversa. Este procedimiento obtiene un agua desmineralizada solamente al 95% pero es, en principio, estéril, apirógena y sin partículas. Su obtención es poco costosa.

2.2. Humectantes

Los humectantes forman parte de casi todas las preparaciones para aplicación tópica, por una parte para evitar la evaporación del agua del medio acuoso, por otra para enlentecer la evaporación del agua de la piel.

El glicerol $OHCH_2–CHOH–CH_2OH$ es el hidratante más corriente. Evita el desecamiento de la preparación y de la piel. Es una sustancia higroscópica capaz de fijar cerca de un 10% de agua. La glicerina es una calidad oficinal del glicerol hidratado.

El sorbitol es un alcohol en C6: $OHCH_2–CHOH–CHOH–CHOH–CHOH–CH_2OH$ derivado del almidón. Se presenta en forma de polvo anhidro pero se utiliza en forma de jarabe al 70% en ocasiones mezclado con manitol. La calidad cosmética no es cristalizable. Es más hidratante que el glicerol porque es menos volátil y retrasa la evaporación del agua.

El propilenglicol $CH_3–CHOH–CH_2OH$ o 1,2-propanodiol es higroscópico, como los otros humectantes. Se utiliza como agente tecnológico de solubilización comportándose como disolvente, pero es desecante a nivel cutáneo debido a su gran capacidad de disolución de los lípidos epidérmicos. Por este motivo aumenta la permeabilidad cutánea y favorece la salida de agua interna. Además, interfiere en algunas medidas físicas por su tensión de vapor propia o la de las mezclas azeotrópicas que pueden formarse. Concentraciones superiores al 5% son citotóxicas *in vivo*. Puede ser alergénico en algunos sujetos.

Hay que evitarlo en la medida de lo posible.

2.3. Disolventes

Es necesario distinguir el fenómeno de disolución por mediación de disolventes y que conduce a soluciones verdaderas, del de solubilización, en el que intervienen solubilizantes anfifílicos que conducen a soluciones micelares.

Además del agua y del propilenglicol, ya citados, los principales disolventes utilizados en cosmética son:

El etanol (CH_3–CH_2OH o alcohol etílico) contiene siempre una cierta proporción de agua, variable en función del uso. La perfumería alcohólica emplea alcohol al 96, 80 ó 70%. La cosmética limita el grado alcohólico de los productos que permanecen en contacto con la piel para evitar su desecación. La evaporación muy rápida del alcohol favorece el arrastre de una parte del agua contenida en el *stratum corneum*. El etanol se utiliza hasta una concentración del 30% en las lociones para después del afeitado, 20-30% en los geles adelgazantes o como factor de penetración, 20% en las lociones para piel grasa. También está presente en los desodorantes, en las lacas capilares.

El isopropanol (CH_3 (CH_3)–CHOH) se utiliza principalmente en productos capilares para disolver las resinas y otros filmógenos. Sustituye al etanol en las lacas capilares porque es menos oneroso.

El butilenglicol sustituye en ocasiones al propilenglicol como disolvente de extracción de los vegetales pero en las mismas condiciones de utilización. Tiene una mejor tolerancia cutánea.

Los polietilenglicoles (PEG) 300 a 600 son muy buenos disolventes.

El hexilenglicol, el hexidecilbenzoato, el alcohol hexílico son utilizados más raramente.

2.4. Espesantes y gelificantes

Confieren una cierta estabilidad a las formulaciones o pueden constituir la mayor parte del producto final.

Regulan la consistencia.

Modifican la capacidad de extensión.

Tienen carácter filmógeno.

2.4.1. Polímeros hidrófilos

Son macromoléculas de origen natural, semisintético o sintético cuyo empleo va en aumento por la preocupación de la eliminación progresiva de las sustancias tensioactivas, que no presentan la inercia exigida para los excipientes.

Su capacidad de retención del agua, su carácter filmógeno y su alto peso molecular les permite permanecer en la superficie de los tegumentos, por lo que constituyen elementos particularmente adecuados para uso cosmético.

Generalmente son utilizados como espesantes de la fase acuosa de las emulsiones o como gelificantes.

2.4.1.1. Polisacáridos

► COMPUESTOS DE ORIGEN NATURAL

Los compuestos de origen natural se obtienen de las algas (agar-agar o gelosa, alginatos), de algas marinas (carragenatos), de semillas de leguminosas (goma guar, de tara, de algarrobo), semillas de cereales (almidón). Combinan un gran número de unidades de ácidos galacturónico, manurónico, d-piranosa, sacarosa. En solución acuosa forman geles a partir de una cierta concentración; también se comportan como espesantes. Su origen natural es un punto positivo, al igual que su facilidad de dispersión en agua y su carácter hidratante. Representan por el contrario un cierto número de inconvenientes: sensibilidad al pH (que modifica la viscosidad, impide la gelificación), contaminación bacteriana fácil (lo que exige una protección constante mediante mezclas de conservantes adecuados), pureza en ocasiones dudosa. Forman parte de formulaciones de dentífricos, champús, emulsiones diversas. Los más empleados son los **alginatos de sodio o de propilenglicol y los galactomananos** (gel de aloe, goma guar). El almidón sólo se puede utilizar combinado a la glicerina, en forma de glicerol de almidón, antigua preparación farmacéutica válida en dermatología. La goma arábiga y el adraganto, antes muy corrientes en las preparaciones magistrales farmacéuticas, raramente se utilizan en cosmética.

▶ COMPUESTOS SEMISINTÉTICOS

Los compuestos semisintéticos están representados por la goma **xantano** (Rhodopol®), obtenida por biotecnología a partir de una Xanthomona que actúa sobre un sustrato azucarado. Se trata de un polisacárido aniónico cuyas propiedades son particularmente atrayentes: poco sensible a las variaciones del pH, poco contaminable, fácil-

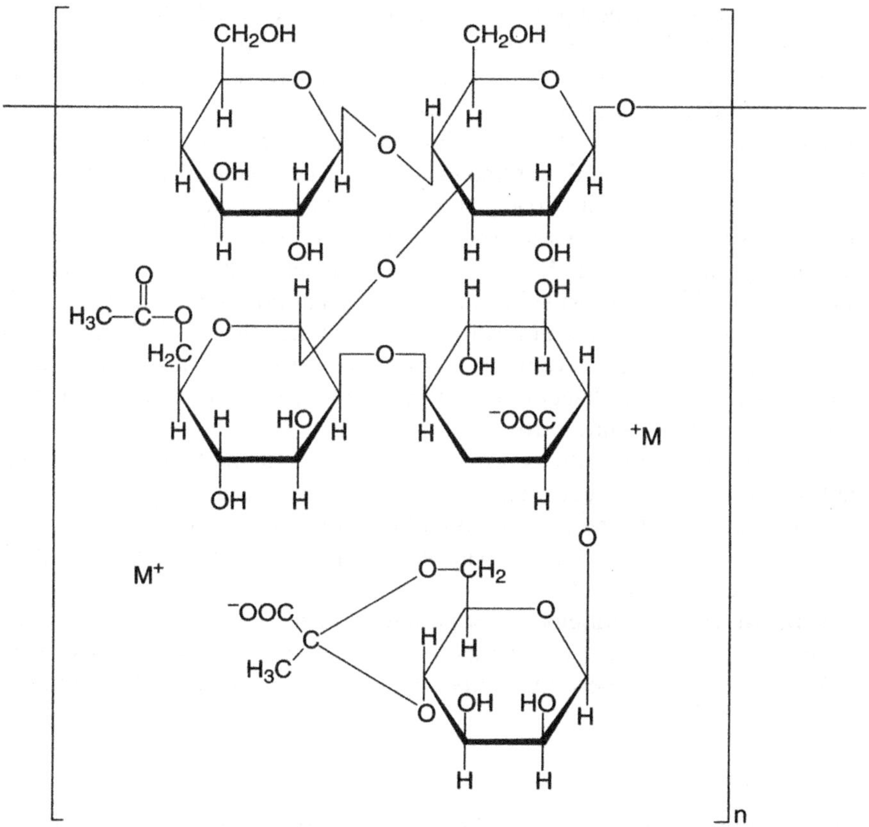

M^+ = Na, K o 1/2 Ca

mente dispersable, estable, mejora el tacto de las emulsiones. Por ello se encuentra este producto en numerosas formulaciones de geles y emulsiones.

► DERIVADOS DE LA CELULOSA

Los derivados de la celulosa son la hidroxipropil y la hidroxietilcelulosa, la metilhidroxipropilcelulosa o hipromelosa, derivados de la celulosa no iónicos, insensibles a las variaciones del pH, resistentes a la contaminación. Su carácter pegajoso es, sin embargo, un inconveniente paliado por la adición de glicerol o de sorbitol. La carboximetilcelulosa sódica, derivado iónico, sólo puede ser utilizada en medio alcalino.

2.4.1.2. Polímeros acrílicos y vinílicos

- Son productos de síntesis de los cuales los más frecuentes se conocen con el nombre de **carbómeros o Carbopol®**. Los ácidos carboxipolivinílicos son dispersables en agua con la que forman una solución coloidal ácida (pH 3,5) y viscosa. Es necesario neutralizarlos con trietanolamina o con sosa para obtener la gelificación. El gel se forma a partir de pH 6,5 y se mantiene hasta un pH de 8. Por encima de este valor se licua el gel. Existen numerosas calidades de carbómeros. Los más antiguos sintetizados en presencia de disolventes como el benceno (nº 934, 949, 941) se van abandonando poco a poco en beneficio de productos cuyo proceso de fabricación requiere productos menos tóxicos: acetato de etilo o ciclohexano (nº 980, 981, 1382). La última calidad de carbómero se llama ETD (*easy to disperse*) (nº 2001, 2020, 2050, 2984, 5984). Los carbómeros son muy utilizados en cosmética por su efecto refrescante sobre la piel, por su tacto agradable y suave, por su transparencia cuando forman geles, por su compatibilidad con muchos principios activos, por su estabilidad y su resistencia a la contaminación. Sin embargo, son todos sensibles a las variaciones del pH y, en particular, no soportan principios activos ácidos, son **todos** sensibles a la presencia de electrolitos que provocan una pérdida de viscosidad o incluso se licuan por encima de una concentración cercana al 3%. Sólo algunos números están inscritos en la Farmacopea.
- Sus competidores son los **Acrysols®**, polímeros acrílicos de tipo ácido que necesitan también una neutralización para formar geles, muy rígidos, utilizados en los productos capilares, entre otros.
- **Los polímeros cianoacrílicos** tienen empleos bastante particulares: estabilizantes de las emulsiones, productos capilares, etc.
- **La polivinil pirrolidona** (PVP) o povidona es un polímero no iónico asociado al acetato de vinilo en las resinas para lacas capilares, pero también se utiliza, en ocasiones, como espesante.
- **Los alcoholes polivinílicos** son espesantes y filmógenos utilizados en algunos productos de maquillaje (máscaras, *eye-liners*). Su capacidad de espesamiento está en función de su peso molecular. Presentes en forma de polvo, su dispersión en agua es difícil.

2.4.1.3. Polietilenglicoles

Llamados también **Macrogols®**, **Carbowax®**, **Monowax®**, **Hydrocire®**, **Lutrol®**, los polioxietilenglicoles (PEG) son condensados de óxido de etileno y agua de fórmula:

$HOCH_2$-(CH_2-O-CH_2)n-CH_2OH donde n puede variar de 3 a 225. Los PEG de masa molecular inferior a 600 son líquidos. Se utiliza los PEG 300, 400, 600 como disolventes. A partir de 2.000, son sólidos blancos de aspecto céreo cuya dureza aumenta en función de la masa molecular. Los términos intermedios son más o menos pastosos en función de la temperatura.

Los PEG son solubles en agua y en etanol. Se utilizan raramente en cosmética, porque el tacto es pegajoso y desagradable. Además, inhiben la acción antimicrobiana de los parabenes.

2.4.1.4. Policuaternarios

Son derivados de amonios cuaternarios de cadena larga alquílica; la parte polimérica está representada por la unión de unidades vinílicas o acrílicas.

A pesar de la presencia de una carga positiva, su carácter anfifílico es poco marcado.

No se consideran tensioactivos. Están incluidos en las preparaciones como activos cuando son acondicionadores de la queratina, y como excipientes espesantes.

2.4.1.5. Utilización de gelificantes hidrófilos

Los gelificantes naturales plantean problemas de conservación.

Los gelificantes celulósicos plantean problemas de tacto cosmético.

Por ello se utilizan cada vez con más frecuencia los carbopoles, que sin embargo, son sensibles al pH y a la presencia de electrolitos.

Se desarrolla cada vez más el hábito de asociar dos gelificantes (por ej., goma guar y goma xantano) para obtener una estabilización adecuada de algunos tipos de emulsiones: emulsiones múltiples, emulsiones para spray, etc. (ver Capítulo «Formas galénicas»).

2.4.2. Productos minerales

Se presentan en forma de polvos cuya inercia química es casi total. No poseen tanta neutralidad frente a la piel porque actúan absorbiendo el sebo y modificando el manto hidrolipídico. La granulometría de estos polvos tiene una importancia capital.

2.4.2.1. Sílices

Son utilizados como gelificantes de la fase acuosa con el sílice clásico o de la fase grasa cuando el sílice está modificado. Su uso principal desde el plano cuantitativo es la gelificación de los dentífricos. Los sílices especiales empleados forman con el agua un gel transparente y ligeramente abrasivo

2.4.2.2. Silicatos

Los silicatos en forma de arcillas diversos: **bentonita**, **montmorillinota**, **hectorita**, se presentan a menudo en emulsiones y productos de maquillaje como espesantes.

Un silicato de aluminio y de magnesio (**Veegum**®) se emplea mucho para espesar los maquillajes. Todas estas sustancias se hinchan en presencia de agua para dar lugar a geles fluidos de sílice o de silicatos hidratados.

3. *Tensioactivos*

3.1. Definición y características

Son moléculas anfifílicas (a la vez hidrófilas y lipófilas) que poseen la propiedad de orientarse a las interfases y, en consecuencia, de hacer disminuir la tensión interfacial. Además, son capaces de formar soluciones micelares por encima de una determinada concentración, llamada **concentración micelar crítica** (CMC), cuyo valor es una característica del tensioactivo.

Pueden ser espumantes, detergentes, dispersantes, solubilizantes, emulgentes, pero estas propiedades no aparecen en todas las moléculas en el mismo grado.

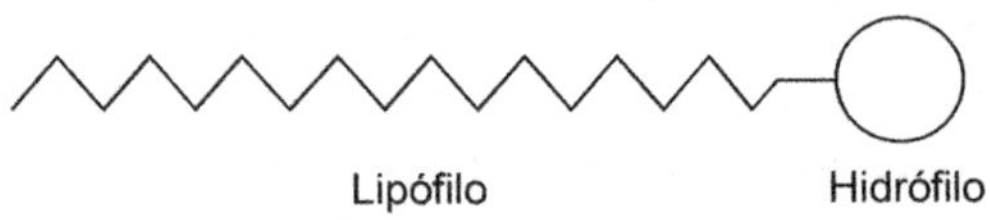

Figura 33 Representación esquemática de una molécula de tensioactivo.

3.2. Clasificación

Existen más de 5.000 moléculas tensioactivas en el mercado, pero sólo algunas son utilizables para la aplicación cutánea, debido a los problemas de residuos, de impurezas y de intolerancia. Se clasifican habitualmente en tensioactivos iónicos y no iónicos según el esquema siguiente:

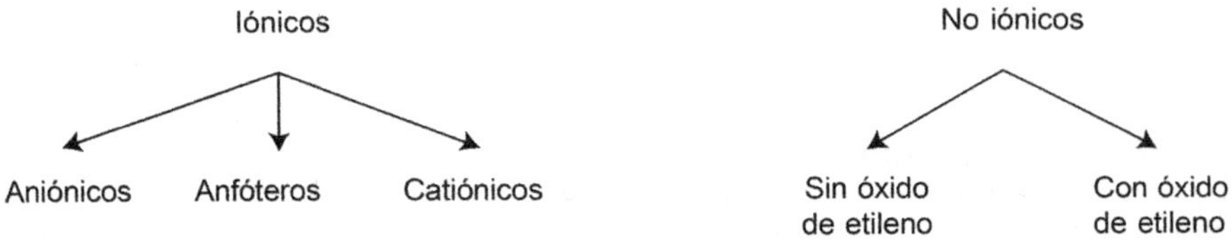
Iónicos
Aniónicos
Anfóteros
Catiónicos
No iónicos
Sin óxido de etileno
Con óxido de etileno

3.2.1. Tensioactivos aniónicos

Son moléculas anfifílicas cuya cabeza hidrófila está cargada negativamente.

Son principalmente detergentes, suavizantes, espumantes pero pueden ser utilizados excepcionalmente como emulgentes. Se encuentran en las fórmulas de champús y las principales moléculas empleadas son:

- Los jabones alcalinos (Na, K)
  R–COO M donde M = Na, K, NH_4
- Los jabones de amidas: M = trietanolamina (TEA)
- Los alquilsarcosinatos

$$\begin{array}{l} R-CO-\underset{\displaystyle CH_3}{\underset{|}{N}}-CH_2-COO\ M \end{array}$$

- Los alquilsulfoacetatos; $R–SO_3–CH_2–COO\ M$
- Los alquiltauratos; $CH_3–NH–CH_2–CH_2–SO_3\ M$
- Los alquil y alquiléter sulfatos de sodio, potasio, TEA
  $R–SO_4M$ y $R–(C_2H_4O)n\ SO_4\ M$ donde M = Na, K, TEA
- Las parafinas y olefinas sulfonato
- Los isotionatos $R–COO–CH_2–CH_2–SO_3\ Na$
- Los alquil y alquiléter fosfato de sodio
  $R–O–PO_3–Na_2$ y $R–(C_2H_4O)n–O–PO_3\ Na_2$

3.2.2. Tensioactivos catiónicos

Son moléculas anfifílicas cuya cabeza hidrófila está cargada positivamente.

Son bactericidas y fungicidas cuando la cadena alquilo es corta, acondicionadores y antiestáticos cuando la cadena alquilo es larga. Son suavizantes pero son poco espumantes y poco detergentes. Su principal característica es la de poder fijarse sólidamente a la queratina por su carga positiva, ya que la queratina tiene carga negativa. Son los más tóxicos de los tensioactivos y no se emplean nunca como emulgentes salvo cuando la molécula se combina con una macromolécula polimérica. Se encuentran bajo la denominación de cuaternario o de policuaternario cuando se trata de polímeros.

Los principales tensioactivos catiónicos empleados son:

- Los amonios cuaternarios

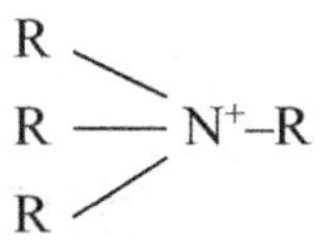

Amonio cuaternario

- Los cloruros de alquilpiridinio
- Los sacarinatos de alquil amonio
- Los aminóxidos de pH < 6,5

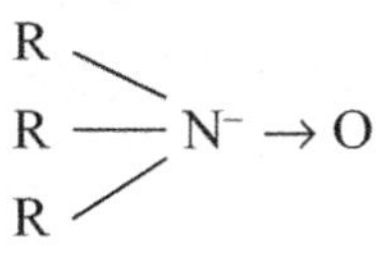

Aminóxido

3.2.3. Tensioactivos anfóteros o zwitteriónicos

Son moléculas anfifílicas cuya cabeza hidrófila tiene una carga negativa y una carga positiva activadas en función del pH. Son aniónicas en medio alcalino, catiónicas en medio ácido. En consecuencia, a pH cercano a la neutralidad presentan simultáneamente las propiedades de los aniónicos y de los catiónicos. Son moderadamente detergentes, suavizantes y espumantes. Son moderadamente bactericidas y se unen a la queratina. Pueden ser emulgentes porque su tolerancia cutánea es buena en conjunto, excelente para los derivados imidazólicos.

Los principales tensioactivos anfóteros utilizados son:

- Las alquilbetaínas

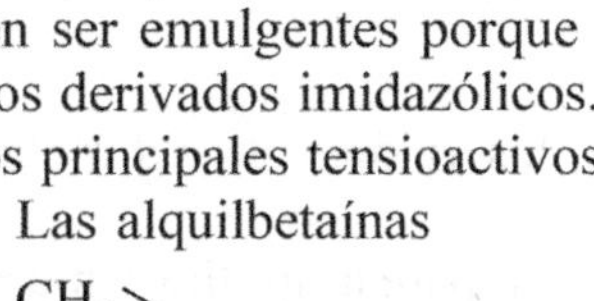

- Las alquilamidobetaínas como la cocoamidopropil betaína (CAPB)
- Los derivados imidazólicos Miranols®:
  cocoanfodiacetato de disodio, lauroanfodiacetato de sodio.

3.2.4. *Tensioactivos no iónicos*

Son moléculas anfifílicas cuya cabeza hidrófila no tiene carga. La hidrofilia la confiere la presencia de grupos hidroxilo o moléculas de óxido de etileno en el esqueleto de la base. Las primeros tensioactivos no iónicos oxietilenados han dado origen al concepto de equilibrio hidrofilia-lipofilia o HLB (*hydrophilic-lipophilic balance*) porque es posible aumentar la hidrofilia en función del número de moléculas de óxido de etileno (OE) fijadas. Encontraremos, por tanto, en la gama de tensioacticos no iónicos de moléculas más lipófilas o más hidrófilas.

La escala va de 0 a 20, y se calcula el HLB según la fórmula de Griffin:

$$HLB = 1/5 \frac{\text{masa molecular de la parte hidrófila}}{\text{masa molecular total}} \times 100$$

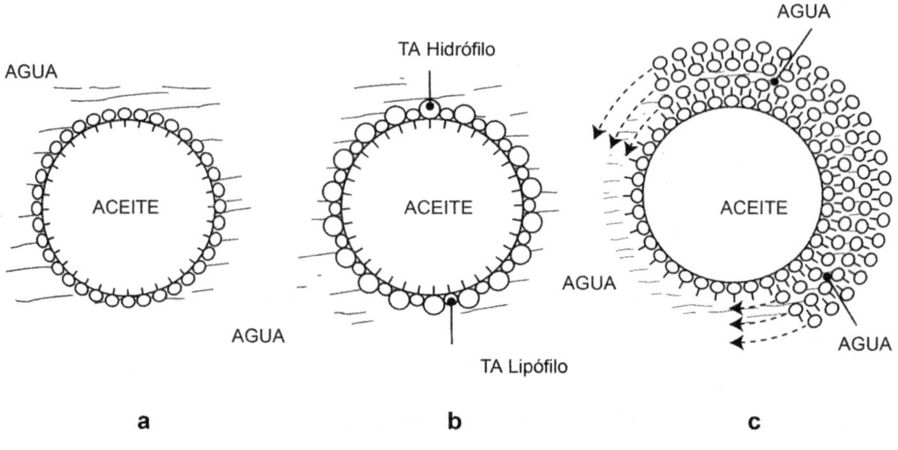

Figura 34 Modo de acción de los tensioactivos.

a.- Un solo tensioactivo → Capa interfacial fina
b.- Pareja de tensioactivos hidrófilo – Lipófilo → Capa interfacial más gruesa
c.- Tensioactivo formador de cristales líquidos liotropos → Capa interfacial muy gruesa

Los valores bajos corresponden a moléculas lipófilas, los valores altos a moléculas hidrófilas.

Los tensioactivos no iónicos se utilizan con frecuencia en pareja lipófilo – hidrófilo, y como emulgentes porque son bien tolerados por la piel. También son solubilizantes y suavizantes. Espuman poco, con algunas excepciones.

Los principales tensioactivos no iónicos utilizados son:

- **Lipófilos**

- ésteres de glicerol y de glicoles;
- ésteres de sorbitán o sorbésteres;
- éteres de alcoholes grasos con número de OE pequeño;
- copolímeros de óxido de etileno – óxido de propileno con número de OE pequeño;
- sucroésteres lipófilos;
- ésteres de poliglicerol;
- emulgentes siliconados.

- **Hidrófilos**

- ésteres de sorbitán oxietilenados o polisorbatos;
- éteres de alcoholes grasos con número de OE elevado;
- alquilfenoles oxietilenados;
- copolímeros de óxido de etileno – óxido de propileno con número de OE elevado;
- sucroésteres hidrófilos;
- aminóxidos de pH > 6,5.

- **Intermedios** (HLB alrededor de 10)

- bases autoemulsionables (ésteres de PEG);
- derivados de metilglicósido (Montanovs®).

3.2.5. Emulgentes-gelificantes

Son macromoléculas anfifílicas derivadas de polímeros acrílicos hidrófilos sobre los que se han añadido cadenas alquílicas o mezclas listas para su empleo de tensioactivos no iónicos y de polímeros acrílicos.

4. Aditivos

4.1. Conservantes

La presencia de conservantes es indispensable en todas las preparaciones para aplicación tópica sobre todo las que contienen una pequeña proporción de agua. Las farmacopeas no incluyen ya listas positivas de conservantes desde que la directiva Cosmética incluye una, en el anexo VI. Se trata de una lista de conservantes antimicrobianos; la elección de los antioxidantes permanece libre.

Los criterios de elección de un conservante antimicrobiano son los siguientes:

- **La legislación** es el primer criterio de elección. La lista positiva garantiza la no toxicidad de un producto hasta un límite de concentración máxima. Por el contrario, la no alergenicidad no está garantizada. Las reacciones de hipersensibilidad sólo se manifiestan después de una utilización intensiva del producto, cuando se aplica en un gran número de personas.

- **La solubilidad**. Los conservantes deben proteger la fase acuosa de las emulsiones y los productos totalmente acuosos. Deben ser hidrosolubles. Sin embargo, para ser efectivos deben penetrar la membrana lipídica de los microorganismos y ser, por tanto, liposolubles. En función de su coeficiente de reparto O/A, un conservante se concentrará más en una o en otra fase. Por esta razón se utilizan mezclas de conservantes, uno lipófilo y otro hidrófilo.
- **El espectro de actividad**. Los conservantes raramente son universales. Actúan sobre las bacterias Gram (+) o bacterias Gram (–), sobre los hongos o las levaduras. El espectro de acción generalmente se determina para cada germen. Con el objetivo de obtener un espectro de actividad más amplio, se procede a la mezcla de sustancias de actividad diferente.
- **El pH** del medio en el que se incluyen. Los conservantes ácidos, por ejemplo, sólo son activos a pH inferior a 5.
- **La tolerancia cutánea**.
- **El tipo de emulgente utilizado**. Los emulgentes no iónicos tienen tendencia a captar los conservantes.
- **El acondicionamiento**. Los materiales plásticos, en particular el polietileno, pueden fijar los conservantes en proporciones que pueden afectar hasta el 50%.

Los más utilizados son:

- los ésteres del ácido 4-hidroxibenzoico (parabenes) en forma ácida y/o sódica, generalmente en forma de ácido y sal;
- los metil, propil, etil, butil parabenes en forma de mezclas comerciales: Phenonip®, Nipastat®, etc.;
- los donadores de formol:

  imidazolidin urea = Germall 115®,
  imidazolidin urea + metil y propilparaben + propilenglicol = Germaben®,
  2-bromo-2-nitropropano-1,3-diol = Bronopol®,
  5-bromo-5-nitro-1,3-dioxano = Bronidox®,
  cuaternario 15 = Dowicil 200®,
- clorhexidina y sus sales;
- los derivados de la isotiazolinona (Kathon CG®, sensibilizante);
- 1,2-dibromo-2,4-dicianobutano.

4.2. Antioxidantes

Los antioxidantes presentes en los productos cosméticos y en las preparaciones de dermofarmacia son de origen sintético o natural. Son todos reductores capaces de interrumpir la reacción de peroxidación y de impedir la formación de hidroperóxidos y peróxidos a partir de aceites insaturados en particular. Se introducen en todas las formulaciones que contienen cuerpos grasos insaturados y en ocasiones también en las fases acuosas en las que se encuentran extractos vegetales ricos en oxidasas. Su concentración de utilización es generalmente diez veces más pequeña que la de los conservantes y se sitúa entre el 0,02 y el 0,05%. Son:

▶ PARA LOS SINTÉTICOS

- dibutilhidroxitolueno (BHT);
- butilhidroxianisol (BHA);
- los galatos de propilo, octilo, dodecilo.

▶ PARA LOS NATURALES

- α-tocoferol y su acetato;
- el ácido ascórbico y el palmitato de ascorbilo;
- los extractos de romero, de *Gingko biloba;*
- el orizanol;

Son todos liposolubles, con excepción del galato de propilo y del ácido ascórbico. No están sometidos a una legislación específica ni en farmacia ni en cosmética.

4.3. Colorantes

Deben elegirse en función de la legislación europea, americana (FDA: *Food and Drug Administration*) o japonesa, todas diferentes.

Se reconocen en una formulación por la denominación CI (*Color index*) seguida de un número que va del 10.000 al 80.000.

Ej.: CI 17.071 o CI 45.745

Es necesario vigilar:

- la «pureza» química y la reproducibilidad de un lote a otro;
- la «pureza» bacteriológica;
- las variaciones de tinte con el pH;
- la incorporación. Se debe tener en cuenta la superficie específica para los pigmentos. Atención a la dispersión y a la homogeneidad de la dispersión;
- la influencia de la base en el colorante;
- la reproducibilidad;
- el potencial sensibilizante (ver Capítulo «Intolerancia a los cosméticos»).

4.4. Perfumes

Se incorporan:

- en forma de aceites esenciales o de origen sintético, siempre liposolubles;
- en forma de perfumes solubilizados en presencia de un agente de superficie de muy alto HLB.

Es necesario evitar las interferencias con los colorantes.

4.5. Principios activos

Muy diversos, representan productos de origen biológico, vegetal o animal pero también vitaminas, filtros solares, antisépticos, sales de aluminio, antiinflamatorios, antiseborreicos, anticelulíticos... (ver capítulos específicos).

Las formulaciones se eligen generalmente según el principio activo y en función de sus características fisicoquímicas.

23

Formas galénicas

Como ya se ha indicado en el tema de las materias primas, los productos de dermofarmacia y los productos cosméticos se clasifican en tres categorías:

- productos totalmente anhidros que representan alrededor del 20% de las formas utilizadas;
- los productos totalmente acuosos que también representan un 20%;
- las emulsiones o dispersiones, que constituyen el 60% restante.

Se presentan las formas galénicas en función de su composición. ¿Cuáles son las razones de la elección de una u otra por el fabricante, por el prescriptor y por el consumidor?

El fabricante se guía por el marketing, cuyo papel es preponderante, incluso cuando se trata de medicamentos. Para cubrir una determinada demanda debe conciliar las exigencias tecnológicas y los requerimientos financieros. Se preocupará por la compatibilidad de los ingredientes, la estabilidad del conjunto y por el proceso de fabricación.

El prescriptor se basa en la información procedente de la documentación de los laboratorios y en las explicaciones de los visitadores médicos. Juzga la adecuidad de la molécula activa e intenta elegir una forma que convenga al usuario para facilitar la observación de la prescripción. Se preocupará por la eficacia de la preparación, la inocuidad de las materias primas, el comportamiento del producto en la piel.

El consumidor está influenciado por la presentación, por la comodidad y/o la facilidad de utilización y el precio. Se fijará en la eficacia, pero también en todo lo que concierne al producto.

Las distintas formas disponibles en el mercado serán analizadas en este capítulo, teniendo en cuenta las distintas ópticas.

1. *Formas anhidras*

1.1. Sticks

En dermofarmacia están representados fundamentalmente por los sticks labiales. Son productos ricos en ceras y en aceites hidrogenados a los que se les añade un cierto número de sustancias grasas líquidas. Su punto de fusión es cercano a 60°C. Son similares a las bases de las barras de labios, llamados cuerpos blancos o cuerpos céreos. El procedimiento de fabricación suele estar totalmente automatizado y los parámetros importantes son las temperaturas de fusión y de colada y la velocidad de enfriamiento.

Están indicados en la protección solar o para combatir las grietas de los labios. Algunos sticks antisépticos se pueden utilizar para prevenir o tratar el herpes labial.

Ejemplos de formulación:

Stick solar pantalla total IP 12 A, IP 17 B, IR

- Paraffinum liquidum: sobreengrasante, oclusivo, mantiene la preparación en la superficie
- Cetyl acetate: éster graso
- Acetylated lanolin alcohol: sobreengrasante, hipoalergénico
- Hydrogenated polyisobutene: sustituto del escualano, sobreengrasante
- Cera alba: cera blanca, factor de consistencia
- Cera microcristallina: factor de consistencia
- Hydrogenated coconut oil: factor de consistencia
- 4-methylbenzylidene camphor: filtro, protector **UV B**
- butylmethoxydibenzoylmethane: filtro, protector **UV A**
- Silica: sílice, espesante
- Candellila cera: cera vegetal, factor de consistencia
- Cetyl alcohol: oclusivo, factor de consistencia
- Octylmethoxycinnamate: filtro, protector **UV B**
- Stearic acid: factor de consistencia
- Titanium dioxyde: pantalla, protector **UV A, UV B**
- Mica: protector **IR**
- Fragance: perfume
- Tocopherol acetate, BHA: antioxidantes
- Allantoin: cicatrizante
- Propylparaben: conservante

Stick labial de cuidado intensivo hipoalergénico

- Hydrogenated polyisobutène: sustituto sintético del escualano, sobreengrasante
- Rice bran wax: cera de arroz, factor de consistencia
- Cera microcristallina: parafina microcristalina, regulador de la dureza
- Cetearyl stearate: éster graso sintético sólido, sobreengrasante
- PPG-5 lanolin alcohol ether: derivado de la lanolina sobreengrasante
- Butyrospermum parkii: manteca de karité, sobreengrasante
- Stearyl dimethicone: éster de silicona, resistente al agua, mejora la extensividad
- Sesamum indicum: aceite de sésamo, sobreengrasante
- Tocopheryl acetate: antioxidante
- Hypericum perforatum: extracto de hipérico, antiinflamatorio
- α-bisabolol: antiinflamatorio
- BHA: antioxidante
- Fragance: perfume

1.2. Bálsamos

Los sticks para los labios se sustituyen en ocasiones por los bálsamos, especie de pomadas anhidras o con poco agua dotados de una excelente capacidad de protección y que se presentan en tubos. Se extienden en los labios con el dedo. Se utilizan como los sticks para la protección de los labios contra las inclemencias del tiempo y/o contra las radiaciones actínicas. Contienen, además de ceras, aceites sobreengrasantes. La presencia de ceras, filmógenas, permite una protección eficaz de la mucosa contra la deshidratación.

Ejemplo de formulación

Bálsamo solar protector hidratante

- Paraffinum liquidum: componente principal, oclusivo, mantiene la preparación en la superficie
- Arachis hypogea: aceite de cacahuete
- Petrolatum: vaselina, oclusiva, mantiene la preparación en la superficie, untuosidad
- Lanolin: sobreengrasante
- Ozokerite: cera mineral, factor de consistencia
- White beeswax: cera blanca, factor de consistencia
- Isopropyl myristate: éster graso sintético
- Squalane: sobreengrasante
- Methylbenzylidene camphor: filtro, protector **UV B**
- Menthyl salicylate: filtro, protector **UV B**
- Hydroxylated lecithin: sobreengrasante
- Carnauba cera: cera vegetal, factor de consistencia
- Candellila cera: cera vegetal, factor de consistencia
- Fragance: perfume
- Castor oil: aceite de ricino, sobreengrasante
- Glyceryl stearate, distearate: gelificantes lipófilos
- Red, yellow iron oxide: pigmentos coloreados, **pantallas** ligeramente fotoprotectoras
- Beta-carotène, rétinol, tocopherol, BHT, ascorbyl palmitate: antioxidantes y antirradicales
- Methyl, propyl, butyl parabens: conservantes

1.3. Polvos

La composición de los polvos se basa en una importante proporción de **talco**. Se le añaden, según las necesidades, caolín, sílice coloidal, estearato de magnesio, carbonato de magnesio, dióxido de titanio, almidón. Estas sustancias son diluyentes, factores de adherencia. Contrariamente a lo que se podía pensar, los polvos son bastante frecuentes en el ámbito de la dermofarmacia. Se presentan en frascos empolvadores. Algunos están compactados por un agente ligante, como la parafina líquida.

- Los polvos podológicos antitranspirantes y desodorantes son los más frecuentes. El activo puede ser el ácido α-cetoglutárico, mezclado con ácido tánico, alumbre,

alantoína, o hidroxicloruro de aluminio y de zirconio, o un lipoaminoácido, una combinación de ácido caprílico, un hidrolizado de colágeno y de aluminio;
- polvos pediculicidas que contienen lindano;
- polvos libres para maquillaje; a los componentes de la base se les añade óxido de hierro;
- polvos compactos para maquillaje, compuestos de polvo libre adicionado de un agente ligante;
- talcos para niños que contienen, además de talco, estearato y carbonato de magnesio y óxido de cinc;
- polvos antifúngicos con una gran variedad de derivados azólicos, miconazol, econazol, oxiconazol, omoconazol o ácido undecilénico y sales de cinc y de calcio (Micodécyl®). Son todos medicamentos;
- polvos antisépticos con bencilhidroxibenzoato (Nisapulvol®).

Ejemplos de formulaciones

Polvo podológico antitranspirante (producto cosmético)

- Talc: base de la formulación;
- rice starch: agente de adhesión;
- kaolin: diluyente;
- magnesium stearate: agente antiagregante;
- magnesium hydroxyde: agente de adherencia;
- α-cétoglutaric acid: antitranspirante;
- tannic acid: astringente, antitranspirante;
- benzoïc acid: antiséptico;
- methyl, propyl, butyl parabens: conservantes antimicrobianos;
- alun: astringente, antitranspirante;
- allantoïn: cicatrizante;
- ZnO: antiséptico, agente de adherencia;
- aluminium hydroxychloride: antitranspirante.

Polvo para aplicación local antipruriginosa (medicamento)

- Talc: base de la formulación;
- ZnO: antiséptico;
- boric acid: antiséptico;
- soufre: antiséptico;
- camphor: antiséptico;
- zinc undecylenate: antiséptico;
- levomenthol: refrescante;
- salicylic acid: antiséptico;
- essential oil: perfume.

Polvo compacto para maquillaje (producto cosmético)

- Talc: base de la formulación;
- zinc stéarate: agente antiagregante;

- cetearyl octanoate: ligante;
- isopropyl myristate: ligante;
- rice bran oil: ligante;
- phenoxyethanol: conservante;
- methyl, ethyl, propyl, butyl parabens: conservantes;
- tocopheryl linoleate: antioxidante;
- fragance: perfume;
- red, yellow, black iron oxide: pigmentos coloreados;
- titanium dioxide: pigmento blanco, diluyente.

1.4. Aceites

Son:

- los aceites solares (ver Capítulo «Pigmentación y productos solares»);
- los aceites de masaje;
- los aceites de baño.

Los aceites tienen composiciones muy simples. Es posible encontrar formulaciones compuestas por un solo aceite vegetal o mineral. Frecuentemente están constituidos por una mezcla a partes iguales de un aceite mineral, un aceite vegetal y un éster graso sintético líquido, a la que se añade un antioxidante y un perfume. Los aceites llamados «secos» se componen de aceites de silicona pero también de mezclas de ésteres grasos particulares.

Los aceites de baño se denominan hidrodispersables. Contienen una gran proporción de un tensioactivo generalmente no iónico que permite que el aceite se solubilice y se disperse convenientemente en el agua del baño. Aplicados directamente sobre la piel, el tensioactivo se elimina por aclarado y la capa grasa permanece en la superficie.

Ejemplos de formulación

Aceite seco de masaje

- Arachis hypogea: aceite de cacahuete, base de la formulación
- Paraffinum liquidum: base de la formulación
- C12-15 alkyl benzoate: éster graso sintético de tacto seco
- Octyl octanoate: éster graso sintético no graso
- Cinnamomum camphora: alcanfor, resolutivo
- Rosmarinus off.: aceite esencial de romero antioxidante
- Lavandula hybrida: aceite esencial de lavanda
- Pinus sylvestris: aceite esencial de pino
- Origanum majorana: aceite esencial de orégano, antiséptico
- Thymus vulgaris: aceite esencial de tomillo, antiséptico
- Propylparaben: conservante

Aceite de baño

- Aceite de purcelin: éster graso sintético, sobreengrasante
- Parafina líquida: base de la formulación

- Octildodecanol: alcohol graso, sobreengrasante
- Éster de sorbitán oxietilenado: tensioactivo no iónico, solubilizante
- Perfume

1.5. Pomadas

Poco utilizadas en cosmética con la excepción de las «cremas» para el contorno de las uñas, en ocasiones anhidras, se reservan a la farmacia. Además de la mezcla clásica de lano-vaselina, se encuentran mezclas un poco más complejas que contienen, además de la cera blanca, un aceite vegetal, mezclas de polietilen glicoles (Macrogol 300 y 1.500) y fórmulas de bases de excipientes listos para su empleo (ver Capítulo «Formulación de una preparación magistral en dermatología»).

2. Formas acuosas

2.1. Lociones

El término loción designa una solución acuosa o hidroalcohólica aplicable sobre la piel o las mucosas. El término «lotion» en inglés designa una emulsión fluida, con lo que pueden aparecer confusiones sobre la composición del producto.

Se pueden clasificar en el primer grupo:

- Las lociones capilares y las lociones capilares anticaída (ver Capítulo «Alopecia, productos anticaída y depilatorio»)
- Las lociones faciales, florales, tónicas
- Las lociones podológicas
- Las lociones anti-piojos (ver Capítulo «Champús y jabones líquidos») y las lociones antimosquitos
- Las lociones para después del afeitado

En una base hidroalcohólica, los activos serán principalmente extractos vegetales y/o aceites esenciales elegidos en función de la indicación. Algunas lociones de este tipo pueden estar espesadas por un gelificante y presentarse en forma de geles fluidos.

Ejemplos de formulaciones

Loción capilar con aceites esenciales

- Aqua: base de la formulación
- Alcohol: base de la formulación
- Glycine soja: aminoácido, nutriente celular
- Rosmarinus off.: aceite esencial de romero, antiséptico
- Citrus limonum: aceite esencial de limón, tónico
- Cupressus sempervirens: aceite esencial de ciprés, activador de la microcirculación
- Eucalyptus globulus: aceite esencial de eucalipto, antiséptico
- Panthenol: provitamina B5, tónico capilar
- Pyridoxine HCl: vitamina B6, tónico capilar

- Cetrimonium bromide: amonio cuaternario, conservante
- PVP, polyvinylpyrrolidone, espesante
- CI 42053 y CI 15985: colorantes

Se pueden clasificar en el segundo grupo, en el que el término loción es sinónimo de «leche»:

- las lociones corporales;
- las lociones de baño;
- las lociones dérmicas;
- las lociones desmaquillantes;
- las lociones exfoliantes.

Son generalmente emulsiones L/H muy fluidas y muy clásicas:

Ejemplo de formulación

Loción limpiadora y emoliente

- aqua;
- cetyl alcohol: alcohol graso, base de la formulación;
- stearyl alcohol: alcohol graso, base de la formulación;
- propylene glycol: disolvente, diluyente;
- sodium dodecylsulfate: emulgente aniónico;
- preservative: conservante;
- fragance: perfume.

2.2. Geles

Constituyen una forma muy utilizada en dermofarmacia y en cosmética por sus propiedades refrescantes, su carácter no graso, su aplicación agradable:

- son totalmente acuosos (95-99% de agua), sólo pueden contener principios activos hidrosolubles o solubilizados por hidrotropía (en presencia de un tercio de disolvente) o por solubilización micelar;
- son filmógenos, tienen tendencia a mantener el principio activo en la superficie de la piel y el paso a través de la barrera cutánea debe estar facilitado por la presencia de disolventes, etanol o propilenglicol;
- son transparentes, permiten la visualización de los cristales líquidos o de las microcápsulas portadoras de principio activos.

Los gelificantes más empleados para la obtención de geles son los derivados de celulosa no iónicos, la goma xantano, los carbómeros y los derivados acrílicos o cianoacrílicos (ver Capítulo «Materias primas utilizadas en la formulación cosmética de productos tópicos cutáneos»).

Se encuentran en forma de geles los mismos productos que con las lociones hidroalcohólicas. Hay que añadir:

- los geles de ducha que son en realidad champús espesados por una gran concentración de tensioactivos o por adición de un gelificante hidrófilo clásico;
- los geles dentífricos a base de sílice y de silicatos que juegan un papel como abrasivos y gelificantes;

- los geles de masaje, «calentadores» o no. Cuando son «calentadores» contienen nicotinato de metilo y varios extractos vegetales rubefacientes;
- los geles solares;
- los geles refrescantes para piernas cansadas. Además de extractos vegetales de tipo venotónico contienen lactato de mentilo;
- los geles antiacneicos y antifúngicos que son medicamentos.

Ejemplos de formulación

Gel de «aromaterapia»

- Aqua: base de la formulación
- Alcohol: base de la formulación
- PEG-40 hydrogenated castor oil: aceite de ricino hidrogenado y etoxilado, solubilizante
- **Carbomer: gelificante**
- Sorbic acid: conservante
- Methylparaben: conservante
- Triethanolamine: neutralizante del carbómero
- Melaleuca leucadendron y viridiflora: aceites esenciales antisépticos
- Thymus vulgaris: aceite esencial de tomillo, antiséptico
- Cinnamomum cassia: aceite esencial antiséptico
- Betula alba: extracto de abedul
- Eugenia caryophyllus: aceite esencial de clavo, antiséptico

Gel para pieles de tendencia acneica

- Aqua: base de la formulación
- Alcohol: base de la formulación
- Laureth-12: alcohol laúrico oxietilenado
- Nicotinamide: vitamina B3 (o PP), regulador de la seborrea
- **Magnesium aluminium silicate: espesante mineral**
- **Hydroxypropylcellulose: gelificante**
- Citric acid: acidificante

Gel solar bronceador

- Aqua: base de la formulación
- Glycerin: hidratante
- Phenylbenzimidazole sulfonic acid: filtro solar UVB hidrosoluble
- Propylene glycol: disolvente
- Tromethamine: neutralizante
- Xanthan gum: gelificante
- Lawsonia inermis: colorante
- Aesculus hypocastanum: extracto de castaña de Indias, tonificante
- Phenoxyethanol: conservante
- Sodium hydroxide: neutralizante
- Polyquaternium-39: polímero catiónico, mejorador de la sustantividad

- Diazolidinyl urea: conservante
- Sodium chondroïtin sulfate: reestructurante
- Panthenol: provitamina B5
- Allantoïn: cicatrizante
- SOD: superóxido dismutasa, antirradical
- Lecithin: sobreengrasante
- PPG-26 buthet-26: solubilizante
- PEG-40 hydrogenated castor oil: aceite de ricino hidrogenado y etoxilado, solubilizante
- Fragance: perfume

2.3. Geles-crema

Están en el límite de las emulsiones. Algunos son incluso emulsiones gelificadas.

Son geles a los que se les ha añadido pequeñas cantidades de aceite vegetal o sintético. Esta pequeña proporción de cuerpos grasos mantiene el tacto particular del gel, no graso y refrescante y evita el desecamiento de la piel. Además de los ingredientes clásicos necesarios para la obtención del gel, la formulación incluye un cuerpo graso y un solubilizante.

Ejemplo de formulación

Gel-crema anti-edad hidratante

- Aqua: base de la formulación
- Petrolatum: vaselina
- **Biosaccharide gum-1: fucogel, gelificante**
- Cyclomethicone: silicona volátil
- Glycerin: hidratante higroscópico
- Polysorbate 80: solubilizante
- Cetyl acetate: éster graso, emoliente
- Acetylated lanolin alcohol: sobreengrasante
- Dimethicone copolyol: emulgente siliconado
- Urea: hidratante
- **Polyacrylamide: gelificante**
- C13-C14 isoparaffin: sobreengrasante
- Laureth-7: alcohol graso oxietilenado, emulgente
- **Carbomer: gelificante**
- Caprylic capric triglyceride: cuerpo graso sintético
- Hydrolysed sweet almond protein: hidrolizado de proteínas vegetales, reestructurante
- Sodium PCA: hidratante higroscópico
- Glycosphingolipids: hidratante regulador del flujo de agua
- Sodium lactate: hidratante higroscópico
- Polyglyceryl-3 isostearate: emulgente
- Phenoxyethanol: conservante

- Methyl, ethyl, propyl, butyl parabens: conservantes
- Fragance: perfume

3. Emulsiones

3.1. Definición

Las emulsiones son dispersiones de un líquido en otro líquido en el que no es miscible.

3.2. Características

Son termodinámicamente inestables, por lo que necesitan de un aporte considerable de energía para obtenerlas, siendo esta energía generalmente mecánica.

Están formadas por una fase dispersa o interna o discontinua y una fase dispersante o externa o continua. Se habla habitualmente de fase grasa u oleosa y de fase acuosa para designar la fase externa.

Se distinguen emulsiones finas y homogéneas y emulsiones groseras y heterogéneas.

Las emulsiones pueden ser de diferentes tipos:

- Emulsiones **simples** hidrófilas-lipófilas (H/L) o lipófilas-hidrófilas (L/H), y no de agua en aceite (A/O) o de aceite en agua (O/A) porque la fase grasa nunca es sólo un aceite ni la fase acuosa es sólo agua.
- Emulsiones **triples** constituidas por una fase grasa, una fase acuosa y una fase sólida o una fase a la vez hidrófoba y lipófoba (aceites fluorados).
- Emulsiones **múltiples** L/H/L o H/L/H que son dispersiones de emulsiones.
- Emulsiones **submicrónicas** o miniemulsiones en las que el tamaño de las partículas dispersas es inferior a un micrómetro (entre 500 nm y 1 μm).
- **Nanoemulsiones** en las que el tamaño de las partículas dispersas no supera algunos cientos de nanómetros (entre 100 y 500 nm).

3.3. Estabilidad

Va asociada a varios factores.

3.3.1. *Tensión interfacial*

La tensión interfacial tiende a disminuir la superficie de separación, es decir, a agregar las partículas. Es el fenómeno de la **coalescencia** mediante el que las partículas dispersas se engrosan cada vez más hasta producir la separación de las fases.

Para paliar este inconveniente hay que hacer más rígida la capa interfacial dándole resistencia suficiente a las deformaciones. Para lograrlo, se utilizan tensioactivos que se orientan en la interfase y establecen uniones entre la fase externa y la fase interna. Así, se puede emplear estabilizadores de las emulsiones como polvos ultrafinos que, en ciertas condiciones, y más frecuentemente en presencia de tensioactivos, hacen más difícil la coalescencia.

El fenómeno de la coalescencia es irreversible.

3.3.2. Gravedad

Tiende a hacer migrar las partículas dispersadas a la fase dispersante en función de su masa volumétrica. La velocidad de migración obedece teóricamente a la ley de Stokes:

$$v = \frac{r_2(d_1 - d_2)}{9\eta}$$

donde:

- r = radio de la partícula dispersada
- d_1 = densidad del medio dispersante
- d_2 = densidad del medio dispersado
- η = viscosidad del medio dispersante

Las partículas dispersas pueden migrar hacia arriba (**cremado**) o hacia abajo (fenómeno de **sedimentación**). Estos dos fenómenos son teóricamente reversibles, y no varía el tamaño de las partículas. En la práctica, en los medios líquidos, las partículas dispersas se deforman y si el film interfacial no es suficientemente resistente se pueden agrupar las partículas de la fase grasa, y el cremado se manifiesta por una capa de aceite en la superficie de la emulsión.

Para evitar estos inconvenientes, es necesario disminuir el tamaño de las partículas dispersas, elegir medios dispersantes y dispersados de densidad parecida y aumentar la viscosidad del medio dispersante.

3.3.3. Potencial electrocinético

El valor del **potencial electrocinético** o potencial zeta debe ser suficientemente elevado para mantener las partículas dispersas separadas unas de otras. Las partículas están cargadas eléctricamente positiva o negativamente, en función de su naturaleza química y de los fenómenos de fricción, polarización, solvatación a los que están sometidos. Cuando las cargas son muy numerosas, la diferencia de potencial con el medio que le rodea es importante y las partículas se repelen entre sí. Cuando las cargas están total o parcialmente neutralizadas, las partículas dispersas se agrupan, es el fenómeno de la **floculación**. Es teóricamente reversible por agitación, que separa de nuevo las partículas y las recarga, pero una floculación denota una estabilidad precaria que puede transformarse en coalescencia cuando el film interfacial no es suficientemente sólido.

3.3.4. Temperatura

La temperatura conduce en algunos casos a **inversiones de fase**. En este caso, una emulsión de agua en un aceite se transforma en emulsión de aceite en agua y viceversa. En efecto, el aumento de temperatura aumenta la lipofilia de los emulgentes no iónicos más frecuentemente utilizados. La inversión de fase puede ser provocada voluntariamente con el fin de obtener espontáneamente emulsiones L/H más finas y homogéneas.

Por el contrario, la inversión de fase involuntaria se traduce en una inestabilidad mayor que obliga a modificar la formulación y, en particular, la elección de uno o varios tensioactivos.

3.3.5. Difusión molecular

La difusión molecular o **maduración** de Ostwald es más una modificación de la textura de la emulsión que una verdadera inestabilidad. Este fenómeno se desarrolla sobre todo en las emulsiones groseras y heterogéneas. En este caso, tiene lugar progresivamente una difusión de pequeñas partículas en las gruesas que se vuelven más gruesas y provocan un aumento de la viscosidad.

3.4. Bases teóricas de la formulación de emulsiones

3.4.1. Fase lipófila

La fase lipófila, que condiciona con más frecuencia las características del producto acabado, se elige teniendo en cuenta diferentes criterios, que son:

- Cualitativos. La elección estará condicionada por la viscosidad, las características de extensión y de penetración cutánea deseadas.
- Cuantitativos. El porcentaje de cada uno de los ingredientes de la fase lipófila estará condicionada por la viscosidad requerida y el carácter graso deseado.

NOTA Las materias primas lipófilas inscritas en la Farmacopea europea son poco numerosas y no permiten la obtención de productos con un mínimo agrado cosmético. Las materias primas de la fase lipófila se han descrito anteriormente.

3.4.2. Fase hidrófila

La fase hidrófila está constituida principalmente por agua. La noción de «actividad» de agua se utiliza cada vez más para disminuir la cantidad de conservante que hay que incorporar.

La actividad del agua (A_w) indica el grado de libertad con la que el agua participa en las reacciones biológicas, físicas y químicas. La actividad del agua en una solución está representada por la relación entre la presión de vapor de la solución y la del agua en estado puro a esa misma temperatura. Ningún microorganismo crece por debajo de una A_w de 0,60.

Los modificadores del A_w son: las sales, el glicerol, el propilenglicol, los azúcares, la urea, el ácido láctico.

También se encuentran en la fase hidrófila humectantes como el glicerol o el sorbitol y los gelificantes.

3.4.3. Emulgentes

Son extremadamente numerosos y la elección es difícil. El emulgente es el componente que condiciona el sentido de la emulsión. Se elegirá en función del tipo de emulsión deseada, teniendo en cuenta que el emulgente debe ser soluble la fase externa. En orden de frecuencia de utilización, encontraremos:

- **En formulación farmacéutica:**
  - bases autoemulsionables H/L o L/H;
  - emulgentes no iónicos;

- emulgentes aniónicos de tipo estearato de trietanolamina o alquil sulfatos de sodio o de trietanolamina;

- **En formulación cosmética:**
  - emulgentes no iónicos;
  - emulgentes gelificantes;
  - bases autoemulsionables;
  - emulgentes iónicos.

Las bases autoemulsionables son las más fáciles de manejar. Sólo es necesario un buen conocimiento de la utilización de la materia prima.

Los emulgentes no iónicos se han utilizado durante mucho tiempo en asociación de emulgentes de tipo lipófilo y emulgentes de tipo hidrófilo. Los más clásicos todavía se asocian de esta manera. Actualmente, en cosmética, la elección de los formuladores se orienta hacia la utilización de emulgentes únicos capaces de formar cristales líquidos liotropos en las interfases (Montanove 68®) o los emulgentes no etoxilados como los ésteres de propilenglicol o las siliconas emulgentes.

Los emulgentes gelificantes están muy de moda porque la parte gelificante de la molécula permite disminuir la importancia de la parte tensioactiva.

Los emulgentes iónicos están representados por el estearato de trietanolamina, presente en algunas preparaciones de dermofarmacia y en algunos productos de maquillaje. La tendencia actual consiste en regular el pH a un valor cercano a la neutralidad a expensas de la estabilidad, que se mantiene por la adición de gelificantes.

Los alquil sulfatos y los alquil fosfatos son emulgentes de tipo iónico entre los que el más utilizado es el estearato de trietanolamina. Presenta el inconveniente de intervenir a nivel de la estructura cutánea y de modificar en consecuencia la penetración cutánea, que está generalmente aumentada.

Los emulgentes gelificantes sustituyen en algunas formulaciones cosméticas e incluso dermofarmacéuticas a los emulgentes clásicos. Son macromoléculas que permiten disminuir la cantidad de emulgente útil hasta valores del 1-2%, manteniendo la estabilidad por la parte gelificante de la molécula.

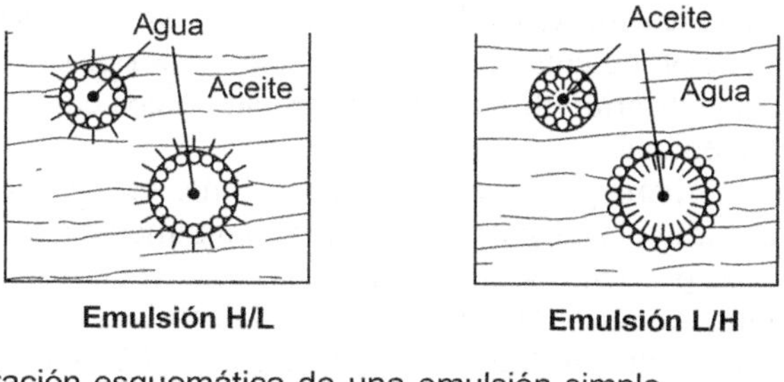

Figura 35 Representación esquemática de una emulsión simple.

3.4.4. Composición global de una emulsión

Se puede dar una evaluación clásica admitida según las proporciones relativas de los diversos componentes de una emulsión. Estas proporciones pueden variar en función del tipo de emulgente elegido, pero el neófito tiene una referencia en ausencia de toda fórmula establecida.

Emulsiones L/H fluidas (leches)
- Fase grasa: 8-20%
- Emulgente(s): 3-5%
- Fase acuosa c.s. para 100 g

Emulsiones L/H consistentes (cremas)
- Fase grasa: 15-30%
- Emulgente(s): 5%
- Fase acuosa c.s. para 100 g

Emulsiones H/L fluidas (leches)
- Fase grasa: 30-40%
- Emulgente(s): 8-10%
- Fase acuosa c.s. para 100 g

Emulsiones H/L consistentes (cremas)
- Fase grasa: 25-30%
- Emulgente(s): 8-10%
- Fase acuosa c.s. para 100 g

NOTA Actualmente existen emulsiones un poco particulares por su composición y por su modo de fabricación. Son:

- Las emulsiones llamadas «**sin agua**». Se obtienen sustituyendo el agua por glicoles o glicerol. Pueden ser eventualmente diluidas *in situ* con agua.
- Las emulsiones «**agua en silicona**». La fase grasa está constituida exclusivamente por una mezcla de aceites siliconados.
- Las emulsiones «**oil free**». La fase grasa no contiene aceites minerales sino sustitutos de estos aceites.
- Las emulsiones «**HIPRE**» o *high internal phase ratio emulsion*. Contienen un 99% de agua y un 1% de aceite, aunque son emulsiones H/L. La fase acuosa contiene un espesante al que se le añade un activo lipófilo. Los emulgentes más convenientes son los sucroésteres o los ésteres de poliglicerol de cadena alquilo en C22 : 1, utilizados en pareja lipófilo-hidrófilo. La presencia de un poliol hace que la emulsión sea termoestable.
- Las emulsiones «**catiónicas**». Las emulsiones catiónicas se emplean raramente para la formulación de emulsiones de uso tópico por problemas de tolerancia. Es posible, por el contrario, utilizar polímeros catiónicos emulgentes que no presentan este inconveniente.
- Las emulsiones «**transparentes**». Las emulsiones clásicas, teniendo en cuenta el tamaño de las partículas dispersas que pasan largamente del micrómetro, son opacas. Cuanto más pequeñas sean las partículas más se clarea el medio hasta volverse transparente. Además, las emulsiones, incluso con tamaños de partícula que superan el micrómetro, pueden aparecer transparentes cuando el índice de refracción de la fase lipídica es igual al índice de refracción de la fase acuosa.
- Las emulsiones «**sólidas**» están constituidas por una fase grasa muy importante (del 80 al 98%) conteniendo una gran proporción de cuerpos grasos concretos a los que se les puede añadir, en presencia de un gelificante emulgente lipófilo, una pequeña cantidad de agua.
- Las emulsiones «**sin tensioactivo**». Las dos fases, hidrófila y lipófila, están gelificadas por gelificantes adecuados y mezclados según una técnica patentada. Son los «**bigels**».

- Las emulsiones «**para spray**» son emulsiones de aceite en agua extremadamente fluidas obtenidas por técnicas particulares de emulsificación con ayuda de emulgentes especiales. Deben poder resistir la cizalladura impuesta por la salida a través del conducto, por lo que la técnica de estabilización es primordial. Su composición y su modo de fabricación suelen estar protegidas bajo patente.

3.4.5. Preparación de emulsiones simples

Para las emulsiones H/L o L/H el modo de preparación clásico es:

a. Introducción de los emulgentes en la fase grasa.
b. Calentamiento de la fase grasa para conseguir la fusión de los cuerpos grasos y de los emulgentes: **70°C** para las emulsiones L/H, y
90°C para las emulsiones H/L.
c. Calentamiento de la fase acuosa a la misma temperatura que la fase grasa.
d. Introducción de la fase acuosa en la fase grasa. Se obtiene:
  - Una emulsión directa en el caso de las emulsiones de agua en aceite (H/L).
  - Una emulsificación por inversión de fase en el caso de emulsiones de aceite en agua (L/H).
  La mezcla se obtiene **por agitación rápida**, salvo cuando el emulgente es una base autoemulsionable.
e. El modo de enfriamiento elegido está controlado en cuando a la velocidad de enfriamiento. Se efectúa **bajo agitación lenta**.
f. Los activos termolábiles se introducen a una temperatura igual o inferior a **40°C**.
g. El perfumado se realiza a **30°C**.

Ejemplos de formulación

Emulsión L/H aniónica

- Aqua: base de la formulación
- Stearic acid: asociado a trietanolamina constituye el emulgente (jabón)
- Paraffinum liquidum: base de la formulación
- Cetylic alcohol: factor de consistencia
- Triethanolamine: neutralizante del ácido esteárico
- Preservative: conservante

Emulsión L/H no iónica

- Aqua: base de la formulación
- Paraffinum liquidum: base de la formulación
- Glycerol: humectante, hidratante higroscópico
- Amygdalus communis: aceite de almendra dulce, sobreengrasante
- Lanolin alcohol: alcohol de lanolina, sobreengrasante
- Polysorbate 60: emulgente no iónico, de tipo hidrófilo
- Sorbitan stearate: emulgente no iónico de tipo lipófilo
- Xanthan gum: goma xantano, gelificante hidrófilo
- Preservative: conservante

Emulsión H/L no iónica

- Aqua: base de la formulación, fase acuosa
- Paraffinum liquidum: base de la formulación, fase lipófila

- Isoproyl palmitate: base de la formulación, fase lipófila
- Normal paraffin: parafina Pf 60°C, factor de consistencia
- Lanolin: sobreengrasante
- Polyglyceryl oleate: emulgente lipófilo
- Glycerol: humectante, hidratante higroscópico
- Microcristalline paraffin: parafina microcristalina Pf 80°C, factor de consistencia
- Preservative: conservante
- Antioxydant: antioxidante

3.4.6. *Preparaciones de emulsiones para spray – Utilización de la PIT*

El modo de preparación debe seguir las siguientes etapas:

- Preparación de una emulsión O/A a temperatura cercana a 50°C.
- Calentamiento de la mezcla hasta una temperatura de inversión de fase (PIT) a la que la mezcla pasa por el estado de microemulsión y se vuelve transparente.
- Por encima de esta temperatura, el sentido de la emulsión se invierte y se obtiene una emulsión A/O, como consecuencia de un aumento de la lipofilia de los tensioactivos.
- A lo largo del enfriamiento, la mezcla vuelve a pasar por la PIT y por la fase de microemulsión.
- La adición de una cantidad conveniente de agua fría permite obtener una emulsión O/A en la que las gotículas dispersas son particularmente finas (0,1 a 0,3 μm).

3.4.7. *Preparación de emulsiones múltiples*

Se preparan generalmente en dos tiempos. En un primer tiempo se realiza de forma clásica la emulsión primaria que, para las emulsiones H/L/H, por ejemplo, es una emulsión de agua en aceite obtenida por agitación rápida. Esta emulsión se dispersa mediante agitación lenta en una solución de un tensioactivo hidrófilo en agua.

El agua interna se encuentra separada del agua externa por una membrana de aceite. Para asegurar la estabilidad del sistema, suele ser necesario gelificar ambas partes, con el fin de evitar la huida del agua interna hacia la externa.

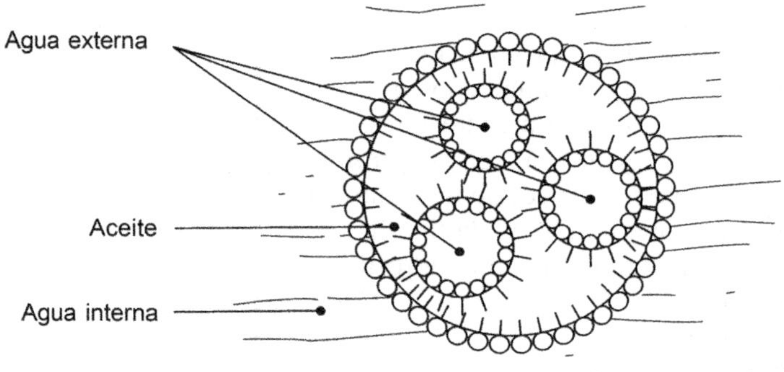

Figura 36 Representación esquemática de una emulsión múltiple H/L/H.

Las emulsiones múltiples son un medio de protección de los principios activos frágiles que se introducen en el aceite o en el agua interna. Permiten teóricamente la presencia simultánea de principios activos incompatibles entre sí. Contribuyen a la liberación más lenta de los activos.

3.4.8. Preparación de emulsiones triples

Son generalmente emulsiones L/H en las que se incorporan pigmentos o moléculas activas en forma de polvos insolubles.

También se preparan en dos tiempos.

En un primer tiempo, se prepara una emulsión L/H en presencia de un tensioactivo o de varios tensioactivos clásicos y una cantidad de agua mínima En un segundo tiempo, se prepara la dispersión del polvo en el resto del agua en presencia de un dispersante mediante agitación rápida. Las dos preparaciones se mezclan seguidamente mediante agitación lenta.

3.4.9. Emulsiones submicrónicas y nanoemulsiones

También se denominan emulsiones «**para spray**» porque su viscosidad es muy baja y su comportamiento reológico, con frecuencia newtoniano, permite pulverizarlas con cualquier sistema. Se obtienen con el empleo de ultra-homogenizadores que giran a gran velocidad o por tecnología llamada **PIT** o *phase inversion temperature.*

4. Microemulsiones

Son dispersiones en las que el tamaño de las partículas dispersas se sitúa entre 10 y 100 nm. Constituyen medios transparentes, siendo el tamaño de las partículas inferior a un cuarto de la longitud de onda de la luz visible. Pueden ser de tipo H/L o L/H y en ocasiones de estado intermedio.

Son termodinámicamente estables y se obtienen espontáneamente por mezcla simple de los componentes.

Presentan generalmente un comportamiento reológico newtoniano y su viscosidad es pequeña.

Se confunden a menudo con las soluciones micelares.

4.1. Obtención de microemulsiones

Están constituidas por una fase lipófila, una fase hidrófila, un emulgente y un coemulgente. Estos dos tensioactivos no son, como en las parejas de emulgentes clásicos, de tipo hidrófilo y lipófilo. Emulgente y coemulgente tienen ambos HLB superiores a 10. Aquí no se desea conseguir un film interfacial rígido sino obtener una gran fluidez del film interfacial lo que permite intercambios constantes entre las dos fases. El porcentaje de tensioactivo es siempre elevado, con frecuencia cercano al 30%, excepcionalmente cercano al 15%.

Su composición es generalmente muy simple: un aceite mineral o un éster graso sintético o un triglicérido sintético, una pareja de emulgente: coemulgente y agua. Aparecen en zonas bien determinadas del diagrama de fases, lo que explica que no se puedan diluir. Cuando se diluyen no son microemulsiones sino soluciones micelares.

Se obtienen por simple mezcla de los componentes pero pueden no ser estables más que entre unos límites de temperatura bien definidos, en función de los tensioactivos no iónicos utilizados.

4.2. Interés de las microemulsiones

Son productos muy fluidos, fácilmente pulverizables. Esta fluidez puede, sin embargo, constituir un inconveniente para las aplicaciones tópicas, por lo que tiene interés gelificar las microemulsiones. Algunas se espesan con goma xantano (L/H), otras con sílices (H/L). La concentración en gelificante, sin embargo, debe ser mínima para no hacer perder al sistema sus características de microemulsión.

Son apreciadas como promotores de la absorción. Prácticamente todas tienen la capacidad de aumentar la penetración cutánea de la mayoría de las moléculas.

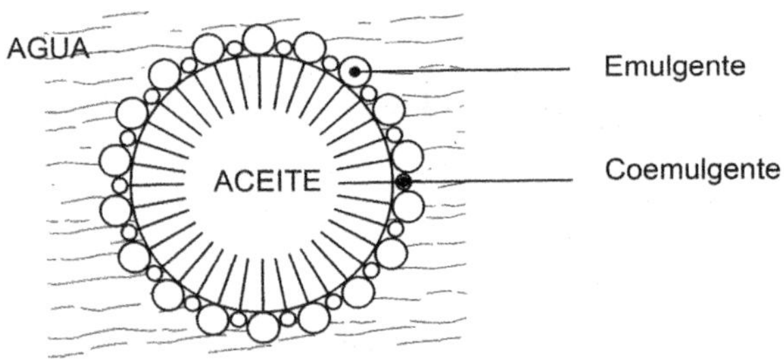

Figura 37 Representación esquemática de una partícula de microemulsión L/H.

5. *Parches cosméticos y sistemas transdérmicos*

Es necesario diferenciar los sistemas transdérmicos y los parches cosméticos.

Los sistemas transdérmicos nacen de la investigación farmacéutica y se han perfeccionado para facilitar la penetración cutánea de moléculas terapéuticas utilizadas en tratamiento continuo, evitando así el paso por la vía hepática. Son, ante todo, medicamentos.

Los parches cosméticos derivan de los anteriores pero no tienen la misma finalidad. No deben en ningún caso favorecer una difusión sistémica y su acción se limita a la absorción de cuerpos grasos o a la introducción de activos diversos hasta la dermis.

5.1. Sistemas transdérmicos

Son sistemas adhesivos que se sitúan sobre la piel y que se mantienen hasta que se renuevan.

Vehiculizan hasta este momento un número limitado de moléculas terapéuticas que son:

- **Nitroglicerina** (Trinipatch®, Cordipatch®, Nitriderm®, Discotrine®) para el tratamiento de la angina de pecho.
- **Estradiol** (Estraderm®, Menorest®, Femsept®, Dermestril®, etc.) en la terapia hormonal sustitutiva en la menopausia.
- **Fentanilo** (Durogesic®) estupefaciente.
- **Nicotina** (Nicopatch®, Nicorette®, etc.) para la deshabituación tabáquica.
- **Escopolamina** (Scopoderm®) en el tratamiento de la cinetosis.
- **Ácido salicílico** (Transvercid®) para evitar las verrugas en los niños.

El principio activo puede incorporarse directamente en el adhesivo que se instala sobre un soporte (sistema matricial) o encontrarse incluido en un reservorio cerrado por una membrana permeable recubierta de un adhesivo. En ambos casos, existe una lámina de protección que lo envuelve antes de su empleo.

El adhesivo está formado por polímeros, polisobuteno, polibuteno, copolímeros acrílicos, polivinil acetato, polialcadieno, copolímero etilén vinil acetato, etc., y en ocasiones de colofano hidrogenado.

La lámina de protección es un poliéster siliconado.

5.2. Parches cosméticos

5.2.1. Diferentes tipos

Los parches cosméticos son de concepción mucho más simple que los sistemas transdérmicos medicamentosos porque están formados por un simple adhesivo oclusivo o no. Se distinguen:

- **El parche purificante** formado por una lámina no oclusiva que permite que el agua se evapore. Cuando está seco, se adhiere fuertemente a la piel y su retirada elimina, al igual que un strip, las impurezas y las células córneas en exceso (Normaderm Express Strip®).
- **El parche tratante** formado por una lámina muy oclusiva. La hiperhidratación de la capa córnea aumenta su permeabilidad y favorece la penetración de los principios activos como el ácido salicílico como exfoliante y antiséptico, el ácido kójico como agente blanqueante o incluso una mezcla de triclosán, ácido salicílico-α-bisabolol para el cuidado de las pieles de tendencia acneica (Normaderm Express Patch®, C-Patch®).
- **El parche gel** aplicado como un máscara durante unas decenas de minutos que, por su semioclusividad y su carácter hidratante favorece la penetración de principios activos de tipo antiarrugas, estimulantes celulares.
- **El parche «inverso»** que, en lugar de liberar ningún principio activo actúa como absorbente de grasa (Nivea Visage®).

5.2.2. Legislación y tolerancia

No existe hasta el momento ninguna legislación particular que se refiera a los parches cosméticos que son, sin embargo, formas que modifican y favorecen la penetración cutánea sin que su alcance pueda ser controlado.

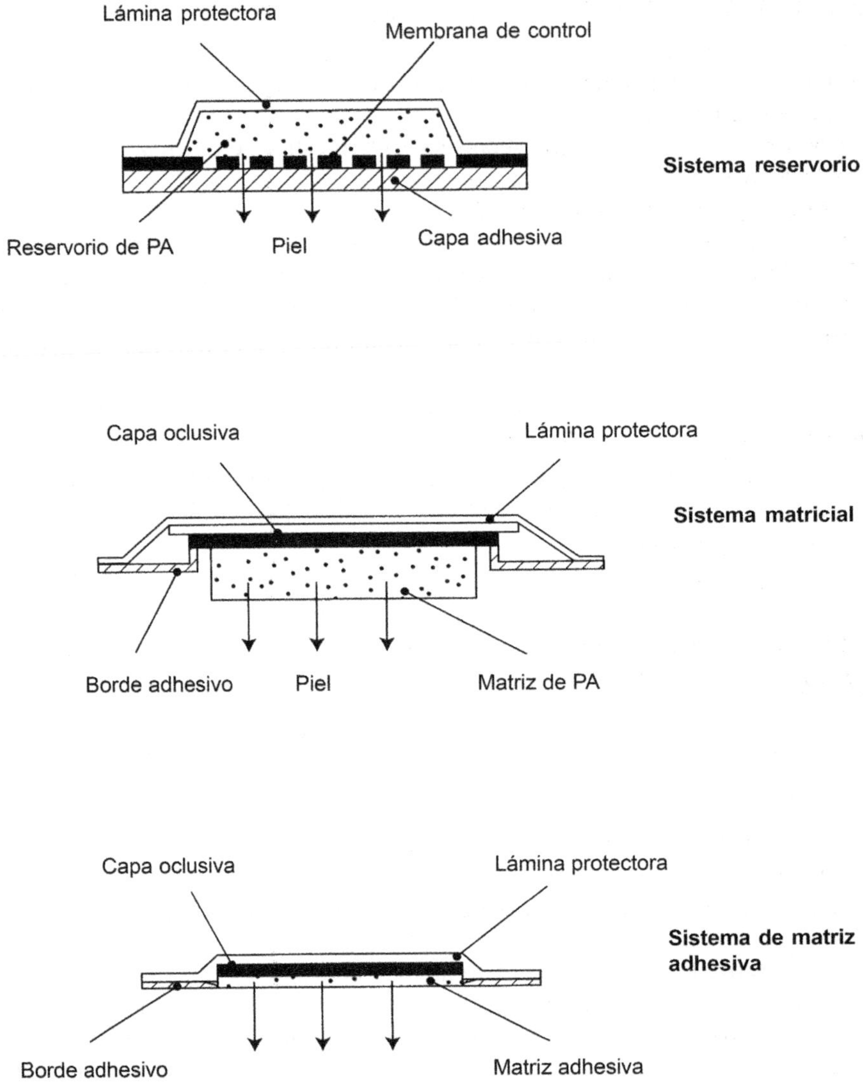

Figura 38 Diversos tipos de sistemas transdérmicos.

Además, la tolerancia cutánea de esta forma vehicular puede ponerse en duda cuando se conocen numerosas reacciones cutáneas a los adhesivos.

Para finalizar, sería necesario poner de manifiesto y justificar las ventajas en relación a otros tipos de productos tópicos más clásicos.

24

Formulación de una preparación magistral en dermatología

1. *Preparaciones semi-sólidas para aplicación local*

La Farmacopea francesa clasifica todas las preparaciones **semi-sólidas** bajo la denominación de pomadas.

La Farmacopea europea admite cuatro tipos de preparaciones: pomadas, cremas, pastas y geles, que se definen a continuación.

1.1. Pomadas

Se componen de un excipiente **monofase** en el que pueden estar dispersas sustancias líquidas o sólidas (Farmacopea europea, 3ª edición).

La Farmacopea europea distingue:

- Pomadas hidrófilas.
- Pomadas que absorben agua, en las que se incorporan emulgentes de tipo lipófilo. Algunos excipientes listos para su uso responden a esta definición.
- Pomadas hidrófilas cuyo excipiente es miscible con agua.

Los ungüentos son pomadas que contienen sustancias resinosas. Este término se emplea para las pomadas hidrófobas y los emplastos. Se utiliza cada vez menos.

1.2. Cremas

Son preparaciones **multifase** compuestas por una fase lipófila y una fase acuosa. Son diferentes de las pomadas aunque las pomadas llamadas «absorbentes de agua» pueden ser cremas a las que se les ha añadido una cantidad necesaria de agua.

La Farmacopea europea distingue:

- Cremas hidrófobas que contienen emulgentes H/L.
- Cremas hidrófilas que contienen emulgentes L/H.

Los ceratos son «pomadas» que tienen una base compuesta por una mezcla de cera y de aceite (definición de la Farmacopea francesa). En realidad, son cremas porque contienen además una cierta cantidad de agua (*cold cream,* cerato de Galien).

Los *vanishing creams* o cremas evanescentes se obtienen con estearato de trietanolamina (jabón aminado emulgente). Contienen una gran proporción de aire y desaparecen rápidamente después de la aplicación sobre al piel.

1.3. Pastas

Son preparaciones semi-sólidas que contienen una gran proporción de polvos finamente dispersos en el excipiente.

1.4. Geles

Son líquidos gelificados con ayuda de gelificantes apropiados. Se distinguen:

- Geles hidrófobos.
- Geles hidrófilos.

Son distintos de las pomadas.

2. *Formulación*

La formulación de una preparación magistral tópica no es tan simple como parece, ni por parte del prescriptor, ni por parte del elaborador.

Se pueden presentar dos casos:

- Que se presente la necesidad de concebir una **formulación completa** a partir de un principio activo o de una mezcla de principios activos. La elección de la forma y el/los excipiente/s es **libre** pero exige un buen conocimiento de las propiedades físico-químicas del principio activo con el fin de asociar el excipiente adecuado.
- Que se presente la necesidad de **diluir** una especialidad, operación menos aventurada que la anterior porque la forma y el excipiente están **impuestos**. La dificultad reside en la elección del excipiente de dilución que no debe en ningún caso ser incompatible con el excipiente de base de la especialidad.

En ambos casos, es indispensable un perfecto conocimiento de los excipientes.

2.1. Excipiente

El término excipiente, que quiere decir «llevar fuera» o «transportador», engloba varios conceptos y resulta ambiguo. Puede ser el conjunto de los componentes de una formulación, aparte del principio activo, con lo que se habla de excipiente en singular, sinónimo de vehículo. También puede ser cada uno de los componentes tomados individualmente, con lo que habla entonces de excipientes que componen el vehículo y que son, de hecho, materias primas que tienen sus características propias.

El buen uso de las materias primas en formulación para aplicación tópica requiere un conocimiento exhaustivo de sus características físico-químicas por una parte, y de sus efectos sobre la piel por otra. Esto generalmente es labor del galenista industrial. En efecto, la preparación magistral está muy limitada en cuanto a la utilización de materias primas desde que en 1989 se impusiera una lista positiva de productos autorizados para su reembolso. Por este hecho, el dermatólogo tendrá más facilidad para emplear vehículos listos para su empleo compuestos por una mezcla «de excipientes» diversos elaborada por un galenista de oficio.

Cuando se trata de materias primas aisladas o de vehículos completos listos para su empleo, el especialista prescriptor tendrá que tener en cuenta:

- la tolerancia y los efectos cutáneos del vehículo por sí mismos;
- la penetración cutánea;
- la compatibilidad con el principio activo;
- la biodisponibilidad del principio activo.

2.1.1. Tolerancia cutánea

«La primera cualidad de un excipiente es la de ser inerte» es una máxima muy repetida y la mayoría de las ocasiones errónea. Se aplica también a algunas materias primas de muy débil reactividad química como los hidrocarburos o algunas siliconas. Se refiere principalmente a las interacciones químicas con el principio activo, ya que el excipiente debe asegurar la estabilidad del producto y no a la inversa.

No se aplica en ningún caso a las «relaciones» del excipiente con la piel. Frente a la piel, un excipiente nunca es neutro y, aunque generalmente es bien tolerado, no interviene menos en los intercambios con el exterior.

- La gran mayoría de las **sustancias lipófilas** no provocan ni irritación ni sensibilización cuando son de buena calidad (desprovistos de impurezas) y están bien conservadas (exentos de peróxidos o de productos de degradación). Se ha llevado a cabo un mal proceso con las parafinas líquidas y las vaselinas, que son productos fiables cuando son de calidad farmacopea.

  La lanolina es efectivamente alergénica, pero en casos muy concretos de dermatosis ya establecidas.

  Los ésteres grasos líquidos sintéticos, por el contrario, son casi todos comedogénicos. El miristato de isopropilo en particular es además, irritante.
- **Los aceites vegetales**, cuando se conservan adecuadamente, son generalmente de buena calidad, pero pueden ir asociados (y a menudo lo hacen) con antioxidantes (sólo debería utilizarse el α-tocoferol o el acetato de α-tocoferol). Recordar que el aceite de almendra es comedogénico.
- **Los aceites esenciales** puros generan con frecuencia reacciones de sensibilización. Por el contrario, las composiciones perfumadas para productos de dermatología se testan muy seriamente a fin de obtener mezclas hipoalergénicas.
- **Los conservantes** tienen generalmente mala reputación y el Kathon CG® (derivado de isotiazolinona) se utiliza cada vez menos, así como los donadores de formol

(Germall 115®, Dowicil 200®, Bronopol®, Bronidox®). Sólo se emplean, con más seguridad, los ésteres del ácido 4-hidroxi-benzoico, presentes en el 90% de las formulaciones. Los productos anhidros teóricamente no necesitan conservantes, pero siempre los contienen por seguridad. Los conservantes son indispensables en presencia de agua y sobre todo en los geles.

- **Las sustancias disolventes**, y en particular los propilenglicoles, se consideran con mucha reticencia. El propilenglicol (no confundir con los polietilenglicoles) es por una parte desecante y por otra sensibilizante. Además, los disolventes modifican de forma importante el coeficiente de partición del principio activo y de esta manera, su penetración cutánea.
- En 1994 se publicó **una lista de excipientes «con una acción o un efecto notorio»** que incluye los excipientes que tienen un efecto alergénico según la nota III/5094/94 *to Members of the Committee for Proprietary Medicinal Products*. La presencia de estos excipientes deberá mencionarse en el acondicionamiento externo.

2.1.2. Efectos cutáneos

Van sobre todo asociados a la hidratación cutánea, a la capacidad emoliente, al mantenimiento del cemento lipídico o del manto hidrolipídico, a la cohesión corneocitaria. Los efectos estarán condicionados por las propiedades físico-químicas de la materia prima. Así, distinguiremos:

- ***Una acción superficial epidérmica***

Se consigue con la introducción de:

- hidrocarburos, parafina líquida, vaselina, parafina, ozoquerita, ceresina;
- ceras vegetales y animales (cera de abeja, principalmente);
- alcoholes grasos, alcohol cetílico, estearílico, cetoestearílico;
- siliconas (dimeticona).

- ***Una acción superficial***

Se consigue con la introducción de:

- aceites vegetales o animales;
- mantecas;
- lanolina;
- ésteres grasos líquidos sintéticos.

- ***Una acción más profunda***

Se consigue por disociación de la capa córnea o por asociación con ella. Se introducirá:

- urea y sus derivados;
- disolventes: propilenglicol, etanol;
- ésteres de glicerol glicosilados (Labrafils®);
- glicerina hidratada. El glicerol puro es oclusivo;
- sorbitol.

Las sustancias hidrófilas lavables como los polietilenglicoles y los geles obtenidos a partir de coloides hidrófilos pueden tener una doble acción.

La acción superficial es manifiesta pero el efecto oclusivo sólo se consigue con sustancias anhidras como los PEG. Los geles tienen propiedades emolientes e hidratantes principalmente cuando se asocian al glicerol o al sorbitol.

Las emulsiones H/L, cuando son ricas en fase grasa, son filmógenas, a menudo oclusivas y antideshidratantes, pero la presencia de un tensioactivo tenderá a favorecer la difusión del activo. Ocurre lo mismo con las emulsiones L/H.

2.1.3. Biodisponibilidad del principio activo

Se ha estudiado cuando el principio activo está incluido en una forma galénica, y es particularmente importante que no se modifique cuando se diluye. En consecuencia, siempre se deberá adaptar el diluyente al excipiente de origen.

Cuando una formulación magistral es original es evidente que no se puede realizar un estudio de biodisponibilidad. Existen algunas reglas simples que pueden orientar:

- cuando el principio activo es muy soluble en el vehículo, tendrá tendencia a permanecer en él. Su acción sólo podrá ser superficial, en la superficie de contacto con la piel;
- cuando el principio activo es poco soluble en el vehículo (se llega muy fácilmente al estado de saturación), tendrá tendencia a abandonarlo para alcanzar la capa córnea;
- si es hidrófilo, la capa córnea deberá estar hidratada para aceptar y facilitar su paso;
- si es lipófilo, tendrá tendencia a acumularse en el *stratum corneum.*

2.1.4. Penetración cutánea

Es necesario, una vez más, definir lo que se entiende por penetración. La penetración cutánea se refiere al principio activo. El mayor obstáculo que condiciona la impermeabilidad de la piel es la barrera que forma el *stratum corneum.* Esta barrera es a la vez lipídica y proteica.

En consecuencia, el paso a través de esta barrera estará condicionado por la naturaleza del principio activo, pero también por el estado de la barrera y por el vehículo (ver Capítulo «Penetración cutánea»).

- El tamaño y las características físico-químicas del principio activo serán elementos determinantes y principalmente el coeficiente de partición vehículo-piel, que debe estar a favor de la piel. Las condiciones requeridas serán, por tanto:
  - un tamaño molecular inferior a 1.500 Da;
  - propiedades anfifílicas. Las moléculas demasiado hidrófilas o demasiado lipófilas penetrarán mal. Estas últimas podrán, sin embargo, fijarse a la capa córnea por efecto reservorio;
  - una saturación del vehículo por el principio activo;
  - una forma no ionizada. La ionización aumenta la solubilidad en agua, por lo que el principio activo tendrá menos afinidad por el *stratum corneum.*
- El estado del *stratum corneum* es importante. Toda lesión o irritación o dermatosis aumentará la permeabilidad de la capa córnea. Además, una variación relativa-

mente mínima de la tasa de hidratación del *stratum corneum* modificará la calidad de la barrera cutánea. Una pérdida de agua (contenido inferior al 10%) conlleva un defecto de plastificación con lo que pueden aparecer grietas con facilidad. Un exceso de agua (contenido superior al 15%) provoca una turgescencia de los corneocitos y una disminución de su cohesión, por lo que el paso de moléculas hidrófilas estará facilitado.

- Los vehículos penetran poco. Las sustancia lipófilas son, en conjunto, retenidas a nivel de los folículos pilosos y en las primeras capas del *stratum corneum*. Hay que recordar que las emulsiones tienen una penetración superior a la de los excipientes totalmente anhidros o totalmente acuosos.
  - Las cremas, los geles, las lociones favorecen el paso de principios activos hidrosolubles o hidrófilos.
  - Las pastas anhidras lipófilas o incluso las hidrófilas tendrán una acción más superficial.
  - Las emulsiones H/L favorecen, por la presencia de emulgente, la penetración de los principios activos que contienen, generalmente lipófilos.

2.2. Excipientes listos para su uso

Las tablas siguientes muestran la composición y la procedencia de diversos tipos de excipientes listos para su empleo:

- excipientes anhidros hidrófilos;
- excipientes anhidros lipófilos;
- excipientes emulsionados L/H;
- excipientes emulsionados H/L;
- excipientes acuosos gelificados.

2.3. Principios activos

Algunos principios activos que aparecerán a continuación sólo se refieren a una parte de los principios activos utilizados en dermatología. Pueden aplicarse a otros principios activos cuyas propiedades físico-químicas sean comparables. Se refieren, en primer lugar, a la formulación original completa, en segundo lugar, a la dilución.

2.3.1. Formulación completa

► ÁCIDO RETINOICO – RETINOIDES

Estas sustancias son lipófilas, insolubles en agua.

Se disuelven en alcohol al 95% en mezcla con aceite de ricino (50-50) mediante calentamiento al baño María a 40-50°C.

Existe una incompatibilidad mayor: la asociación con el peróxido de benzoilo produce una reacción de oxidorreducción.

El principio activo (PA) es muy ácido. En consecuencia, evitar los excipientes con:

- estearato de trietanolamina (inestabilidad garantizada);
- carbómero neutralizado (disminución de la viscosidad);
- derivados de celulosa + silicatos (disminución de la viscosidad).

Se aconseja utilizar excipientes grasos como:

- hydrocérine®, Néribase graso®, Anthrabase®, Cold cream Roche Posay o Roc.
- concentración en PA: máximo 0,1%.

o excipientes hidrófilos como:

- Aquabase®, Ictyane®, Locabase®, Topigel alcool®, Onguent Roche Posay® para una concentración de PA del 0,1 al 5%;

o Epsilane®, excipiente estabilizante.

► ÁCIDO SALICÍLICO

Este ácido es poco soluble o completamente insoluble en agua.
La solubilidad en agua aumenta con el bórax, el acetato o el fosfato de sodio.
El ácido salicílico también es soluble en alcohol o en propilenglicol.
Las mayores incompatibilidades son:

- las sales férricas o ferrosas incluso como trazas, que dan lugar a una coloración roja;
- la asociación con eritromicina: se inactiva el antibiótico.

El principio activo es ácido. Es necesario evitar excipientes que incluyan:

- estearato de trietanolamina (inestabilidad garantizada);
- carbómero neutralizado (disminución de la viscosidad);
- derivados de celulosa = silicatos (disminución de la viscosidad);
- emulsiones L/H.

Utilizar excipientes como:

- Anthrabase®
- Hydrocérine®
- Oléatum creme®
- Solucire®
- Onguent Roche Posay®

Se puede asociar el ácido salicílico (2 al 5%) y la urea (10%). La presencia de urea potencia la acción queratolítica del ácido salicílico, y el ácido estabiliza la urea.

► ERITROMICINA

Este antibiótico es poco soluble o completamente insoluble en agua. Su disolución es idéntica a la del ácido retinoico.
Incompatibilidad mayor: ácido salicílico.
Es aconsejable utilizar:

- excipientes grasos: Cold cream Roche Posay®, Hydrocérine®, Atopil Base®;
- excipientes hidrófilos: Biobase®, Onguent Roche Posay®, Panoxybase®, Topigel® alcohólico o acuoso.
  Las concentraciones de PA pueden variar del 4 al 15% en función del excipiente.

EXCIPIENTES ANHIDROS HIDRÓFILOS

	PEG	*PG*	Disolvente	Adyuvante	Consistencia	Fabricante
Onguent RP	X	37%		Tween 20®	Sólida	Roche Posay
Topsybase	X	X	Hexanetriol	Estearil alcohol Ácido esteárico	Sólida	Cassenne
Capibase		X	Etanol 48%		Líquida	LCO
Solubase	X	X	Etanol	Lauril alcohol nOE	Líquida	Stiefel
Locabase	X		Etanol	BHT	Líquida	Pierre Fabre

PEG: polietilen glycol – PG: propilenglycol

Particularidades: casi todos contienen PEG y PG

EXCIPIENTES ANHIDROS LIPÓFILOS

	Cera de abeja	Aceite de parafina	Vaselina	Diversos lipófilos	Adyuvantes	Fabricante
Cerato RP	X	X		Aceite de ricino hidrogenado	Silicato Al TiO_2 – **PEG**	Roche Posay
Diprobase pomada		X	X			Schering
Skinbase pomada		X	X			Glaxo
Cerato dermagor	X	X		Ésteres de estearina	PEG	Gand´hour
Hidrocerina	Ceresina	X	X	Triglicéridos nOE		Roc
Cerato cosmético (*cold cream*)	X			Aceite de almendra Esperma de ballena	Esencia de rosa Borato de Na	Formulario nacional
Cerato de rosa	X		X	Ácido esteárico Esperma de ballena	Carmín Esencia de rosa	Formulario nacional
Neribase graso	Ceresina	X	X	Aceite de ricino hidrogenado		Schering
Excipial pomada			X		PEG-40 estearato Polysorbate 80	Spirig

EXCIPIENTES EMULSIONADOS O/A

	Aceite de parafina	Vaselina	Diversos lipófilos	Emulgentes	Gelificante o adyuvante	Conservante
Aquabase	X		Monoestearato de glicerol	Cetoestearil alcohol nOE		Metil paraben
Diprobase crema	X	X	Alcohol ceto-estearílico	Cetomacrogol 1000		Clorocresol
Neribase crema	X	X	Alcohol estearílico	Estearato de PEG	Carbopol NaOH	Metil y propil paraben
Skinbase	X	X	Alcohol ceto-estearílico	Cetomacrogol 1000		Clorocresol
Biobase	X		Aceites de aguacate y de semillas de trigo		Alantoína	
Atopil base			Alcohol ceto-estearílico Estearina	Cetoestearil sulfato de Na	Glicerol	
Atopil graso	X?		Alcohol ceto-estearílico Estearina	Cetoestearil sulfato de Na	Glicerol – urea	
Excipial hidroloción hidro-crema	X X		11% 33%	Estearato de PEG	Dimeticona	Triclosán HCl clorhexidina EDTA
Emulsión SVR alantoína	X	X	Cera Escualano	No iónico	Glicerol Alantoína	Parabenos

EXCIPIENTES EMULSIONADOS A/O

	Cera	Aceite de parafina	Vaselina	Diversos lipófilos	Emulgente	Adyuvante	Fabricante
Cold cream RP	X	63%		Cetil palmitato	Cera bórax	Agua de RP	Roche Posay
Cold cream SVR	X	X		Cetil palmitato	?	Glicerina	SVR
Cold cream Ph	X	aceite de almendra 55%		Cetil palmitato	Cera bórax	Agua de rosa Esencia de rosas Tintura de benjuí	Formulario nacional
Cerato galien	X	aceite de almendra 53,5%			Cera bórax	Agua de rosa	Formulario nacional
Dermagor cold cream y cerato	X	X			Palmitato-estearato de PEG	Agua de rosa C_8G	Gand´hour
Neribase polvo	X	23,8%	35%	Éster graso	?		Schering
Anthrabase		X	X		Base auto-emulsionable		Stiefel
Excipial Lipolotion Lipocrème	 X X	 X X	 X	 36% 54%	 Peg-22-glicol... Laurato de sorbitán	Dimeticona Triclosán HCl clorhexidina	Spirig
Col cream Bioderma	X	X	X	Cetil palmitato	Poligliceril ricinoleato	Glicerina Dimeticona	Bioderma

Particularidades: presencia de cera – alto porcentaje de fase grasa.

EXCIPIENTES ACUOSOS GELIFICADOS

	Gelificante	Conservante	Adyuvante	Alcohol	Solubilizante	Fabricante
Effagel	HPMC	Ácido sórbico Metil paraben	Silicato de Al – Mg		Lauril alcohol nOE	Roche Posay
Topigel agua	Carbopol + NaOH	Metil paraben Na Propil paraben Na				Biorga
Topigel alcohol	HPC	BHT		x		Biorga
Panoxybase	HPMC		Silicato de Al – Mg	x		Stiefel
Glicerol de almidón	Almidón		Glicerol			Formulario Nacional
Fitogel	Alginato Carragenato Carbopol	?				Herba Galenica

Particularidades: geles acuosos → penetración débil
geles alcohólicos → penetración más importante

► HIDROQUINONA

Esta sustancia es soluble en agua y alcohol.

Es un reductor que se oscurece rápidamente con el aire por oxidación. La oxidación está aumentada por la presencia de alcalinos.

Se aconseja evitar los excipientes con:

- estearato de trietanolamina;
- carbómero neutralizado;
- conservantes en forma de sal.

Utilizar excipientes como:

- Locabase®, Onguent Roche Posay® (10% de PA), Solubase® (5% de PA);
- Topigel® alcohol (20% de PA), Solucire®;
- Epsilane excipiente estabilizante.

Es posible introducir en la formulación:

- complejantes para eliminar las trazas de hierro o de cobre (EDTA);
- antioxidantes de tipo ácido ascórbico o propil galato;
- ácidos orgánicos (cítrico, tartárico) potenciadores de los antioxidantes.

► PERÓXIDO DE BENZOILO

Es poco soluble en agua y en alcohol pero es soluble en disolventes orgánicos y aceites. Se presenta en dispersión acuosa al 40% (Cooper, Stiefel). Es posible solubilizarlo en Brij® 35 o en Cremophor® RH40 a razón de una parte de peróxido de benzoilo por cada 10 partes de solubilizante. También se puede solubilizar en la fase oleosa de una emulsión mediante ultrasonidos.

Es un oxidante violento. Puede explotar con el calor.

Las incompatibilidades son numerosas. Incluyen:

- todos los ácidos;
- la eritromicina;
- hidroquinona y resorcina;
- aceite de cade y alquitrán;
- ditranol;
- todo los fenoles ácidos y los productos que los contienen como conservantes (clorocresol).

Se aconseja utilizar excipientes como:

- biobase® (20% de PA), Topigel alcohol® (20% de PA);
- Panoxybase® (20% de PA).

► UREA

Es una molécula muy soluble en agua.

El pH de la solución al 10% es de 7,2. La solución acuosa es inestable y desarrolla poco a poco un olor a amoniaco. La estabilización se consigue generalmente en medio ácido.

Es preferible utilizar excipientes hidrófilos:

- Panoxybase® (10% de PA), Effagel® (10% de PA), Topigel alcohol®;
- es posible introducir hasta un 35% de urea en Biobase®. Por tanto, será necesario disolver al inicio la urea en un mínimo de agua para evitar la obtención de una crema granulosa. Pero la presencia de estearato de trietanolamina no favorecerá la estabilidad del producto acabado.

Se aconseja para mejorar la estabilidad acidificar con:

- ácido láctico (4 al 10%);
- ácido salicílico al 1%.

► ACEITE DE CADE

Es una sustancia lipófila, insoluble en agua.
Es posible incorporarla en:

- Biobase® (10% de PA), Cold cream Roche Posay® (10% de PA);
- Diprobase® pomada (5% de PA), Néribase® graso y pomada (5% de PA);
- Oleatum® (24% de PA).

2.3.2. *Diluciones*

Las reglas generales que hay que tener en cuenta para una dilución adecuada son las siguientes:

- no diluir una emulsión H/L con agua;
- no mezclar emulsiones H/L y L/H;
- no modificar la viscosidad, lo que conlleva una modificación de la liberación del principio activo o de los fenómenos de adherencia en la piel;
- no utilizar abusivamente propilenglicol que aumenta la solubilidad del principio activo en el excipiente y cambia su coeficiente de partición;
- no utilizar polietilenglicoles con un excipiente graso y viceversa;
- no diluir con agua soluciones alcohólicas o glicólicas. Se producirá una precipitación;
- no diluir un gel. La forma de gel puede minimizar las incompatibilidades que aparecen en medio líquido. Además, la biodisponibilidad del principio activo se modificará;
- el fabricante puede proponer algunos diluyentes:
  Néribase® para Nérisone®;
  Diprobase® para Diprosone®;
  Pentibase® para Penticort®.

Conviene utilizarlos.

► ESPECIALIDADES CON BETAMETASONA, DIPROSONE®, DIPROLÈNE®, BETNEVAL®, CELESTODERM®

Todas estas especialidades pueden presentarse en forma de crema o de pomada.
Algunas reglas básicas que hay que observar:

- asociar siempre las cremas a excipientes emulsionados L/H: Diprobase® crema, Aquabase®, Biobase®, Atopil® base;

- asociar pomadas con excipientes anhidros lipófilos: Diprobase® pomada, Néribase® pomada o graso.

Incompatibilidades:

- oxidantes orgánicos o inorgánicos;
- iones metálicos;
- Diprosone néomicyne® (catiónico) no debe asociarse a un excipiente de tipo aniónico (Lanacire®, Atopil® base, Atopil® graso).

► ESPECIALIDADES CON ÁCIDO RETINOICO

- crema al 0,05% de ácido retinoico. Diluyente: Aquabase®, Ictyane®;
- Trétinoïne Kefrane®. Diluyente: crema Kéfrane® o Ictyane®.

► ESPECIALIDADES DERMOCUIVRE®

- Dermocuivre® debe diluirse con Diprosone® pomada y no crema;
- la asociación Dermocuivre® –Synalar® no es viable. Es necesario disolver el sulfato de cobre en agua en presencia de un emulgente hidrófilo. La solución puede entonces mezclarse con Synalar P.G.®

► ESPECIALIDADES CON PRINCIPIOS ACTIVOS DE TIPO CATIÓNICO

Son:

- amonios cuaternarios;
- antibióticos como Néomycine®, Soframycine®.

Evitar diluirlos con excipientes de tipo aniónico: emulsiones L/H con sulfatos o fosfatos de alcoholes grasos como la base de Beeler.

2.4. Estado cutáneo

El estado cutáneo y la localización de las lesiones van a condicionar la elección de la forma e incluso del excipiente (ver Capítulo «Formas galénicas»).

Las lesiones supurativas se tratan con emulsiones fluidas, geles fluidos, lociones.

Las lesiones secas toleran las pastas anhidras lipófilas o hidrófilas, e incluso las emulsiones H/L.

Sobre las mucosas se utilizarán preferentemente geles acuosos fluidos porque son hidrófilos y porque presentan una buena adherencia a las mucosas. Evitar los geles hidroalcohólicos. Las mucosas están desprovistas de capa córnea y no ofrecen una barrera suficiente a la penetración del principio activo.

En el cuero cabelludo se utilizan principalmente productos lavables, y si es posible, relativamente fluidos o ligeramente gelificados. Las mezclas de PEG o de propilenglicol permiten vehiculizar los principios activos hidro o liposolubles.

Los polietilenglicoles aceptan hasta un 20% de agua, 10% de alcohol, 15% de propilenglicol, lo que permite la disolución de principios activos poco solubles.

3. *Diferentes tipos de excipientes*

3.1. Excipientes clásicos

La Farmacopea europea distingue las **pomadas hidrófobas**, las pomadas absorbentes de agua «en las que se incorporan emulgentes de tipo A/O» y las **pomadas hidrófilas** cuyo excipiente es miscible en agua (PEG).

Para las cremas, se distinguen las **cremas hidrófobas** que contienen emulgentes A/O y las **cremas hidrófilas** que contienen emulgentes O/A.

Los excipientes adecuados se indican en la siguiente tabla:

POMADAS	**CREMAS**
1) Hidrófobas	*1) Hidrófobas*
Hidrocarburos	Ídem
Aceites vegetales	" "
Grasas animales	" "
Glicéridos sintéticos	" "
Ceras	" "
Siliconas	" "
	Emulgente A/O
2) Absorbentes de agua	*2) Hidrófilas*
Excipientes hidrófobos	Ídem
Lanolina	" "
Esteroles	" "
Ésteres de sorbitan	" "
Alcoholes de lanolina	" "
Monoglicéridos	" "
Alcoholes grasos	" "
Emulgente A/O	Emulgente O/A
3) Hidrófilos	
PEG	**Adyuvantes**
	Conservantes
	Antioxidantes

3.2. Fórmulas de algunas bases clásicas

Ungüento cetílico

– Alcohol cetílico	2 g	4 g	8 g
– Lanolina anhidra	5 g	16 g	10 g
– Vaselina	93 g	80 g	100 g

Base de Beeler

– Lauril sulfato de sodio al 100%	1 g
– Alcohol cetílico	8 g
– Vaselina	40 g
– Agua	51 g

Base de Johnson-Lee

– Colesterol	3 g
– Estearato de colesterol	3 g
– Lanolina	25 g
– Vaselina	69 g

Vaselina hidrófila

– Polisorbato 60	5 a 10 g
– Vaselina	c.s. para 100 g

Hipromelosa o Viscontran® MHPC

– Metilhidroxipropil celulosa al 2% en agua

Glicerol de almidón

– Almidón	3,3 g
– Agua	3,3 g
– Glicerina	86,8 g

Cerato de Galien

– Cera blanca	13 g
– Aceite de almendra	53,5 g
– Agua de rosa	33 g
– Borato de sodio	0,5 g

Cold cream

– Esperma de ballena*	16 g
– Cera blanca	8 g
– Aceite de almendra	8 g
– Agua de rosa	16 g
– Esencia de rosa	II gotas
– Tintura de benjuí	5 g

Ungüento blanco

– Esperma de ballena*	1 parte
– Cera blanca	4 partes
– Aceite de oliva	8 partes

*o palmitato de cetilo

25

Sistemas vehiculares

Los sistemas vehiculares se encuentran actualmente en una fase de gran desarrollo, principalmente en el ámbito de la cosmética pero también en el ámbito farmacéutico.

Aunque el principio es bien conocido, la proliferación y la denominación pueden dar lugar a confusiones en cuanto a su capacidad vehicular y a su comportamiento frente a la barrera que constituye el *stratum corneum*. A continuación se describen de forma exhaustiva las diversas formas disponibles en el mercado en función de su tamaño y en función de su estructura.

El tamaño, que puede variar del nanómetro al milímetro, permite diferenciar dos grupos cuyas posibilidades vehiculares son completamente diferentes, situando la frontera alrededor del micrómetro. Para tamaños inferiores o iguales al micrómetro, se puede producir la inserción de las vesículas entre las células córneas. Se trata de verdaderos vehículos de principios activos cuyas cinéticas de liberación están en función de la estabilidad y de la estructura del sistema.

Por encima del micrómetro la actividad de las formas particulares es superficial, con liberación de activos o con actividad de superficie debida a los componentes de la matriz. La Tabla 6 recoge los diferentes sistemas en función del tamaño.

Tabla 6. Posicionamiento de los sistemas vesiculares en función del tamaño.

Diámetro	Nombre	Aspecto
Nanómetro		
0,1	Soluciones	Transparente
0,5	Soluciones coloidales de macromoléculas	
	Soluciones micelares	
5	Microemulsiones	
20	Liposomas SUV – Microemulsiones	
30	«Biovectores» – Microemulsiones	Opalescente
100	Nanoesferas	
200	Proliposomas – Liposomas LUV – Nanocápsulas	
500	Lipomicrones	Blanco lechoso
1.000	Nanocápsulas	
Micrómetro		
1	Liposomas MLV – Quilomicrones	
5	Microesferas	
10	Emulsión natural: leche	
100	Collaspheres®	
1.000		Visible individualmente a simple vista
Milímetro	Miliesferas – Microbolas	

1. Sistemas submicrónicos

1.1. Sistemas vesiculares lipídicos

Los más conocidos son los liposomas, cuyas características principales se describen a continuación.

Son vesículas esféricas cerradas constituidas por bicapas lipídicas alrededor de un núcleo acuoso. Pueden ser unilamelares y de pequeño tamaño (SUV) (20 nm), unilamelares de gran tamaño (LUV) (200 nm) o multilamelares (MLV) (1 μm) (Figura 39).

El tipo de liposoma obtenido depende de:

- la naturaleza de los lípidos anfifílicos elegidos;
- la composición de la solución dispersante (iso-osmótica);
- el método de preparación (ultradispersión);
- el tamaño, que puede modificarse con el tiempo.

Los materiales utilizados revisten una gran importancia y la evolución en la elección constituye la historia de la obtención de estas vesículas lipídicas.

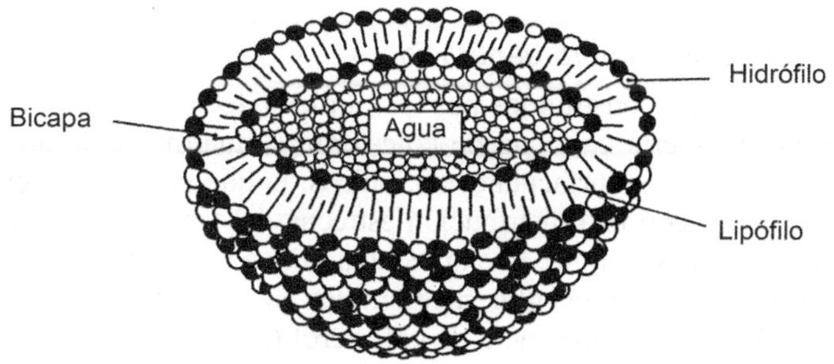

Figura 39 Representación esquemática de un liposoma unilamelar.

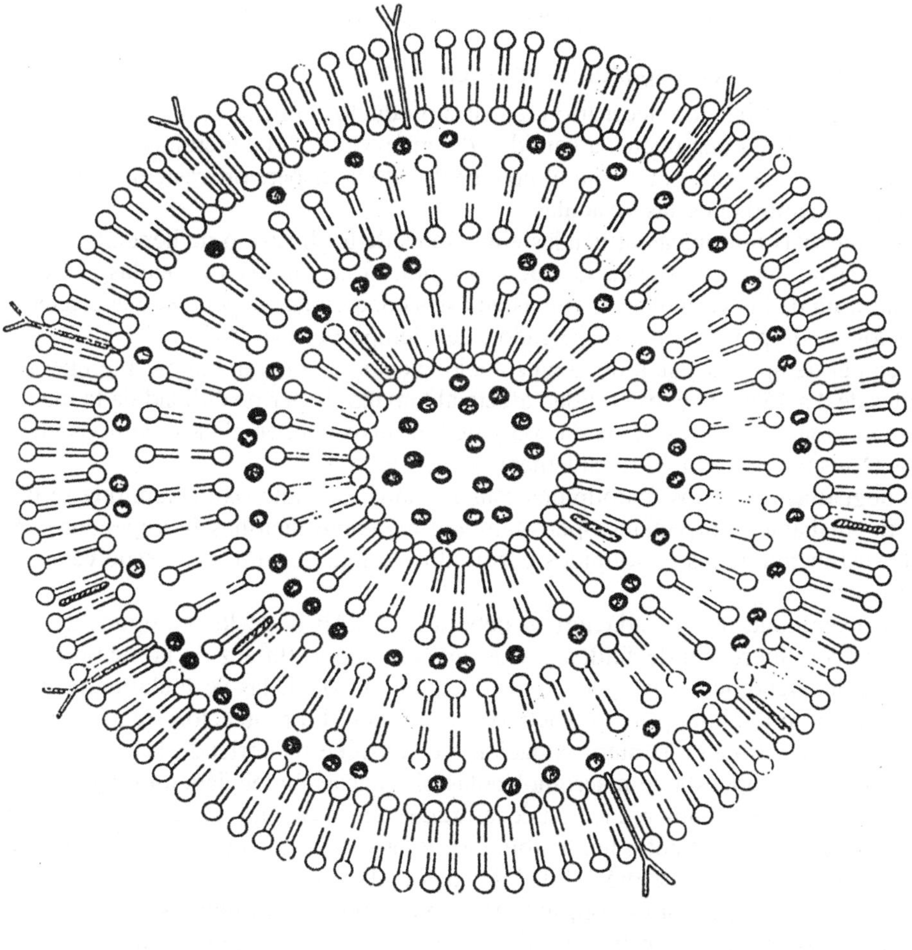

Figura 39 *bis* Liposomas multilamelares que contienen sustancias lipófilas e hidrófilas.

1.1.1. Diferentes tipos de vesículas lipídicas

1.1.1.1. Liposomas de primera generación

Anteriormente estaban constituidos por fosfolípidos, lecitina de huevo o de soja a los que se les añadía una cierta cantidad de colesterol. Actualmente se prefiere la lecitina hidrogenada estabilizada por surfactantes no iónicos, lo que permite la obtención de vesículas de menor tamaño con una distribución estrecha del tamaño de las partículas. Estas vesículas son muy estables siempre que la lecitina utilizada sea rica en fosfatidilcolina.

Se suele recurrir también a las glicerilceramidas en asociación a la fosfatidil etanolamina y la fosfatidil serina en presencia de colesterol (glicosomas).

Este tipo de sistemas, muy utilizados, se basan en la propiedad que tienen los lípidos hidratados de las membranas de formar vesículas cerradas. Eligiendo algunas fracciones especiales de fosfolípidos se pueden conseguir mezclas secas, que en presencia de agua permiten la formación inmediata de liposomas unilamelares de tipo LUV (Proliposomes®).

En todos los casos, la ionización de estos lípidos anfifílicos favorece los fenómenos de adsorción y la presencia de colesterol permite controlar la fluidez de la membrana.

1.1.1.2. Liposomas de segunda generación

Para obtenerlos ha sido necesario recurrir a productos anfifílicos no iónicos hasta en un 95%, asociados a una pequeña cantidad de aniónicos (5%) generalmente fosfatados. La presencia de aniónicos aumenta el potencial Z de la dispersión vesicular, con lo que aumenta la estabilidad de las vesículas.

Las moléculas no iónicas utilizadas eran éteres de triglicerol o de heptaglicerol. Los primeros daban lugar a vesículas de 100 a 200 nm, los segundos a vesículas de 20 nm.

El **tamaño** de las vesículas obtenidas en estas condiciones depende de la elección de los lípidos, de la potencia del dispersador, del tiempo de dispersión. El tamaño puede variar con el tiempo. La estabilidad en solución acuosa es de 2 a 3 años, a temperaturas variables de 4 a 45°C. Esta estabilidad afecta al tamaño, la permeabilidad de la membrana, las reacciones químicas de oxidación y de hidrólisis que, en el caso de liposomas no iónicos (Niosomas®), son extremadamente reducidas.

La **degradación** de los fosfolípidos está asociada a la auto-oxidación, que se puede combatir mediante antioxidantes pero también mediante lecitinas hidrogenadas. Además, la sustitución de los fosfolípidos por lípidos no iónicos saturados resuelve en parte el problema.

Otra posibilidad de degradación se debe a la hidrólisis de los componentes de la membrana con liberación de ácidos grasos, aumento de la fluidez de la membrana y la permeabilidad, fenómenos que pueden conducir a la fusión de las vesículas entre sí y a la pérdida parcial o total del principio activo encapsulado. La protección frente a la hidrólisis (como anteriormente la auto-oxidación) se consigue recubriendo las vesículas con una membrana compuesta de macromoléculas biológicas, atelocolágeno y glicosaminoglicanos. Se obtiene así una reducción de la fluidez de las cadenas alifáticas como consecuencia de la interacción entre los fosfolípidos y las macromoléculas, por lo que se produce una reducción de la permeabilidad de las membranas.

Estos sistemas vesiculares son, ante todo, **vehículos** de principios activos que se fijan en puntos diferentes en función del tamaño molecular y de sus características de solubilidad:

- en el núcleo de la vesícula o entre las bicapas lipídicas si se trata de pequeñas moléculas hidrófilas como: azúcares, hidratantes, aminoácidos, péptidos, NMF, etc.;
- en las bicapas lipídicas para las moléculas lipófilas como las vitaminas liposolubles y sus ésteres.

Recientemente se ha dado importancia a otra propiedad de las vesículas de pequeño tamaño: **la adsorción a las interfases aceite/agua**. Los liposomas no iónicos actúan como estabilizadores de sistemas dispersados aplicables a las dispersiones de hidrocarburos, siliconas, aceites perfluorados, triglicéridos, aceites esenciales. Los liposomas de lecitina clásicos no tienen esta capacidad.

Existen otras dos estructuras que pueden asemejarse a los liposomas porque están formados por fosfolípidos.

1.1.1.3. Biovectores supramoleculares® (Figura 40)

Como su nombre indica son vesículas de muy pequeño tamaño (20 nm) formadas por un núcleo hidrófilo gelificado polisacárido capaz de captar principios activos en los huecos de una red. Este núcleo central está rodeado de una corona de ácidos grasos unidos al núcleo por uniones covalentes. El conjunto se recubre de una capa externa de fosfolípidos unidos a la corona lipídica por interacciones hidrófobas y que presentan a la periferia sus cabezas polares. Los activos hidrófilos se unen sólidamente al interior del núcleo, los activos lipófilos se sitúan en la doble membrana lipídica.

1.1.1.4. Lipomicrones® (Figura 41)

Son de naturaleza lipídica y vehiculizan activos lipófilos. Las moléculas de fosfolípidos, ácidos grasos y colesterol, se organizan para formar glóbulos esféricos de 400 a

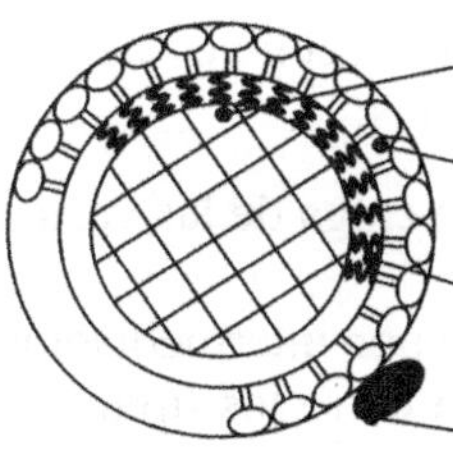

Figura 40 Biovectores supramoleculares®.

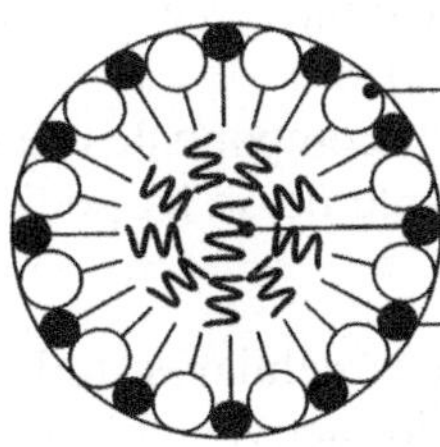

Figura 41 Lipomicrones®.

500 nm cuyo exterior es hidrófilo pero cuyo interior, totalmente lipófilo, puede estar cargado de vitaminas liposolubles y de filtros solares, entre otras sustancias. Este biomimetismo con la membrana celular permitiría la liberación prolongada de los activos lipídicos en el seno de la epidermis.

1.1.2. Afinidad cutánea

El comportamiento de estas formas vesiculares lipídicas en contacto con el *stratum corneum* es todavía controvertido. Se supuso primeramente y luego se constató mediante diversas técnicas de microscopía electrónica la presencia de estructuras globulares en las primeras capas de las células córneas. También se ha puesto de manifiesto por criofractura la presencia de estructuras multilamelares en las capas profundas del *stratum corneum*. Sabiendo que los espacios intercelulares son de 6,4 nm y de 13,4 nm respectivamente, es sorprendente encontrar intactas en el interior de las bicapas de espesor tan pequeño estructuras vesiculares con diámetros de 50 nm a 0,5 μm. Se admite actualmente que las moléculas constitutivas de los liposomas iónicos (fosfolípidos) o no iónicos (ADS) se dispersan a lo largo de la migración por la vía intercelular y reaccionan en función de su estructura química con los lípidos cutáneos. Se produce una acumulación de fosfolípidos y de ADS en algunos lugares lipídicos, dando lugar a la formación *in situ* de nuevas estructuras vesiculares. Se ha demostrado que en este ámbito la fosfatidicolina, que tiene un grupo hidroxilo relativamente modesto, es más apta para reaccionar que la fosfatidil inositol colina, cuyo grupo hidrófilo es más pesado.

Se trata, por tanto, de una estructura dinámica cuya forma globular inicial sería indispensable para atravesar la barrera cutánea.

1.1.3. Interacciones con la célula

Actualmente se conocen las interacciones liposoma-célula viva. Pueden producirse cuatro tipos de fenómenos diferentes:

- **Adsorción**, facilitada por la carga de las vesículas debido al componente primario o secundario ionizado.
- **La transferencia lipídica**, por intermediación de proteínas de superficie, por el que se admite una analogía entre los lípidos de los liposomas y los lípidos de la membrana. Se debe subrayar aquí el interés de moléculas como las lipoproteínas en la constitución de la membrana.
- **Endocitosis**, influenciada también por la carga de las partículas y que permite la digestión de los liposomas por los lisosomas en el interior de la célula provocando así la liberación del principio activo *in situ*.
- **Fusión** resultante de la inserción de los componentes de la membrana del liposoma en la de la célula. Esta hipótesis simple no se ha podido demostrar hasta el momento.

Por su biomimetismo con las membranas celulares, todos estos sistemas lipídicos están concebidos como vehículos de principios activos hidrófilos principalmente, en ocasiones lipófilos, asegurando la liberación prolongada de estas sustancias.

1.2. **Nanopartículas** (Figura 42)

Encontramos dos tipos de estructuras de concepción totalmente diferente.

1.2.1. Nanoesferas

Son sistemas matriciales poliméricos constituidos por un núcleo sólido de estructura porosa y de envoltura discontinua. Los principios activos se adsorben en el material polimérico y generalmente deben solubilizarse en el medio de polimerización, por lo que generalmente se trata de **moléculas hidrófilas**.

Los materiales polimerizables utilizados son muy variados: el más frecuente es el polialquilcianoacrilato (PACA) o sus derivados (Tabla 7) pero también el copolímero de estireno o macromoléculas biológicas. Caso particular: los polisiloxanos reticulados permiten la fijación de **activos lipófilos**.

Hay que subrayar que la capacidad de adsorción se asocia a la **porosidad** del polímero pero pueden desarrollarse paralelamente uniones covalentes, directamente entre la sustancia activa y el polímero o por mediación de una molécula intermediaria. En cualquier caso, se obtiene una modulación de la liberación del principio activo.

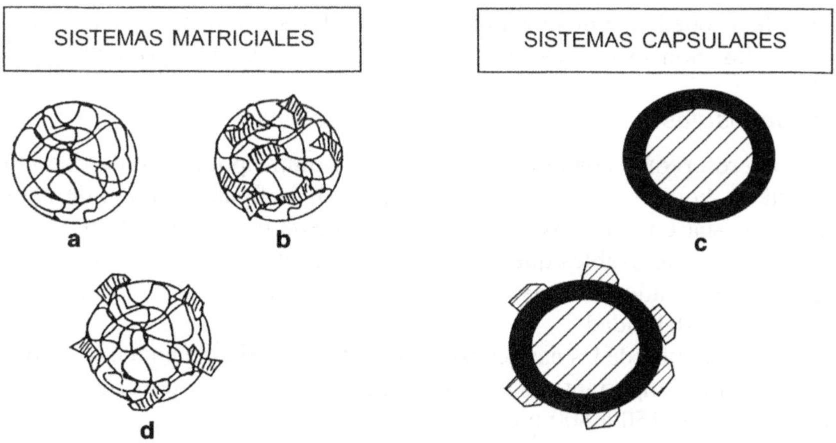

Adsorción
Núcleo sólido poroso
con envoltura discontinua

Sistema reservorio
Núcleo líquido o gelificado
con envoltura polimérica continua

Posicionamiento del principio activo en los sistemas particulares (9)
a. Disuelto en la matriz
b. Inmovilizado en la matriz
c. Encapsulado por la membrana polimérica
d. Adsorbido a la superficie de las nanopartículas

Figura 42 Representación esquemática de nanoesferas y nanocápsulas.

Tabla 7 Polímeros sintéticos utilizados en la fabricación de nanopartículas.

PACA	Polialquilcianoacrilato
PIBCA	Poliisobutilcianoacrilato
PIHCA	Poliisohexilcianoacrilato
IBCA	Isobutilcianoacrilato
PLA	Ácido poliláctico
PMMA	Polimetilmetacrilato
PAA	Poliacrilamida
PGA	Ácido poliglicólico
PLGA	Ácido poliláctico glicólico
	Polisiloxano
	Poliestireno (copolímeros)

Las nanoesferas pueden vehiculizar extractos vegetales, elementos minerales u orgánicos, aminoácidos. Son sistemas de pequeño tamaño (alrededor de 100 nm).

1.2.2. Nanocápsulas

Son sistemas reservorio constituidos por una envoltura polimerizada continua que engloba un núcleo líquido o gelificado. Los activos más frecuentes son de naturaleza lipófila y pueden estar compuestos por una mezcla oleosa o una dispersión.

Los materiales polimerizables que se utilizan son idénticos a los componentes de las nanoesferas. Se les añade en ocasiones surfactantes (Tween 20) que aumentan la dispersabilidad y la estabilidad.

La estructura particular de las nanocápsulas se obtiene mediante un método operatorio especial. El factor más importante es el espesor de la membrana que varía de 3 a 10 nm para un tamaño total de 150 a 800 nm.

NOTA Algunas nanopartículas son híbridos de nanocápsulas; nanoesferas en la medida en la que el principio activo está íntimamente ligado al núcleo de una nanocápsula, es el caso de las Nanocollasphères A®.

1.2.3. Estabilidad

La estabilidad de las nanopartículas es, en general, excelente. Algunas resisten la temperatura (50°C) e incluso la esterilización. Pueden ser liofilizadas y presentarse como un polvo seco. La redispersión se efectúa por sonicación sin cambio en el tamaño ni en la distribución particular.

Su principal objetivo es el de regular la liberación de principios activos.

2. *Sistemas supramicrónicos*

2.1. Microesferas

Están constituidas por poliamidas esféricas porosas en mayor o menor medida, con diámetros comprendidos entre 5 y 20 μm. La fijación de los principios activos se consigue por adsorción al material polimerizado: poliamida 6 al 5% de H_2O para las formas emulsionadas, poliamida 12 al 1% de H_2O para las formas anhidras. Los principios activos son siempre de naturaleza lipófila.

El α-tocoferol se fija en una proporción del 5%.

Otras sustancias lipófilas pueden incorporarse como activos (filtros solares, por ejemplo), como modificadores de la textura (siliconas en la proporción del 12%).

Las poliamidas porosas pueden englobar un núcleo de dióxido de titanio, representando la envoltura el 50% del volumen de la esfera. Esas microesferas pueden por tanto, tener dos funciones. Actúan por sí mismas gracias a sus propiedades de adsorción y de desorción particulares frente a los cuerpos grasos. Actúan también como vehículos de activos lipófilos.

2.2. Microcápsulas

Están representadas por las Collasphères®, obtenidas a partir de una mezcla de colágeno y de glicosaminoglicanos reticulados que forman una envoltura continua.

Su tamaño varía de 10 a 800 μm para las collaspheres de tipo A que pueden incluir activos acuosos, y de 10 a 50 μm para las collaspheres de tipo H, que pueden incluir activos lipófilos. Las dobles collaspheres poseen un reservorio de alrededor de 500 μm que contiene pequeñas cápsulas de 12 μm cada una.

La estabilidad de estos sistemas vesiculares es buena. Incorporados en un gel de carbopol al 0,6% permanecen inalterados durante más de dos meses de exposición a 45°C. El efecto de la colagenasa provoca la apertura de la cápsula en 10 horas permitiendo la liberación de los principios activos.

El principal interés reside principalmente en la visualización de los principios activos para los tamaños más importantes, pero sobre todo la protección y la mejor biodisponibilidad de los activos. Cuando el tamaño es cercano a 10 μm favorecen la penetración cutánea de los activos.

2.3. Miliesferas y milicápsulas

Son estructuras polisacáridas reticuladas que pueden tomar la forma de miliesferas propiamente dichas, sistemas matriciales monofásicos que captan directamente los principios activos, o milicápsulas, sistemas reservorio bifásicos constituidos por una envoltura alrededor de un núcleo líquido de naturaleza lipófila que puede ser un aceite, una emulsión, una microemulsión o una suspensión de liposomas.

Los polisacáridos que los componen son mezclas de sustancias clásicas u originales preparadas a partir de materias primas de origen vegetal por fermentación bacteriana. Pueden añadirse diversos agentes reticulantes.

Los activos, que pueden ser hidrófilos o lipófilos en las formas matriciales, son únicamente lipófilos en las formas capsulares. Cuando se aplican se liberan por ruptura de la membrana polisacárida por el roce o el masaje o como consecuencia de la intervención de sistemas enzimáticos cutáneos y de reacciones químicas superficiales.

El tamaño de estos sistemas varía de 0,5 a 5 mm. La dureza también es variable. En consecuencia, es posible, mediante la mezcla adecuada de tamaños y de texturas, combinar activos incompatibles o prolongar la duración de la liberación de una misma sustancia. Es posible introducir mezclas de sustancias que tienen una acción sinérgica o complementaria.

La **visualización y la protección de los activos** es total gracias a la gran estabilidad y al estudio profundo de los excipientes que se incorporan.

2.4. Microbolas o perlas

Se obtienen por la técnica del *prilling,* derivada de la técnica de encapsulación, y están formadas por colágeno reticulado o alginato de sodio.

El colágeno soluble, oxidado por el ácido periódico, se dispersa en el aire mediante un capilar vibrante. La reticulación se realiza en una solución neutra o alcalina. Se obtienen dos tamaños de microbolas, de 0,5 a 1 mm o de 3 a 4 mm. En función de la reticulación, fuerte o débil, las bolas serán resistentes al aplastamiento o al contrario, fundentes, lo que permitirá diferentes utilizaciones.

La matriz reticulada incluye un activo generalmente lipófilo o insoluble finamente dispersado en la solución de colágeno inicial.

Tiene la ventaja de la visualización, la protección y la liberación prolongada de activos así como las propiedades intrínsecas de la matriz de colágeno.

Las perlas de alginato se obtienen de la misma manera. La solución de alginato de sodio cae en forma de filamentos en una solución de alginato de calcio que provoca la reticulación.

3. *Cristales líquidos*

Los cristales líquidos son un estado intermedio entre el estado líquido y el estado cristalino. Se trata de un estado mesomorfo debido a la disposición molecular particular, más ordenada que en un líquido, en el que las moléculas se disponen de forma aleatoria, pero menos estructurada que en un cristal. Se distinguen dos tipos de cristales líquidos.

3.1. Cristales líquidos termotropos

Se forman a partir de una sola molécula que tiene una configuración adecuada, derivados de colesterol, por ejemplo, para los cristales líquidos de tipo colesterol y presentan propiedades bien definidas. Son medios anisótropos birrefringentes lipófilos. Pueden por tanto, vehiculizar sustancias de igual característica (vitaminas A y E, por ejemplo); por ello pueden clasificarse entre los sistemas vehiculares.

Su utilización en cosmética es sobre todo visual. Se introducen en los medios transparentes acuosos como los geles hidrófilos a los que confieren un aspecto irisado por sus propiedades ópticas. Gracias a su lipofilia, se disponen en filamentos perfectamente individualizados, permitiendo la visualización del activo.

NOTA La aplicación más corriente de los cristales líquidos termotropos está representada por el fijado digital y la obtención de pantallas translúcidas.

3.2. Cristales líquidos liotropos

Son soluciones concentradas de tensioactivos cuyas moléculas se disponen en bicapas formando una estructura lamelar. Se forman en ciertas condiciones en la interfase agua-aceite de las emulsiones formando una capa interfacial resistente (ver Figura 34) que aprisiona las capas de agua. No forman parte de sistemas vehiculares propiamente dichos, a no ser por su capacidad de transportar agua. Su principal interés radica en aumentar la estabilidad de las emulsiones y conferirles propiedades hidratantes.

3.2. Cristales líquidos

26

Cosmética «oral»

1. Denominación y legislación

El término de «cosmética oral» es impropio puesto que, por definición, el producto cosmético sólo puede ser aplicado superficialmente en la piel y las mucosas. No puede, por tanto, ser ingerido en ningún caso. El término de *nutricéuticos* importado de América no es adecuado. El de *cosmecéuticos,* del mismo origen, se aplica de forma más general al conjunto de productos cosméticos de venta en farmacia.

En este ámbito, los límites son difíciles de definir. En efecto, el estado de la piel es de alguna manera un reflejo de la salud de un individuo, y la industria alimentaria insiste cada vez más en al lado «benéfico para la salud» de los productos que propone bajo el slogan «lo que es bueno para el interior se ve en el exterior». Un yogur con bifidus ¿es en sí mismo un medicamento, un producto cosmético o simplemente un alimento?

Un aceite que limita la acumulación de colesterol en las arterias ¿es en sí mismo un medicamento?

La cosmética «oral» tiene formas de presentación (cápsulas blandas, comprimidos grageados) que se parecen a los medicamentos. Se distribuyen ampliamente en el circuito farmacéutico, sin embargo, sus especialidades no están consideradas medicamentos y por el momento, la «cosmética oral» está clasificada como complemento alimentario[1] o complemento nutricional. Está sometida actualmente a la legislación alimentaria.

2. Composición

Los complementos alimentarios están compuestos generalmente de sustancias llamadas naturales: vitaminas, extractos vegetales, aceites vegetales, oligoelementos.

---

[1] Directiva europea 2002/46/CE del 10 de Junio de 2002.

Todas estas sustancias, con la excepción de los oligoelementos y algunos otros, se han detallado en el Capítulo «Fitocosmética» o en el marco de las materias primas.

2.1. Oligoelementos

La presencia de los oligoelementos es indispensable para el buen funcionamiento del organismo porque algunos de ellos son coenzimas. Además, estos minerales son en su mayoría tóxicos cuando se ingieren en demasiada cantidad, por lo que existe la obligación de controlar de forma muy estricta la cantidad introducida.

Los oligoelementos, a menudo en forma de gluconatos, se encuentran incluidos en numerosas especialidades farmacéuticas: Oligoessentiels®, Oligosols®, Oligopharma®, Oligophytum®, Oligogranul®, Oligostim®, etc. que recogen un gran número de minerales... Todos van acompañados de una autorización de comercialización que impone estrictos controles cualitativos y cuantitativos.

Estas mismas sustancias forman parte de la composición de complementos nutricionales y no están sometidas a los controles alimentarios clásicos que, sin alcanzar la calidad farmacéutica, protegen suficientemente al consumidor.

Los principales oligoelementos que entran en la composición de complementos alimentarios son los siguientes:

► CINC

El cinc es indispensable para el funcionamiento de una gran variedad de enzimas en el citoplasma celular, muchas de las cuales intervienen en la síntesis de ADN y de ARN. También es necesario para el funcionamiento de las elastasas, colagenasas y proteasas. En consecuencia, juega un papel muy importante en la renovación de la dermis y en los procesos de cicatrización. Una deficiencia en cinc provoca una piel seca y la aparición de grietas. *Por el contrario,* una suplementación en cinc aumenta las fibras de tensión en el interior de la dermis y la resistencia de la epidermis. El cinc participa en la movilización de la vitamina A en el hígado. Condiciona una retinolemia normal. En farmacia, es un adyuvante en las afecciones cutáneas.

► SELENIO

El selenio interviene en el funcionamiento de la glutation peroxidasa, enzima selenodependiente particularmente eficaz para la detoxificación de las especies radicales. De ello deriva su interés para combatir el envejecimiento pero sin sobrepasar un aporte de 5 µg por kilogramo y por día.

En farmacia, es un adyuvante en las afecciones musculares y cutáneas.

► HIERRO

Las anemias ferropénicas son relativamente frecuentes en las mujeres jóvenes y en el embarazo. Las pérdidas de hierro se deben en un 20-30% a la descamación de las células epiteliales, por lo que cobran gran importancia los aportes y la absorción de hierro. Esta absorción está facilitada por la presencia de vitamina C. En farmacia, es un adyuvante en las afecciones de los ligamentos.

▶ COBRE

El cobre es indispensable para la formación del tejido conjuntivo. Además, la superóxido dismutasa (SOD) implicada en las reacciones de defensa del organismo frente a los radicales libres sólo actúa en presencia de cobre, al igual que la tirosinasa, al inicio de la síntesis de las melaninas. En farmacia se propone para el tratamiento de las grietas de los senos y como antiasténico.

▶ MANGANESO

El manganeso también es un coenzima. Está asociado a la SOD, antirradical natural. Activa la prolidasa que interviene en el metabolismo del colágeno y mejora por esta vía el estado del tejido conjuntivo. En farmacia, se ha presentado como un adyuvante en las afecciones alérgicas.

▶ MOLIBDENO

El molibdeno interviene igualmente como coenzima en las reacciones de oxidorreducción. Favorece la fijación del flúor.

▶ MAGNESIO

Además de su indispensable presencia en numerosos sistemas enzimáticos, el magnesio interviene en la formación del hueso y de los dientes. Su carencia conlleva problemas neuropsíquicos. Trata los estados de espasmofilia y de distonía neurovegetativa.

▶ GERMANIO

El germanio es un inmunoestimulante.

2.2. Levadura de cerveza

Contiene una gran proporción de vitaminas del grupo B, y fundamentalmente la provitamina y la vitamina B_5. Es rica en aminoácidos, en particular metionina y cisteína, importantes para el crecimiento de las faneras. Contiene también un cierto número de oligoelementos como cobre, cinc, hierro.

2.3. Algas

Se utilizan en forma de citofiltrados, muy ricos en:

- oligoelementos, cobre, azufre;
- cistina, metionina;
- vitaminas B_1, B_2, B_6 y C;
- vitaminas A, E y β-caroteno.

El alga más utilizada en cosmética es *Dunallia salina,* que posee propiedades antioxidantes, antirradicales.

3. Presentación e indicaciones

Son cápsulas blandas, más raramente ampollas, salvo en el caso de los citofiltrados. **Las indicaciones** son diversas y no conciernen solamente a la piel. Aquellas que se encuentran en dermofarmacia son:

- ANTIEDAD, ANTIENVEJECIMIENTO

Composición: vitaminas A D, E asociados al licopeno, β-caroteno, aceites de semillas de cereales, aceites de borraja y de pepitas de uva, etc. (Agevit Beauté®, In Beauty®, Bioretinol®, Enobiol Antiâge®).

- ANTIOXÍGENO

Composición: aceite de semillas, aceite de pescado, bioflavonoides, vitamina E, β-caroteno, selenio, etc. (Biortho®, Biogardol®).

- HIDRATANTE

Composición: bioflavonoides, aceite de semillas de cítricos, extracto de fucus, aceites de borraja y de pescado, ácido eicosapentaenoico (EPA), ácido docosahexanoico (DHA) (Enobiol Hydratant®, Cellulase®).

- ANTISEBORREICO

Composición: taurina, vitamina B, cinc, SOD, levadura de cerveza, extracto de ajo (Enobiol Capillaire®, Biotaurine®, Dermoligo®).

- FANERAS

Composición: cinc, algas, SOD, L-cistina, sílice orgánico, vitaminas B_3, B_5, B_6, B_8, aceite de borraja (Ecrynal®, Enobiol®, Capillaire®, Oligophan®).

- PIERNAS PESADAS

Composición: hierro, vitaminas B_1, B_2, B_5, B_6, B_9, E, C, H, etc. (Elementiel CI 20®, Olmine fer®).

- PREPARACIÓN PARA EL BRONCEADO

Composición: vitamina E, licopeno, β-caroteno, selenio, etc. (Enobiol Solaire®, Biocarotene®).

Bibliografía

Textos

ABOUDHARAM D., *La peau de l'homme. Approche de la cosmétologie masculine.* Didier Rase, Capítulo 1, Ediciones Maloine, Paris, 1983.

ARON-BRUNETIÈRE R. *Guide de la thérapeutique dermatologique,* Ediciones Masson, París, 1982.

BARTOLETTI C.A., LEGRAND J.J., *Manuel pratique de médecine esthétique,* 2.ª edición, Ediciones Arnette, París, 1993.

BÉZANGER-BEAUQUESNE L, PINKAS M., TORCK M., *Les plantes dans la thérapeutique moderne,* Ediciones Maloine, París, 1975.

BRUNETON J., *Pharmacognosie. Phytochimie, Plantes médicinales,* 3.ª edición, Ediciones Tec & Doc, París, 1999.

COHEN-LETESSIER A., *Préparations magistrales en dermatologie,* Ediciones Arnette, París, 1990.

DAMOUR O., MARTINI M.C., ROUSSELLE P., *Le vieillissement cutané,* Ediciones Media Flash, París, 1998.

Dictionnaire VIDAL 2002.

Encyclopédie médico-chirurgicale, *Dermatologie,* Ediciones EMC, París.

GALL Y., *La santé de la peau,* Collection «Les classiques santé», Ediciones Privat, Toulouse, 1999.

HUMBERT PH., ZAHOUANI H., *Actualités en ingénierie cutanée,* Ediciones Eska, París, 2001.

HUMBERT PH., AUBIN F., Rayonnement UV et peau, Ediciones John Libbey-Eurotext, París, 2001.

International Cosmetic Ingredient Dictionary and Handbook, 7.ª edición, Ediciones CTFA, Washington, 1997.

LE HIR A., *Bonnes pratiques de fabrication des médicaments,* 7.ª edición, Ediciones Masson, París, 1997.

LORETTE G., VAILLANT L., *Traitements locaux en dermatologie,* Ediciones Doin, París, 1995.

MARTINI M.C., SEILLER M., *Actifs et additifs en cosmétologie,* 2.ª edición, Ediciones Tec & Doc, París, 1999.

MARTINI M.C., CHIVOT M., PEYREFITTE G., *Cahiers d'esthétique-cosmétique,* nº 3, «Cosmétologie», Ediciones Simep, París, 1995.

MARTINI M.C., «Cosmétologie et dermatologie esthétique», *In: Encyclopédie médico-chirurgicale,* 50-12, Ediciones EMC, París, 2000.

Actifs cosmétiques A 10 p. 1-7.

Excipients B 10 p. 1-7.

Tensioactifs C 10 p. 1-6.

Conservateurs D 10 1-4.

Parfums E 10 p. 1-5.

Melissopoulos A., Levacher C., *La peau: structure et physiologie,* Ediciones Tec & Doc, París, 1998.

Peyrefitte G., *Cahiers d'esthetique-cosmetique n° 1,* «Biologie de la peau», Ediciones Simep, París, 1995 (reedición Ediciones Masson, París, 2002).

Poré J., *Émulsions, microémulsions, émulsions multiples,* Éditions techniques des industries des corps gras, Neuilly/Seine, 1992.

Puisieux F., Seiller M., *Agents de surface et émulsions,* Colección «Galénica», volumen 5, Ediciones Tec & Doc, París, 1983.

Puisieux F., Delatre J., *Les liposomes,* Ediciones Tec & Doc, París, 1985.

Seiller M., Martini M.C., *Formes pharmaceutiques pour applications locales,* Ediciones Tec & Doc, París, 1996.

CD Rom

Click-a-Doc, Centre de documentation OCP, 1999.

Tesis

Badout Florence, «La cellulite. Quel traitement choisir ?» , Tesis de farmacia, Lyon, 1997.

Benmedjahed Zinab, «Étude des agents dépigmentants d'origine chimique et naturelle et de leur usage illicite», Tesis de farmacia, Lyon, 1997.

Buttignol Stéphane, «Les savons liquides», Tesis de farmacia, Lyon, 1996.

Chartier Sophie, «Étude comparative des promoteurs d'absorption utilisables en cosmétologie», Tesis de farmacia, Lyon, 1996.

Dupuis-perret Christelle, «L'escarre. Traitement, prévention, rôle du pharmacien d'officine», Tesis de farmacia, Lyon, 1997.

Girodon Magali, «Pathologies dermatologiques infantiles á l'officine. Traitements locaux», Tesis de farmacia, Lyon, 1996.

Lautier Fabrice, «Les cosmétiques *per os*», Tesis de farmacia, Lyon. 1995.

Lempereur Laurent, «Étude de l'effet de promoteur d'absorption sur le passage transcutané d'un traceur incorporé dans une microémulsion», Tesis de farmacia, 1995.

Ludet Véronique, «Poudres d'oxyde de titane micronisées utilisées comme filtres solaires», Tesis de farmacia, Lyon, 1995.

Magnin Christelle, «Érythème solaire et préparations après soleil», Tesis de farmacia, Lyon, 1997.

Mattei Gilles, «La dermatite atopique et son traitement », Tesis de farmacia, Lyon, 1999.

Martini Ariane, «Étude technologique des poudres d'oxyde de zinc micronisées destinées aux applications topiques», Tesis de farmacia, Lyon, 1995.

Revistas

Bulletin d'esthétique dermatologique et de cosmétologie (BEDC), 1993-2002.
CERIES Technicological Advances in Clinical and Cosmetic Dermatology, 1998-2002.
Contact Dermatitis, 1995-2002.
Cosmetic & Toiletries, 1990-2002.
Cosmétologie, 1995-2000.
Cosmetic News, 1986-1999.
Cosmétique Magazine, 1999-2002.
Eurocosmetics, 1995-2000.
Food and Chemical Toxicology, 1982-2002.
Intern. J. of Cosmet. Sciences, 1990-2002.
J. Investigative Dermatology, 1995-2002.
Journal officiel de la République française.
Journal officiel de la Communauté européenne.
J. Soc. Cosmet. Chem., 1990-2000.
Les Nouvelles dermatologiques, 1993-2002.
L'Officiel de la pharmacie.
Parfum cosmétiques actualités, 1990-2002.

Índice alfabético